Simon Dawson

Die Selbstversorger-Bibel

Im Jahr 2000 gingen Simon Dawson und seine Frau Debbie ein großes Wagnis ein: Sie verkauften ihre Londoner Wohnung und zogen mit einem Pferd und einer Dänischen Dogge mitten aufs Land. Nachdem sie alles an Geld zusammengekratzt hatten, was sie besaßen, kauften sie ein 8 Hektar großes Stück Land in Exmoor und errichteten dort einen kleinen landwirtschaftlichen Hof, wo sie Obst und Gemüse anbauen und mittlerweile ein unabhängiges Leben als Selbstversorger führen. Zum erweiterten Familienkreis gehören 50 Schweine, fast 100 Hühner, ein Dutzend Schafe und Lämmer sowie einige Enten, Gänse und Puten.

Simon Dawson ist Blogger, und seine Beiträge erscheinen regelmäßig in der lokalen Presse und im Lokalradio. Unter anderem schreibt er eine wöchentliche Kolumne für *The North Devon Journal*. Auf dem Good Food Channel kochte er in den Kochsendungen von Gary Rhodes und Michael Caines, und 2008 gewannen Debbie und er für den Südwesten Englands den »Local Food Hero«-Wettbewerb von Gary Rhodes. Sie hatten ebenfalls einen Auftritt bei *Countryfile* auf BBC One. Simon und Debbie geben Kurse in Selbstversorgung, Kleinlandwirtschaft und Fleischverarbeitung.

Simon Dawson

Die Selbstversorger-Bibel

Aus dem Englischen von Heike Holtsch

Anaconda

Titel der englischen Originalausgabe:
*The Self-Sufficiency Bible. From Window Boxes to Smallholdings –
Hundreds of Ways to Become Self-Sufficient*
This edition published in the UK 2013 by Watkins Publishing Limited,
89 Shepperton Road, London N13DF, UK
Text Copyright © Simon Dawson 2010, 2013
Aus dem Englischen von Heike Holtsch. Die Übersetzung entstand mit
freundlicher Unterstützung des Europäischen Übersetzerkollegiums Straelen.

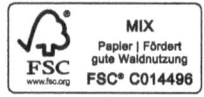

Penguin Random House Verlagsgruppe FSC® N001967

Die Deutsche Nationalbibliothek verzeichnet diese Publikation
in der Deutschen Nationalbibliographie; detaillierte bibliographische
Daten sind im Internet unter http://dnb.d-nb.de abrufbar.

Lizenzausgabe mit freundlicher Genehmigung
© dieser Ausgabe 2021, 2022 by Anaconda Verlag, einem Unternehmen der
Penguin Random House Verlagsgruppe GmbH,
Neumarkter Straße 28, 81673 München
Alle Rechte vorbehalten.
Umschlaggestaltung: www.katjaholst.de
Umschlagmotive: Mio Buono / shutterstock.com
Satz und Layout: Achim Münster, Overath
Druck und Bindung: GGP Media GmbH, Pößneck
Printed in Germany
ISBN 978-3-7306-0958-3
www.anacondaverlag.de

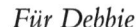

Für Debbie

Inhaltsverzeichnis

Abbildungen

Danksagungen

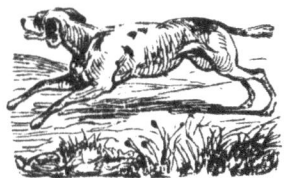

EIN SOLCHES BUCH KANN man nicht allein schreiben. Deshalb haben viele Menschen mit ihren Ideen und Ratschlägen dazu beigetragen. Zuallererst meine Frau Debbie, ohne die dieses Buch überhaupt nicht möglich gewesen wäre. Dank gebührt ebenfalls Paula Bishenden, Eileen Bowen, Alison Homer und Robert Crocumbe für alles, was mit Rindern zu tun hat, sowie Derek und Debs Jones für die Auskünfte zum Thema Angeln und glutenfreie Nahrungsmittel. Ein riesiges Dankeschön geht an meine Agentin Jane Graham Maw www.grahammawchristie.com, und an Michael Man und die Mitarbeiter von Watkins Publishing, die alle großartig waren. Schließlich, und vielleicht am Wichtigsten, ganz herzlichen Dank an meine Freunde, die Tiere: Darcy und Dex, unsere Hunde; Kylie, unsere Zuchtsau; General Lee, unseren Zuchteber; die Schweine, Gänse, Enten, Hühner, Puten, Schafe, Pferde und alle anderen im Team, mit denen wir so viel gelernt haben und unsere Kenntnisse anwenden konnten.

Vorwort

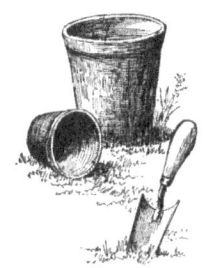

Es war am Silvesterabend, als wir zu einer Feier in einem Pub in Devon eingeladen waren. Eng gedrängt saßen wir zwischen Bauern und Naturburschen, der Teppich war klebrig von verschüttetem Bier und unter den Schuhsohlen knirschten Erdnussschalen. Meine Frau Debbie neben mir sagte etwas, aber bei dem Lärm verstand ich kein Wort. »Wie bitte?«, fragte ich. Die Jazzband in einer Ecke des Raums spielte wahnsinnig laut, und die Sängerin war so alt, dass ich mich fragte, ob man sie aus einer Seniorenresidenz geholt hatte, damit die Band vollzählig war. »Ich sagte gerade, am liebsten würde ich meine Arbeit in London aufgeben und hierher nach Devon ziehen«, wiederholte Debbie, wie ich später erfuhr. Vermutlich schrie sie aus vollem Hals, aber ich konnte trotzdem kein Wort verstehen. Einige der Bauern um uns herum tanzten Walzer, andere Jive und manche Twist. Alle waren gut gelaunt.

Mein Bierglas war fast leer und ich drehte es mit einem Lächeln auf den Lippen hin und her. Sich zu unterhalten war zwecklos bei dieser Lautstärke, und ich wollte nicht den ganzen Abend damit verbringen, ständig »Wie bitte?« zu sagen, also lächelte ich einfach nur und nickte, in der Annahme, dass Debbie mich gefragt hatte, ob ich noch etwas trinken wolle. Ihr fiel die Kinnlade herunter und mit den Lippen formte sie: »Wirklich?«. Es war ja Silvester, mein Glas war leer und natürlich wollte ich noch ein Bier. Also nickte ich eifrig, und hocherfreut über ihre Reaktion darauf, dass ich den Laden leertrinken wollte, formte ich mit den Lippen: »Na klar doch.« Sie sprang sofort auf, fiel mir um den Hals und schrie mir ins Ohr: »Ich liebe dich, ich liebe dich, ich liebe dich!«. Dann nahm sie mein Glas und drängte sich an den tanzenden Bauern vorbei zur Theke. Die Band spielte immer noch, wenngleich nun wohl einen anderen Song als zuvor, und ich war froh, dass sich die Sängerin noch auf den Beinen hielt. Ich bin mir sogar ziemlich sicher, dass ich sie irgendwann ins Mikro schreien hörte: »Wisst ihr eigentlich, wie alt ich bin?« Während Debbie vor der Theke stand und Getränke holte, lehnte ich mich zufrieden auf meinem Stuhl zurück und war mit mir und der Welt zufrieden.

Ganz ehrlich, so fing es an. Ohne dass es mir überhaupt klar war, hatte ich zugestimmt, unser Leben für immer zu ändern. Drei Monate später hatten wir unsere Jobs gekündigt, unsere Londoner Wohnung verkauft und waren nach Exmoor gezogen. Anfangs hatte ich von nichts eine Ahnung. Einen Dornenbusch konnte ich bloß daran erkennen, dass er, nun ja, äh, Dornen hatte. Und Brennnesseln erkannte ich daran, dass es auf der Haut brannte, wenn ich

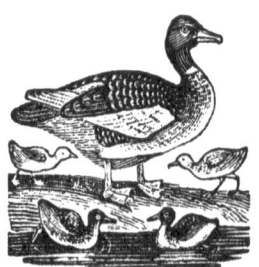

sie streifte. Das war es dann auch schon mit meinem Wissen über die Natur. Zu Weihnachten schenkte mir Debbie dann Kylie. »Ein Schwein für dich.« (Das sah ich auch selbst. Aber bislang war mir noch gar nicht klar gewesen, dass ich eins brauchte.) »Ich dachte, mit ihr können wir Ferkel züchten.« Im Jahr darauf schenkte ich Debbie vier Entenküken zum Valentinstag. Da soll noch mal jemand behaupten, Romantik wäre out!

Mehr als ein 8 Hektar großes überwuchertes, aber schönes Stück Land mit Wiesen und einem Wald an einem Bach in Exmoor konnten wir uns nicht leisten. Seit Generationen hatte es brach gelegen, und es gab nicht ein einziges Gatter, das nicht auseinanderfiel, wenn man es öffnen wollte, und keinen einzigen Zaun, der noch gerade stand. Da war einiges an Arbeit und finanziellem Aufwand nötig. Noch nötiger wäre jemand gewesen, der sich damit auskannte. Aber leider war da nur jemand wie ich.

Im Nachhinein betrachtet war die Tatsache, dass ich eigentlich zufällig in dieses Vorhaben gestolpert war, das Beste, was mir passieren konnte. Denn so war ich gezwungen, selbst herauszufinden, welche Pflanze welche war, was sie bewirkte, wie sie schmeckte, was man damit machen konnte und wie man sie am besten zubereitete. Ich hörte auf das, was die erfahrenen Bauern sagten, und brachte selbst ein paar moderne Methoden ein. Bald stand also unser kleiner Selbstversorger-Hof, und kaum stand er, kam auch schon das Fernsehen vorbei.

Durchs Küchenfenster sah ich, dass Debbie telefonierte und dabei wie wild nach mir winkte. Das war drei Jahre, nachdem wir zum ersten Mal einen Fuß auf unser Stück Land gesetzt hatten, das mittlerweile richtig gut aussah. Die Zäune standen wieder und die Gatter waren ebenfalls instand gesetzt. Hühner liefen frei herum, Schweine rannten durch den Wald, denn Kylie war stolze Mutter von acht kräftigen Ferkeln, und wir hatten sogar ein paar Schafe. Unsere Tage waren ausgefüllt, und bald sollte es noch viel hektischer werden. Als ich ins Haus ging, kritzelte Debbie etwas auf einen Zettel, ohne das Telefonat zu unterbrechen. »Leute vom Fernsehen kommen, wollen uns filmen!!!!«, las ich, als ich ihr über die Schulter schaute. Der Starkoch Gary Rhodes hatte von uns gehört und wollte sich auf der Suche nach Kandidaten für den *Local Food Hero* auf dem Kochkanal UKTV Food (später Good Food Channel) unseren kleinen Hof einmal ansehen. Also putzte ich die Schweine heraus, kämmte die Grashalme, und dann kamen die Fernsehleute. So ging Hidden Valley Pigs 2007 als Finalist für den *Food Hero* im Südwesten Englands ins Rennen. 2008 waren wir noch besser und wurden Local Food Champions in unserer Region.

Es kamen weitere Schweine hinzu. Derzeit haben wir sieben Zuchtsäue und ein prächtiges männliches Exemplar: General Lee, den Gatten der Damen und Vater sämtlicher Ferkel. Wir haben auch Legehennen und anderes Geflügel: Enten, Killergänse und einen glücklichen Truthahn, der schon zwei Weihnachtsfeste mehr erlebt hat als die meisten anderen seiner Art, einen einäugigen Hütehund namens Dex, ein paar sehr hübsche Schafe und einen rauflustigen Schafsbock. Der Gemüsegarten ist mittlerweile so groß, dass ich den ganzen Sommer lang mit Unkrautjäten beschäftigt bin, und einen alten Bestand an Obstbäumen haben wir auch. Alles in allem ein Paradies für Selbstversorger.

Bei all dem hatte ich so viel gelernt, dass es geradezu fahrlässig gewesen wäre, dieses Wissen nicht weiterzugeben. Deshalb beschloss ich, Kurse in Fleischzerlegung, Tierhaltung und Gemüseanbau zu geben. Ich schreibe auch über Selbstversorgung für diverse Zeitschriften, und jetzt schreibe ich sogar dieses Buch. Dabei erwarte ich nicht, dass alle es nun genauso machen wie wir und sich mitten im Nirgendwo ein Stück Land zulegen. Aber ich habe den Eindruck, dass die meisten Leute ein wenig eigenständiger werden wollen, als es derzeit der Fall ist.

Alles, was ich hier schreibe, ist also als praktischer Leitfaden gedacht, um Ihnen zu zeigen, wie Sie sich ein Stück weit selbst versorgen können, wie Sie gratis ernten und essen, was die Natur zu bieten hat, wie Sie gesünder leben und ihren Lebensstil dahingehend verändern können, wie Sie Kindern das Prinzip der Selbstversorgung nahebringen, wie man Tiere hält und sie gut behandelt und wie man etwas für den Erhalt der Umwelt tut.

Dieses Buch besteht aus 12 Kapiteln, wovon jedes einem bestimmten Thema gewidmet ist, um zu veranschaulichen, wie Selbstversorgung in den jeweiligen Bereichen funktioniert. Beispielsweise, wie Kinder Salat anbauen, Erdbeeren pflücken oder Erbsen ernten können, wie Sie Butter und Käse herstellen oder Hühner halten, damit Sie immer frische Eier haben. Mit diesem Buch können Sie auch lernen, wie Sie Wein keltern oder Bier brauen, wie Sie Nüsse, Beeren und Wildkräuter sammeln, wie Sie pflanzliche Farbstoffe zum Färben von Stoffen oder anderen Materialien verwenden oder wie Sie die heilenden Wirkstoffe der Natur zur Linderung von Beschwerden anwenden. In jedem Kapitel wird erklärt, wie Sie diese Informationen nutzen können, je nachdem, wie viel Erfahrung Sie darin schon haben und über welche Mittel beziehungsweise welche Ausrüstung Sie verfügen. Das Kapitel über den Küchengarten zum Beispiel bietet für jeden etwas, ganz gleich, ob es um Pflanzkästen auf dem Fensterbrett, einen Stadtgarten oder ein größeres Stück Land geht.

Es ist ein moderner Ansatz zur Selbstversorgung, der Versuch eines Updates althergebrachter Kenntnisse, von Bauernregeln, Kräuterkunde und überliefertem Wissen, um Ansatzpunkte zu finden, an denen sich all das mit unserem heutigen Lebensstil verknüpfen lässt. Denn sobald Sie solche traditionellen Fertigkeiten wieder pflegen und in Ihr heutiges Leben integrieren, werden Sie feststellen, wie innovativ das Ganze ist. Es ist nämlich alles andere als altbacken, sondern topaktuell, wenn man lernt, zur Lösung alltäglicher Probleme auf die Natur zurückzugreifen. Gehen Sie nur einmal an den Regalen der Supermärkte entlang und zählen Sie, wie oft Ihnen der Begriff »natürlich« begegnet. Sie werden überall darauf stoßen, ob auf Lebensmitteln, Kosmetik, Haushaltsreinigern oder Vitamintabletten. Heutzutage besteht ein grenzenloses Bedürfnis nach natürlichen Inhaltsstoffen. Und dennoch traut sich kaum jemand, Kräuter oder Pflanzen zu sammeln und sie für etwas anderes als nur zum Kochen zu verwenden. Manche trauen sich nicht einmal das. Doch ich glaube, das hat gar nicht nur mit einer gewissen Scheu davor zu tun, sondern mit etwas ganz anderem. Die meisten würden Kräuter und Pflanzen sogar gern verwenden, aber sie wissen gar nicht mehr, wie man das macht. Auf den folgenden Seiten werde ich Ihnen nun zeigen, wie Sie dieses Wissen wiedererlangen.

Simon Dawson

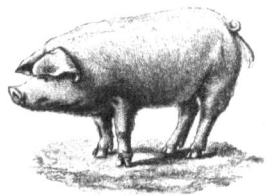

Einleitung

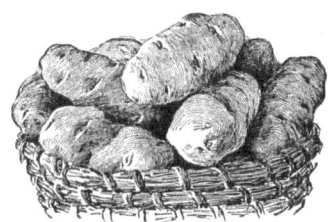

SELBSTVERSORGUNG MACHT SELTEN SCHLAGZEILEN, aber als Gesprächsthema ist es immer gut. Ähnlich wie das Wetter oder die Immobilienpreise ist es etwas, worüber die Leute gern endlos diskutieren – vielleicht, weil es die Chance zu einer spannenden Veränderung des eigenen Lebensstils bietet. Aber was bedeutet Selbstversorgung überhaupt?

Der genauen Definition nach ist Selbstversorgung eine Lebensweise, bei der keinerlei von außen kommende Hilfe oder Unterstützung in Anspruch genommen wird: absolute persönliche Unabhängigkeit von der Außenwelt. Was man heutzutage unter Selbstversorgung versteht, ist jedoch weiter und großzügiger ausgelegt. Heute geht es darum, unabhängiger und einfallsreicher zu werden, manches selbst bewerkstelligen zu können – nicht alles, aber immerhin so viel, wie uns angebracht erscheint. Selbstversorgung ist eine Möglichkeit, die Verantwortung für uns selbst zu übernehmen und die Kontrolle über den eigenen Lebensstil zu haben, indem man das eine oder andere so macht, wie man es für richtig hält und damit Einfluss auf das Endresultat nimmt. Es bietet uns die Chance, unsere Zukunft zu sichern, gutes Essen auf den Tisch zu bringen und für uns selbst und unsere Familien zu sorgen, auch bei einem knappen Budget. Dabei geht es um alltägliche Fähigkeiten, um mehr Eigenständigkeit und Selbstachtung.

Selbstversorgung schließt auch Nachhaltigkeit ein und beinhaltet im Kern Verständnis und Respekt für die natürlichen Abläufe. Je mehr wir im Einklang mit der Natur leben, desto mehr profitieren wir selbst davon, ebenso wie die Welt um uns herum. Wir Menschen sind mehr oder weniger alle voneinander abhängig, doch das ist uns nicht immer lieb, da es manchmal die Einschränkung der eigenen Freiheit mit sich bringt und man möglicherweise das Gefühl bekommt, mehr und mehr die Kontrolle über das eigene Leben einzubüßen. Je größer die Abhängigkeit von anderen, desto weniger Gestaltungsfreiraum hat man selbst. Das in der richtigen Balance zu halten, ist nicht immer leicht und hängt auch von der persönlichen Sicht ab. Selbstversorgung kann der Hebel sein, um die Bereiche, wo man selbst tätig wird, und die Bereiche, wo man auf andere angewiesen ist, aufeinander abzustimmen.

Dieses Buch ist jedoch kein Ratgeber für eine absolut autarke Lebensweise. Es basiert auf meinen eigenen Ideen und den Erfahrungen, die ich bei der Entwicklung eines für mich passenden Lebensstils gemacht habe. Dazu hat jeder wahrscheinlich eigene Vorstellungen, und so muss es auch sein. Mein Anliegen ist einfach nur, aufzuzeigen was Selbstversorgung im Großen und Ganzen bedeutet, sodass jeder sich daraus das Passende aussuchen kann, um den eigenen Lebensstil zu bereichern und sich in die Lage zu versetzen, so zu leben, wie man es möchte – sei es in einer Stadtwohnung, einem Haus mit Garten oder einem Hof auf dem Land. Neben allen anderen wichtigen Aspekten einer nachhaltigen Lebensweise werde ich auch auf erneuerbare Energien eingehen, aber das ist ein so weites Feld, dass ich da nur an der Oberfläche kratzen kann. Eine Liste weiterführender Literatur zu dem Thema und Links zu den unzähligen Websites mit nützlichen Informationen findet sich im Anhang dieses Buches.

Der Hauptgrund, aus dem die meisten Leute beim Versuch als Selbstversorger zu leben auf der Strecke bleiben, ist vermutlich der, dass sie sich zu viel in zu kurzer Zeit vornehmen. Man kann sich leicht dazu verleiten lassen, Vollgas zu geben und alles auf einmal auszuprobieren. Doch das kann ebenso leicht zu Enttäuschung und Ernüchterung führen, weil die kleinen Erfolge, über die man sich eigentlich freuen sollte, von den großen Vorhaben, an denen man scheinbar gescheitert ist, überschattet werden. Und ehe man sich versieht, gibt man das Ganze auf und macht etwas anderes, ohne dass man etwas davon gehabt hat, außer einem bitteren Nachgeschmack und einem wilden Sammelsurium aus Pflanzentöpfen und Tierbehausungen. Die Kunst besteht also darin, es ruhig anzugehen und einen Schritt nach dem anderen zu machen.

Von daher ist es gar keine schlechte Idee, mit einem Bereich anzufangen und darauf aufzubauen. Denn manches ergibt sich dann ganz einfach. Wenn Sie zum Beispiel ein paar Mal Brot gebacken haben, wollen Sie vielleicht auch die Butter selbst herstellen. Oder wenn Sie Legehennen haben, führt das möglicherweise dazu, dass Sie die Hennen auch ein paar Eier ausbrüten lassen. Je zuversichtlicher Sie an die Sache herangehen, desto schneller ergibt sich der nächste Schritt und Sie werden Selbstversorgung als immer selbstverständlicher empfinden.

Für den Anfang suchen Sie sich einen Rahmen aus, der zu Ihrer gegenwärtigen Lebensweise passt. Ich habe mit einer Liste wie der folgenden angefangen:

- Nehmen Sie sich vor, pro Woche einen Laib Brot zu backen und einen Becher Butter herzustellen.

- Machen Sie aus der Buttermilch einen Weichkäse. (Das geht schneller und einfacher als Hartkäse.)

- Kaufen Sie ein ganzes Huhn und zerteilen Sie es selbst, unter dem Aspekt, alles davon zu verwenden.

- Stellen Sie für den Anfang ein paar Kräuter in Töpfen auf die Fensterbank in der Küche, zum Beispiel Basilikum, Koriander, Thymian, Schnittlauch, Dill oder sogar Kerbel.

- Kaufen Sie beim Fischhändler auf dem Markt einen ganzen Fisch und filetieren Sie ihn selbst.

Versuchen Sie es einen Monat lang mit dieser oder einer anderen Kombination, um zu testen, wie Sie zurechtkommen und ob es sich in Ihre Lebensweise integrieren lässt. Manches werden Sie lieber machen als anderes, und manches wird Ihrer Familie vielleicht besser gefallen, doch wichtig ist, dass Sie sich machbare Ziele setzen, die Sie auch erreichen können und an denen Sie Spaß haben. Wenn der erste Monat vorbei ist und Sie feststellen, Sie haben nun die Grundlagen gelegt, um darauf aufzubauen, können Sie etwas mutiger und experimentierfreudiger werden. Mit der Selbstversorgung ist es schließlich wie mit jedem anderen Lebensstil auch: Je mehr Sie dafür tun, desto mehr bekommen Sie zurück. Und die Zeit und der Aufwand werden sich zehnfach lohnen.

Zur Selbstversorgung – auch wenn sie nur in einem kleinen Rahmen stattfindet – gehört auch, dass man darauf achtet, Abfall zu vermeiden. Es ist ja ganz einfach so: Je mehr man verbraucht, desto mehr Müll produziert man auch. Aktuellen Erhebungen zufolge werfen wir durchschnittlich zwischen einem Viertel und einem Drittel der Lebensmittel, die wir kaufen, in den Müll. Das ist eine bedenkliche Menge. Machen Sie einmal folgendes Experiment: Einen Monat lang notieren Sie jedes Lebensmittel, das Sie für

Ihre Familie kaufen. Wenn Sie es verbraucht haben, setzen Sie einen Haken dahinter, wenn nicht, ein Kreuz. Dann zählen Sie zusammen, was all die Kreuze Sie gekostet haben. Das ist die Summe, die Sie ab sofort ohne großartige Anstrengungen sparen könnten. Und das betrifft nur Lebensmittel. Wenn Sie sich einmal klarmachen, was die Glühbirnen verbrauchen, wenn man das Licht anlässt, obwohl sich überhaupt niemand im Raum befindet, oder der Fernseher auf Standby, das Handy in der Steckdose, obwohl es längst geladen ist, der Trockner, in dem man die Wäsche trocknet, anstatt sie aufzuhängen, werden Sie vermutlich feststellen, dass Sie einiges an Strom sparen könnten – und an Geld.

Wie bei jedem neuen Lebensstil findet man auch für die Selbstversorgung das richtige Maß am besten, indem man sich allmählich vortastet. Es geht darum, ein Gespür dafür zu entwickeln, was sich richtig anfühlt, und auf diesem positiven Effekt aufzubauen. Wenn Sie Spaß daran haben, Brot zu backen, versuchen Sie es auch damit, das Mehl selbst zu mahlen. Kochen Sie Marmelade ein, und wenn Ihnen das gelingt, gehen Sie an einem Nachmittag im Sommer Beeren sammeln, um auch daraus Marmelade zu machen. Wenn Ihnen das Beerensammeln Freude macht, gehen Sie auch Pilze sammeln, und so weiter und so fort. Selbstversorgung ist ein Lebensstil, bei dem sich alles bestens miteinander kombinieren lässt, je nachdem, wie viel oder wenig Aufwand man betreiben möchte. Dadurch entwickeln Sie den richtigen Schwung, weil eins ins andere greift.

Mit ein bisschen Know-How, ein paar Tricks und guten Ideen werden Sie ein vollkommen neues Lebensgefühl bekommen. Das Essen ist frischer, schmackhafter und gesünder. Kinder können ihre Kreativität ausleben und sich dabei gleichzeitig Grundfertigkeiten aneignen, die man im Leben braucht. Männer und Frauen können die »Jäger und Sammler« in sich wiederentdecken und Erfindergeist entwickeln. Familien können die Ausgaben für Lebensmittel und andere Haushaltsprodukte senken. Aber auch wenn der

Gedanke, nie wieder einen Supermarkt zu betreten, durchaus seinen Reiz hat, wird es so weit wahrscheinlich nicht kommen. Denn wenn Sie Marmelade einkochen wollen, brauchen Sie dafür auch Zucker, zum Brotbacken brauchen Sie Hefe, für Butter brauchen Sie Sahne ... Natürlich lässt sich auch das umgehen (mit Brot aus Sauerteig und einer eigenen Kuh), aber um das auch nur annähernd zu gewährleisten, müssten Sie in Vollzeit einen Selbstversorger-Hof betreiben.

Es spielt auch keine Rolle, ob Ihnen endlos finanzielle Ressourcen zur Verfügung stehen oder ob Sie arbeitslos sind, ob Sie in einem alten Landhaus wohnen oder einem kleinen Apartment in einem Wohnturm, ob Sie gerade erst mit Selbstversorgung anfangen oder schon ein alter Hase darin sind – das Gefühl der Zufriedenheit, weil man es geschafft hat, selbst etwas für sich zu tun, ist einfach toll, und schon bei den ersten kleinen Schritten werden Sie den Nutzen spüren. Sie werden nämlich:

- Geld sparen

- Gesünder leben

- Stolz darauf sein, wie Sie leben

- Kindern Nachhaltigkeit nahebringen

- Etwas Gutes für die Umwelt tun

- Weniger Müll produzieren

- Schmackhafteres, selbst zubereitetes Essen genießen

Selbstversorgung bringt in vieler Hinsicht Zufriedenheit. Es bedeutet, maßvoll zu leben, ohne auf etwas zu verzichten. Es ist eine Lebensweise, die sich über die Jahrtausende entwickelt hat und sich durch die Hinzunahme neuer Technologien (sogar des Internet) stetig weiterentwickelt – nicht zuletzt das macht es ja gerade so aktuell und interessant. Ebenso wie in früheren Zeiten führt Selbstversorgung auch heute zu einem natürlichen, gesunden und wirtschaftlich sinnvollen Lebensstil.

Dieses Buch wird Ihnen vermitteln, wie Sie sich Ihr Leben so einrichten, dass Sie nicht härter, sondern klüger arbeiten. Zeit ist oftmals mehr als Gold wert. Deshalb ist Planung so ungeheuer wichtig. Aus diesem Grund wird jedes Kapitel dieses Buches Ihnen zeigen, was Sie an Zubehör und Ausrüstung brauchen, um das Projekt umzusetzen. Das wird Ihnen dabei helfen, einen Plan zu erstellen, damit Sie sich überlegen können, was Sie in die Tat umsetzen wollen und was Sie lieber sein lassen.

Jeder – ob mit einem Pflanzkasten auf dem Fensterbrett, einem Garten, einem Schrebergarten oder mit einem so großen Stück Land, das man damit den Fleischkonsum für ein ganzes Jahr decken könnte –, wirklich jeder wird in diesem Buch etwas Interessantes oder Nützliches finden. Es enthält traditionelle Methoden, die aufgefrischt wurden, und brandneue, die nur darauf warten, ausprobiert zu werden. Es ist ein Leitfaden, aber einer, der Spaß macht – der zu praktisch umsetzbaren Ideen inspiriert, die machbar sind, und Sie dazu ermuntert, dass Sie sich sagen: *Das kann ich auch.*

KAPITEL EINS

•

Der Küchengarten

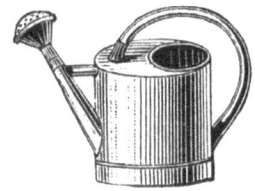

EIN WINZIGES SAMENKORN DAZU zu bringen, sich zu einer
Pflanze voll reifer, saftiger Tomaten zu entwickeln, oder kleine Setzlinge so heranzuziehen, dass man das ganze Jahr lang etwas hat, was
man ernten und direkt in der Küche verwenden kann, erfordert Zeit
und Geduld, ein paar Kenntnisse und ein gehöriges Maß an Enthu-
siasmus. Selbst die versiertesten Gärtner widmen ihren Pflanzen eine
Menge liebevolle Aufmerksamkeit. Wenn Sie jetzt darüber nur den
Kopf schütteln können, glauben Sie mir: Es hat was. Während ich
momentan meist oben im Schlafzimmer sitze und an diesem Buch
schreibe, sind mir die beiden Chili-Pflanzen auf der Fensterbank zu
den besten Freunden geworden. Ich konnte mich gerade noch zu-
rückhalten, ihnen Namen zu geben, aber ich führe durchaus lange
und angeregte Unterhaltungen mit ihnen. Und es sind die beiden
besten Chili-Pflanzen, die ich jemals herangezogen habe, voll mit
gesund aussehenden Chilischoten in leuchtenden Farben, die nur
darauf warten, ins Essen zu kommen.

Gemüse anzubauen ist *fast* so einfach. Man braucht nur ein paar wichtige Details zu beachten. Und die Details, die in diesem Kapitel vorkommen, sollen Ihnen eine Hilfe beim Gärtnern sein, ohne etwas zu verkomplizieren. Dabei handelt es sich um Tipps, die Ihnen die Arbeit leichter und weniger zeitaufwändig machen sollen; Ratschläge, um Ihre Erfolgschancen zu erhöhen oder die Erfolge, die Sie bereits erzielt haben, noch zu vergrößern; genug Hintergrundwissen, damit Sie Ihre Kenntnisse erweitern können, ohne dass es ermüdend wird; und ein paar erfinderische Ideen zum Thema Selbstversorgung, damit auch Sie selbst kreativ werden.

DEN GARTEN PLANEN

Die Planung eines Küchengartens macht Spaß und erhöht die Vorfreude. Dabei sollte man neben allen anderen Überlegungen auch an Familie und Freunde denken: Welche Gemüsesorten und Salate mag jeder einzelne gern zu den täglichen Mahlzeiten, bei gemeinsamen Essen oder Grillabenden und zu besonderen Gelegenheiten. Und denken Sie nicht nur daran, was gern gegessen wird, sondern auch daran, wie viel davon wirklich gebraucht wird. Wenn sich nur eine Person für Spinat begeistern kann, brauchen Sie ihn nicht in einer ganzen Reihe anzubauen, von der das meiste dann unweigerlich schlecht würde. Die Auswahl an Pflanzen ist natürlich riesig. Doch ob Sie sich für etwas Exotisches, Seltenes, Teures entscheiden, etwas so Alltägliches anbauen wie Karotten und Erbsen oder eine Mischung aus beidem, eines kann ich Ihnen jetzt schon versprechen: Ihr selbst angebautes Gemüse wird um vieles frischer und knackiger sein als die oftmals faden, welken Auslagen im Supermarkt. Ganz gleich, was Sie letzten Endes anpflanzen – und ob es in einem Schrebergarten, einem Beet hinter dem Haus oder einem Kasten auf dem Fensterbrett ist – schon die Planung ist spannend. Und in jedem Fall kann man sich darauf freuen, dass etwas ganz Eigenes, Unverwechselbares dabei herauskommt.

Eine weitere Überlegung, besonders dann, wenn Sie ein Gemüsebeet im häuslichen Garten anlegen wollen, ist, wie Sie es möglichst attraktiv gestalten können. Ein Nutzgarten mag ja einiges für den Gaumen bieten, aber nicht unbedingt für das Auge. Beziehen Sie also ein paar Kletterpflanzen in Ihre Planung mit ein – Stangenbohnen und Gurken zum Beispiel – und lassen Sie sie im Hintergrund an unterschiedlichen Gestellen wie Wigwams, Gittern oder Bögen hinaufranken (siehe Seite 41). Vermeiden Sie langweilige Reihen, sondern lockern Sie das Ganze durch Abwechslung hier und da ein wenig auf. Arbeiten Sie mit Farben und Formen, indem Sie Obst, Kräuter, Blumen und Gemüse miteinander kombinieren. Das Wichtigste dabei: Seien Sie erfinderisch. Je mehr Ideen Sie in Ihren Garten einbringen, desto mehr Freude werden Sie an der Gestaltung haben und desto besser werden Ihnen die Resultate gefallen. Spielt die optische Gestaltung eine weniger große Rolle, weil sich der Küchengarten nicht direkt am Haus befindet (sondern beispielsweise in einer Schrebergartenanlage), kann man natürlich eher nach rein praktischen Gesichtspunkten vorgehen und alles in geraden Reihen pflanzen, um den verfügbaren Platz so gut wie möglich auszunutzen.

Und jede Lage hat so ihre Tücken. An manchen Orten gedeihen bestimmte Pflanzen besser, wohingegen andere wiederum ein klägliches Bild abgeben. Solche Besonderheiten können am Standort, an der Höhe, den Sonnenstunden, dem Boden und allerlei anderen Faktoren liegen. Von daher ist es immer ratsam, erst mal einen Spaziergang durch die Nachbarschaft zu machen und sich anzusehen, was in den anderen Gärten so wächst und gedeiht – so wie man bei einem Restaurantbesuch manchmal auch zunächst einen Blick auf die Gerichte wirft, die den anderen Gästen serviert werden, bevor man selbst etwas bestellt.

AUSSTATTUNG

Wenn Sie bereits einen Garten haben, stehen die Chancen gut, dass Sie auch schon über die nötige Grundausstattung verfügen, aber dennoch können Sie vielleicht noch die eine oder andere »Hardware« oder »Software« gebrauchen. Dazu hier ein paar Vorschläge:

- Mindestens einen Spaten

- Eine vierzackige Grabeforke

- Eine Harke, um den Boden auszugleichen

- Schnüre zur Markierung von Pflanzreihen und Beeten

- Eine Pflanzschaufel

- Eine Hacke zum Unkraut jäten

- Eine Gießkanne oder einen Gartenschlauch

- Ein scharfes Messer zum Abschneiden und Ernten

- Einen Korb für die Ernte

- Bambusstangen oder lange Stöcke für Kletterpflanzen

- Saatgut Ihrer bevorzugten Obst- und Gemüsesorten

- Vorgezogene Setzlinge zum Einpflanzen

- Stäbe für Säulenobst

Die eigenen Ressourcen nutzen

Abschließend sollte man als Selbstversorger bei der Planung des Küchengartens auch in die Überlegungen miteinbeziehen, was man selbst bauen kann. Das ist nicht nur deutlich billiger, es macht auch ganz besondere Freude, zu sehen, wie die Pflanzen in oder an etwas wachsen, das man mit den eigenen Händen geschaffen hat. Überlegen Sie also auch, welche Dinge, die Sie sonst ausrangieren würden, sich noch umfunktionieren oder recyceln lassen – von Plastikflachen, -behältern oder -fässern bis hin zu Autoreifen, Duschwänden oder alten Möbelstücken können Sie alles Mögliche dafür verwenden. Alte Paletten erweisen sich oft als besonders nützlich, wenn man die Holzsplitter entfernt, um daraus Frühbeetkästen, Hochbeete, Gatter und vieles mehr zu konstruieren.

Wenn Sie Holz verwenden, um etwas für den Garten zu bauen, imprägnieren Sie es grundsätzlich nur mit wasserbasiertem Lack oder Schutzmittel, damit keine chemischen Stoffe in den Boden sickern und das Gemüse vergiften. Es empfiehlt sich also immer, das Etikett zu lesen, um sich darüber zu informieren, welche Imprägnierung für die Umrandung eines Gemüsebeetes geeignet ist.

DAS GEMÜSEBEET ANLEGEN

Der Wahl des richtigen Standorts für ein Beet kann man gar nicht genug Bedeutung beimessen. Pflanzen brauchen genügend Sonnenlicht, aber ebenso brauchen sie auch Schutz vor dem Wind. Deshalb ist es unter Umständen gar nicht so einfach, einen Standort zu finden, wo beides gewährleistet ist. Doch es lohnt sich, auch solchen Überlegungen Beachtung zu schenken. Untersuchungen ergaben nämlich, dass Gemüse, das an einem sonnigen, aber windgeschützten Ort wächst, bis zu 30 Prozent mehr Ertrag bringt. Hecken oder Böschungen sind ein guter Schutz gegen den Wind, aber nur wenn sie nicht zu hoch sind und nicht zu viel Schatten werfen. Unterhalb eines steilen Hangs sollte man kein Gemüse anpflanzen, da kalte Luft nach unten sinkt und den Standort zu einer Frostfalle machen könnte. Wenn Sie einen Fensterkasten bepflanzen wollen, bringen Sie ihn vor einem Fenster an, das nach Süden geht oder so weit als möglich in südliche Richtung ausgerichtet ist. Eine andere Lösung sind bewegliche Pflanzkästen oder -töpfe, die man draußen in die Sonne oder vor schützende Büsche und Hecken schieben kann, ohne dass die Pflanzen ein ewiges Schattendasein fristen müssen.

DEN BODEN VORBEREITEN

Das Geheimnis beim Anbau gesunder Pflanzen liegt in der Bodenbeschaffenheit. Denn der Boden setzt sich aus verschiedenen Mineralien und organischen Stoffen zusammen. Ein guter Boden besteht nur zur Hälfte aus festem Material. Die andere Hälfte besteht aus Luft und Wasser in einem Wabensystem aus kleinen Kammern, den sogenannten Bodenporen, die für einen effektiven Luft- und Feuchtigkeitsaustausch in der Erde sorgen. Enthält der Boden zu viel Flüssigkeit und ist so stark verdichtet, dass die Poren verstopfen, bekommen die Wurzeln der Pflanzen keine Luft mehr und ersticken. Ist der Boden zu lose und luftig, versickert das Wasser so schnell, dass die Wurzeln kaum etwas davon haben.

Die feste Masse des Bodens besteht zum größten Teil aus Mineralien, die sich wiederum in drei Hauptgruppen einteilen lassen: Sand, Silt (auch: Schluff) und Ton. Die genaue Bodentextur hängt davon ab, welches der Mineralien in Ihrer Region vorherrschend ist. Erdboden ist die am besten fühlbare Substanz der Welt. Ganz gleich, ob Sie Gemüse im Garten oder Schrebergarten, in einem Pflanzkasten oder in einer ausrangierten Badewanne vor der Haustür anbauen wollen, nehmen Sie etwas Erde in die Hand und lassen Sie sie durch Ihre Finger rieseln. Wie fühlt sie sich an? Um ein Gespür dafür zu bekommen, worauf Sie achten müssen, stellen Sie sich vor, die Erde besteht aus kleinen, mittleren und großen Körnern. Je größer die Körner, desto lockerer fühlt sich die Erde an. Sandiger Boden aus großen Körnern zerbröselt und fühlt sich grobkörnig und leicht an. Lehmiger Boden aus kleinen Körnern hingegen ist klumpig und fühlt sich klebrig, schwer und eher feucht an. Wenn Sie sich mit dem Boden in Ihrer Gegend vertraut machen, indem Sie die Erde berühren und sie zwischen den Fingern zerreiben, werden Sie ein Verständnis dafür entwickeln, was Sie tun müssen, um aus Ihrem Garten ein fruchtbares Stück Land zu machen, auf dem das ganze Jahr über köstliches Obst und Gemüse wachsen und gedeihen kann.

Ein guter Boden zeichnet sich durch eine ausgewogene Mischung aus. Dazu gehört ein hoher Sandanteil für den nötigen Luftaustausch und zudem organisches Material wie etwa Kompost für die Versorgung mit Nährstoffen und zur Speicherung von Feuchtigkeit, ohne dass die Poren verstopfen. Einen solchen Boden nennt man Lehmerde. Bedenken Sie also, dass für Pflanzen, die sich gut entwickeln sollen, folgende sechs Faktoren gewährleistet sein müssen: guter Boden, Sonnenlicht, Luft, Wasser, Wärme und Nährstoffe.

Nährstoffe

So wichtig die Bodenqualität auch ist, ohne die richtigen Nährstoffe werden die Pflanzen nicht gut wachsen und die Ernte wird nur spärlich ausfallen. Dünger, Kompost und Stallmist tragen zur Verbesserung des Bodens bei, denn sie enthalten die drei Makronährstoffe (Phosphor, Stickstoff und Kalium) sowie die drei Mikronährstoffe (Kalzium, Schwefel und Magnesium). Einen guten Kompost oder Dung unterzumischen, wird die Erde mit Nährstoffen versorgen und zu einem reichhaltigen, fruchtbaren Boden machen, auf dem die Pflanzen wachsen und gedeihen.

Wenn Sie eine Quelle für landwirtschaftlichen Dung haben (etwa von Kühen, Schweinen, Hühnern oder Pferden) lassen Sie ihn zunächst sechs Wochen liegen, damit er sich zersetzt, bevor Sie ihn als Mulch auf das unbepflanzte Beet ausbringen (siehe Seite 54). Das macht man am besten gegen Ende des Winters, man kann den Dung aber auch zu Beginn des Frühjahrs untergraben. (Hühnermist ist stark säurehaltig, er sollte erst verwendet werden, wenn er sich ein

Jahr lang zersetzt hat, und auch dann nur auf alkalischem, also kalk-
haltigem Boden.) Auch ausgemistetes Stroh wird von Gärtnern sehr
geschätzt, da es den stickstoffreichen Urin der Tiere enthält. Wenn
Sie sich also selbst an einem Misthaufen bedienen können, nehmen
Sie immer das uringetränkte Stroh – je mehr davon Sie in Ihrer
Dungmischung haben, desto besser.

Eine Alternative dazu ist Kompost – für Gärtner ein Lieblings-
thema, bei dem die Meinungen darüber, welche Materialien und
Vorgehensweisen die besten sind, fast ebenso weit auseinandergehen
hen wie bei Diskussionen darüber, welches Gemüse man überhaupt
anbauen sollte und wie man es am besten zubereitet. Kompost ist
in erster Linie eine Mischung aus Gemüseabfällen, Pflanzenschnitt
(wobei man alles vermeiden sollte, was noch Samen abwerfen
könnte) und Papier, die man verrotten lässt. Dabei bilden sich Bakterien, die das Material innerhalb von etwa einem Jahr auf natürliche Art zersetzen, bis es zu einer körnigen, dunklen Masse wird, in
der man von den ursprünglichen Bestandteilen nichts mehr erkennt.

Materialien, die sich zum Kompostieren eignen (Auswahl)

- Kaffeesatz und Teeblätter

- Federn

- Rasen- und Heckenschnitt, Rank- oder Kletterpflanzen

- Heu und Stroh

- Laub, Nadeln von Nadelbäumen, Unkraut, Seetang, Torf und
  Moos

- Zeitungspapier

- Sägemehl und -späne sowie Holzasche

- Pflanzenschalen und andere pflanzliche Küchenabfälle

Materialen, die sich nicht zum Kompostieren eignen (Auswahl)

- Katzen- oder Hundekot sowie der Inhalt von »Tiertoiletten«

- Kohlenasche, Holzkohle und Grillabfälle

- Kranke oder chemisch behandelte Pflanzen

- Kartoffelpflanzen

- Rhabarberblätter

- Fleischabfälle

- Samen und Kerne

Viele der benötigten Nährstoffe werden Ihre Pflanzen aus Dung oder Kompost ziehen – also gehen Sie ruhig großzügig damit um!

HOCHBEETE

Mit Hochbeeten schafft man zweckmäßige Anbauflächen oberhalb des Bodens. Sie sind überschaubar, ordentlich, pflegeleicht und sehen hübsch aus. Von daher haben sie eine Menge zu bieten. Für Gärten mit schlechtem oder sehr undurchlässigem Boden sind sie die perfekte Lösung, denn man kann leichter hinzugeben, was dem Boden fehlt. Das kann man natürlich auch bei Erdbeeten, aber Hochbeete haben den immensen Vorteil, dass sie eine begrenzte Fläche darstellen, sodass alles, womit man die Erde verbessert, innerhalb der Begrenzungen bleibt. Sie machen Ihre Arbeit effektiver und damit auch produktiver. Wenn Sie genug Platz haben, um drei oder vier Hochbeete aufzustellen, können Sie sich auch nach der Fruchtfolge richten (siehe Seite 47).

Ein Hochbeet bauen

Hochbeete müssen gar nicht besonders groß sein – schon ab einer Höhe zwischen 15 und 45 cm werden Sie Ihnen die Arbeit erleichtern. Aus Eisenbahnschwellen, massiven Holzplanken oder -brettern kann man wunderbar Hochbeete bauen, indem man jeweils zwei übereinander verwendet und daraus ein Viereck konstruiert. Um die Planken oder Bretter aneinander zu befestigen, nageln oder schrauben Sie Holzstäbe in die inneren Ecken, genauer gesagt: Befestigen Sie die Bretter oder Planken an diesen Holzstäben und nicht direkt aneinander. Wenn nötig lassen sich Hochbeete am Ende der Gartensaison auch ganz einfach wieder abbauen. Wenn Sie einem solchen Projekt jedoch mehr dauerhafte Aufmerksamkeit widmen wollen, sind feststehende eckige oder runde Hochbeete aus Ziegelsteinen und Zement sicher unschlagbar und zudem ein schöner Blickfang im Garten.

Wenn Ihnen all das zu teuer oder zu aufwändig ist, können Sie auch ein bewegliches Hochbeet aus einem Plastikfass mit einem Fassungsvermögen von etwa 200 Litern anlegen (auf Recyclinghöfen gibt es die oft stapelweise und man kann sie mitnehmen). Dafür schneiden Sie das Fass mit einer elektrischen Säge in der Mitte durch und schneiden auch den Boden heraus, sodass Sie zwei offene Plastikröhren haben. Diese brauchen Sie dann nur ein Stück in den Boden zu drücken und mit Komposterde zu füllen. Sie können sie auch dekorativ anstreichen, zum Beispiel grün oder schwarz, oder sie mitten zwischen bunte Blumen stellen und sie dahinter verbergen. Eine andere Möglichkeit ist, Büsche darum herum zu pflanzen, wobei Sie aber darauf achten müssen, dass Sie noch herankommen.

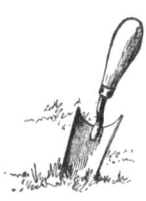

GEMÜSE, KRÄUTER UND SALAT

Sich darüber zu informieren, zu welcher Gattung Gemüsesorten gehören, ist hilfreich bei der Planung des Küchengartens und beim Anlegen der Beete. Insbesondere wird es Ihnen bei der Auswahl der jährlichen Bepflanzung und der Fruchtfolge im nächsten Jahr helfen. In der nachfolgenden Tabelle finden Sie einige der wichtigsten und beliebtesten Gemüsesorten und die Zuordnung zu ihrer Pflanzenfamilie.

PFLANZENFAMILIEN

Familie/Unterfamilie	Gemüsearten und -sorten
Lauchgewächse (Allioideae ist die Unterfamilie, Familie: Amaryllisgewächse)	Schnittlauch, Knoblauch, Lauch, Zwiebeln, Lauchzwiebeln
Kreuzblütler (Brassicaceae)	Brokkoli, Rosenkohl, Weiß- oder Rotkohl, Wirsing, Blumenkohl, Radieschen und Rettich, Steckrüben, Speiserüben
Kürbisgewächse (Cucurbitaceae)	Gurken, Melonen, Kürbisse
Blattgemüse und Salat (gehören teilweise zu verschiedenen Familien: Korbblütler und Fuchsschwanzgewächse, Asteraceae und Amaranthaceae)	Stiel- und Blattmangold, Salate, Spinat
Hülsenfrüchte (Fabaceae)	Dicke Bohnen, Grüne Bohnen, Weiße Bohnen, Erbsen
Wurzelgemüse (Apiaceae)	Rote Bete, Karotten, Pastinaken
Nachschattengewächse (Solanaceae)	Auberginen, Chilis, Paprikaschoten, Kartoffeln, Tomaten

Wie in jeder Familie gibt es auch bei Pflanzen Ähnlichkeiten und deshalb auch gleiche Standardmethoden und Regeln, die man beim Anpflanzen und bei der Pflege beachten muss. Aber natürlich hat auch so gut wie jede Regel ihre Ausnahmen. Da jede der Pflanzen-familien so vielfältig ist, kann es durchaus vorkommen, dass für die unterschiedlichen Vertreter auch verschiedene Anforderungen gel-ten. Blumenkohl und Rettich oder Radieschen beispielsweise ge-hören alle zur Familie der Kreuzblütler (Brassicaceae), doch Blu-menkohl muss zwischen Januar und März in einem geschützten Frühbeetkasten herangezogen werden, wohingegen Rettich und Radieschen zwischen März und September direkt in den Boden eingesät werden. Von daher lautet die goldene Regel: Immer erst genau informieren, also die Beschreibung auf der Saatguttüte lesen, in einer Gärtnerei nachfragen oder noch besser: einem Online-Gar-tenforum beitreten.

Lauchgewächse

Zu den Lauch- oder Zwiebelgewächsen, einer Unterfamilie der Amaryllisgewächse, gehören etwa 250 essbare Arten weltweit. Diese Pflanzen sind in der Regel robust und resistent gegen Krankheits-befall, von daher sind sie schon einmal gute Kandidaten für jeden Küchengarten. Zwiebeln kann man aus Samen, Stecklingen (klei-nen vorgezogenen Zwiebeln) oder Setzlingen ziehen. Sie bevorzu-gen kühle Temperaturen, sodass man sie bereits beim letzten Frost (der natürlich davon abhängt, in welcher Region Sie wohnen) ins Beet setzen kann. Es empfiehlt sich also, eine Sorte zu wählen, die sich für die Region eignet, in der man wohnt. Andernfalls könnte die Ernte enttäuschend ausfallen.

Frühlingszwiebeln sät man am besten direkt aus. Wenn Sie im Frühling jede Woche eine Handvoll Samen ausstreuen, haben Sie im Sommer und im Herbst immer etwas zu ernten. Auch Knoblauch gehört zur Gattung Lauch. Und kann man jemals genug von die-sem wundervollen Vertreter dieser Gattung im Garten haben? Man sollte ihn im Spätherbst oder zu Beginn des Frühlings pflanzen, da-mit man ihn im Sommer ernten kann. Je mehr Sonne er bekommt, desto besser wird die Ernte ausfallen. Aber passen Sie auf, dass er nicht zu viele Blüten bekommt, denn je mehr Energie die Pflanze dafür aufwendet, desto kleiner fallen die Knollen aus. Dagegen gibt es einen Trick: nämlich die Blüten einfach abzuknipsen.

Lauch sollte man behandeln wie einen kleinen Bruder, das heißt, man muss sanft, fürsorglich und verständnisvoll mit ihm umgehen. Ziehen Sie ihn zunächst drinnen vor, und im Juni oder Juli können Sie ihn dann ins Beet setzen. Wenn der weiße Teil unten etwa 5 cm hoch ist, häufen Sie etwas zusätzliche Erde darum herum an – so bekommt er dort kein Licht und wird den weißen Schaft noch höher wachsen lassen.

Kreuzblütler

Die wunderbare Familie der Kreuzblütler ist facettenreich, farbenfroh, in mancher Hinsicht erstaunlich und mit ihren Vorlieben oder Abneigungen gelegentlich etwas schrullig. Laut neuesten Studien sind die Pflanzenarten dieser Familie mit ihrem hohen Gehalt an Vitamin A und Vitamin C und einigen wichtigen krebsvorbeugenden Eigenschaften auch noch außerordentlich gesund. Da Kreuzblütler jedoch eine so vielfältige Familie sind, ist es schwierig, sie im Allgemeinen zu beschreiben. Deshalb sollten Sie immer verlässlichen Rat einholen, wenn Sie in Bezug auf Pflanzung und Pflege bestimmter Arten nicht ganz sicher sind.

Obwohl die Pflanzen der Gattung Kohl zweijährig sind, werden sie häufig nur einjährig angebaut, da sie dann resistenter gegen Kälte sind und schneller wachsen. Sie lassen sich gut im Freien anbauen und kommen auch mit Kälte zurecht, aber man sollte sie zunächst unter einer Bedeckung vorziehen. Kohlarten brauchen viel Wasser, mögen aber keine Staunässe. Auch sollte der Boden neutral sein, das heißt, weder zu sauer, noch zu alkalisch (etwa PH-Wert 7). Ist der Boden zu sauer, streuen Sie ein wenig Kalk oder Holzasche darauf, um den Säuregehalt zu reduzieren. Die Pflanzen mögen auch keine unerwartete Gesellschaft. Deshalb sollte man einmal pro Woche das Unkraut um sie herum entfernen. Und obwohl sie robust wirken, können sie durch Krankheits- oder Schädlingsbefall eingehen. Einer der größten Feinde ist die Kohlhernie, die insbesondere Beete befällt, bei denen die Fruchtfolge nicht wechselt (pflanzen Sie Kohlgewächse für mindestens zwei Jahre nicht an der gleichen Stelle an). Wenn der Boden von der Kohlhernie geschädigt ist, ziehen Sie die Kohlpflanzen in einem großen Behälter vor, bis sie starke, gesunde Blätter haben, bevor Sie sie ins Beet setzen. Schnecken, Kohlfliegen, Kohlweißlinge und Flohkäfer sind Schädlinge, auf die Sie achten müssen. Wenn möglich überprüfen Sie die Pflanzen einmal am Tag, wenn Sie sie wässern, und sammeln Sie, wenn nötig, die Schädlinge ab.

Kürbisgewächse

Im Vergleich zu Kohl sind Kürbisgewächse (Cucurbitaceae) ganz normal, angepasst und pflegeleicht. Sie brauchen einfach nur viel Sonne und eine Menge Wasser, und wenn es ihnen gutgeht, werden Sie sie mit einer so überreichen Ernte belohnen, als wollten sie alle anderen Pflanzen überbieten. Der Trick besteht darin, sie im Sommer zu ernten, wenn sie noch jung und mild sind.

Blattgemüse und Salate

Von Wintergemüse bis Sommersalaten sind diese Arten ein besonders kalorienarmer, schnellwachsender, gesunder, Frischelieferant. Und das Beste daran, wenn Sie sie selbst anbauen, ist, dass sie im Gegensatz zu den meisten Blattgemüsen und Salaten aus dem Supermarkt, nicht mit Chemikalien behandelt wurden. Warten Sie, bis es draußen warm genug ist, und säen Sie sie direkt ins Beet. Wässern Sie sie gut, und sie werden es Ihnen danken. Ernten Sie sie, solange

sie noch jung sind, und sie werden Sie mit einer zweiten Ernte belohnen. Grünkohl ist sehr gut geeignet – nicht nur, weil er so gut
wie unzerstörbar ist, sondern weil er viel Eisen enthält und damit
auch gut für Sie ist.

Vegetarische Lasagne

Zubereitet mit selbst angebautem Gemüse servieren Sie dieses ita-
lienische Leib- und Magengericht am besten mit einem fruchtig
frischen Wildsalat (Rezeptidee siehe Seite 343). Wenn Sie der Käsesauce Eier hinzugeben, geht sie besser auf und stockt auch besser,
sodass sich die Lasagne leichter schneiden und servieren lässt.

1 x Ratatouille in der Menge wie auf Seite 44 beschrieben

450 g Spinat, blanchiert, getrocknet und zerkleinert

9 nicht vorgekochte Lasagne-Platten

FÜR DIE KÄSESAUCE

50 g Butter

2 TL einfaches Mehl

570 ml Milch

50 g gereifter Hartkäse, gerieben

2 Eier, aufgeschlagen

2 TL Dijon-Senf

Meersalz und frisch gemahlener schwarzer Pfeffer

Für die Käsesauce schmelzen Sie die Butter bei schwacher Hitze in
einer unbeschichteten Kasserolle und geben unter Rühren das Mehl
hinzu, bis es zu einer Paste wird. 1 bis 2 Minuten köcheln lassen.
Nehmen Sie die Kasserolle vom Herd und geben Sie nach und nach
die Milch hinzu, unter stetigem Rühren, damit sich keine Klumpen bilden. Wenn Sie die ganze Milch eingerührt haben, stellen Sie
die Kasserolle wieder auf den Herd, bringen die Mischung langsam
zum Kochen und rühren stetig weiter, bis die Sauce glatt wird und

andickt. Dann reduzieren Sie die Hitze und lassen die Sauce unter gelegentlichem Umrühren für 5 Minuten köcheln. Würzen Sie sie. Zum Schluss rühren Sie die Eier, den Käse und den Senf unter. Heizen Sie den Backofen vor auf 180 °C (Gas: Stufe 4). Fetten Sie eine ofenfeste Form der Größe 25 x 16 x 7,5 cm leicht ein und geben Sie zunächst ein Drittel des Ratatouille hinein. Verteilen Sie ein Drittel des Spinats darüber, dann drei der Lasagne-Platten. Geben Sie in gleicher Reihenfolge zwei weitere Schichten darauf, sodass die Lasagne-Platten am Ende oben liegen. Gießen Sie die Käsesauce darüber und stellen Sie die Lasagne für etwa 40 Minuten in den Backofen, bis sie Blasen wirft und goldbraun wird.

Hülsenfrüchte

Hülsenfrüchte, zu denen auch Erbsen und Bohnen gehören, stecken voller Proteine. Seit Tausenden von Jahren, noch bevor Fleisch überhaupt auf dem Speisezettel stand, waren sie bereits eine Haupteiweißquelle. Abgesehen von Getreide waren Bohnen eine der wichtigsten Nahrungsquellen weltweit und sind es wahrscheinlich heute noch. Vielleicht scheint es überraschend, aber selbst die einfache Erbse steckt voller Nährstoffe und ist eine gute Ergänzung für den Speiseplan (selbst als Tierfutter ist sie geeignet). Für selbstversorgende Gärtner beschränkt sich der Nutzen jedoch nicht nur auf den hohen Nährwert und den vorzüglichen Geschmack. (Es geht doch nichts über den Geschmack frischer Stangenbohnen – und sollten sie noch nicht zu Ihren Lieblingsgemüsen zählen, ändern Sie vielleicht Ihre Meinung, wenn Sie das Rezept für Stangenbohnen-Chutney auf Seite 303 ausprobieren.) Sie liefern auch Stickstoff und eignen sich von daher gut in der Fruchtfolge nach Starkzehrern wie etwa Kartoffeln, um dem Boden wieder ein wenig Leben einzuhauchen.

Kletterpflanzen wie Stangenbohnen und Feuerbohnen (oder einige Tomatensorten) sollten grundsätzlich an einem Gestell hinaufwachsen. Um die besten Resultate zu erzielen, ziehen Sie die

Bohnen in Töpfen vor, in denen sie leicht Wurzeln bilden können – (wenn Sie sich solche Töpfe nicht kaufen wollen, erfüllt eine
leere Toilettenpapierrolle den gleichen Zweck) – und pflanzen
Sie sie aus, sobald sich vier Blätter gebildet haben. Setzen Sie jede
Pflanze dicht an die Rankhilfe. Dann sollte sie sich eigentlich von
selbst darum schlingen, aber Sie können auch ein wenig nachhelfen,
indem Sie die Ranken an das Gestell legen (siehe die Abbildungen
auf der nächsten Seite).

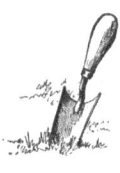

Erbsen à la Française

Dieser französische Klassiker ist die perfekte Beilage zu allen möglichen Fleisch- oder Gemüsegerichten. Wenn Sie die Mehlschwitze
nicht aufbrauchen, können Sie den Rest wochenlang in einem luftdichten Behälter im Kühlschrank aufbewahren und zum Andicken
von Saucen und Dips verwenden.

> 75 g Butter
> 5 Frühlingszwiebeln, gehackt
> 2 Romana-Salatherzen
> 450 g frische Gartenerbsen
> 75 g einfaches Mehl
> Meersalz und frisch gemahlener schwarzer Pfeffer

Schmelzen Sie 25 g der Butter bei schwacher Hitze in einem großen Topf und schwitzen Sie die Frühlingszwiebeln an, bis sie glasig
werden. Schneiden Sie die Salatherzen der Länge nach durch den
Strunk in Viertel, sodass die Blätter zusammenbleiben und sie zu
kleinen »Booten« werden. Legen Sie sie in den Topf und lassen Sie
sie zusammen mit den Frühlingszwiebeln 1 bis 2 Minuten unter re-

Rankhilfen für Kletterpflanzen

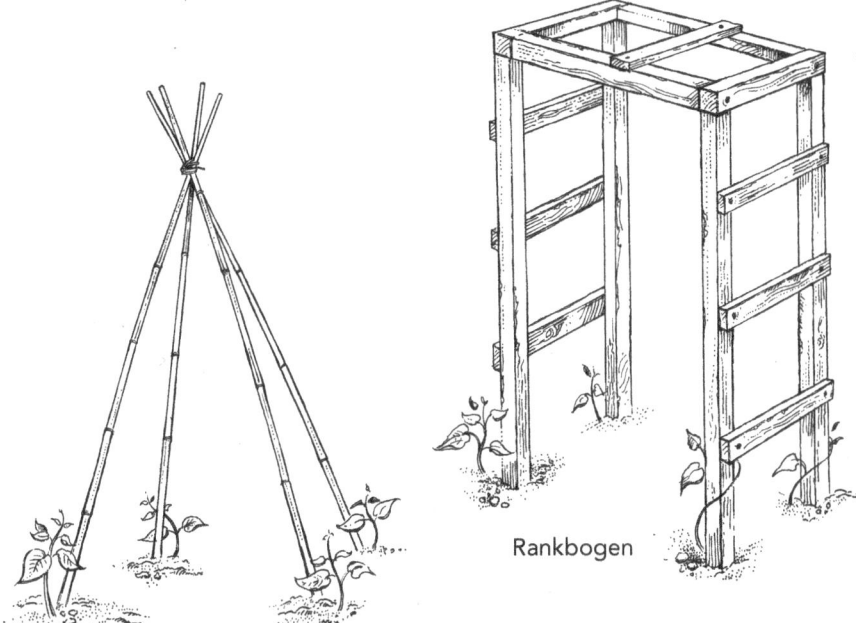

Rankbogen

Bohnenzelt

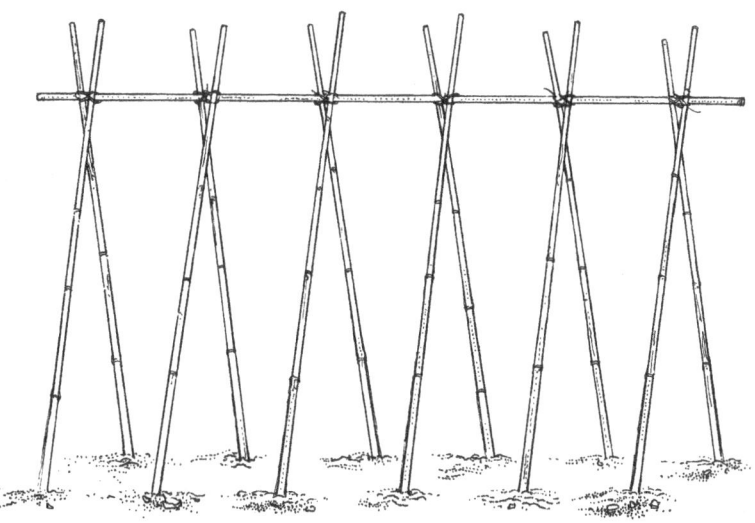

Rankhilfen-Reihe

gelmäßigem Rühren ziehen. Geben Sie die Erbsen und 100 ml Wasser hinzu und bringen Sie die Mischung zum Kochen. Dann reduzieren Sie die Hitze, legen einen Deckel auf den Topf und lassen das Ganze etwa 10 Minuten lang köcheln, bis die Erbsen gar sind. Mischen Sie die übrige Butter und das Mehl zu einer Paste und geben Sie sie stückweise unter vorsichtigem Rühren der Mischung bei, bis die Sauce andickt. Nach Geschmack würzen.

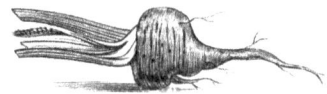

Wurzelgemüse

Mit diesen bescheidenen Pflanzen können Sie nicht nur sich und Ihre Familie ernähren, sondern auch Ihr Vieh. Schafe, Rinder und Schweine – sie alle gedeihen mit jeglicher Art von Wurzelgemüse, besonders mit Steck- oder Speiserüben. (Wenn Sie Kartoffeln zufüttern, müssen Sie sie für Schweine übrigens kochen, da sie die rohen Nährstoffe nicht verwerten können.) Pferde lieben Karotten und Hühner picken fröhlich an den Blättern herum, wobei Sie die Blätter von Kartoffelpflanzen allerdings vermeiden sollten, weil sie giftig sind. Wenn Sie einen Viehbestand haben, lohnt es sich, eine Ecke (oder mehrere) Ihrer Anbaufläche für Wurzelgemüse zu reservieren. Und auch wenn Sie keine Tiere halten, ist Wurzelgemüse des Gärtners bester Freund, denn es wächst schnell, ist robust (Karotten überstehen Frost mühelos) und kann als Ganzes gegessen oder zu Püree verarbeitet werden, der zu Gebratenem eine köstliche Beilage von anderer Konsistenz ist. (Anstelle von Steckrüben kann man auch Rettiche verwenden. Sie können schon drei Wochen nach der Aussaat geerntet werden und garen schneller.) Graben Sie ein wenig Holzasche in gut gelockerten Boden unter (um der Blumenfliege vorzubeugen) und säen Sie sie direkt aus. Bei kleineren Wurzelgemüsen können Sie die Samen gruppenweise in unregelmäßigen Abständen über Ihr Beet verteilen. Größere brauchen etwas mehr Platz. Wässern Sie die Samen gut und achten Sie darauf, dass sie nicht vertrocknen.

Karottenkekse

> 115 g Karotten
> 2 Knoblauchzehen
> 1 Ei
> 225 g einfaches Mehl
> 115 g Haferflocken
> 25 g Weizenkeime

Heizen Sie den Backofen vor auf 200 °C (Gas: Stufe 6) und fetten Sie zwei Backbleche ein. Geben Sie die Karotten mit etwas Wasser in einen Topf und lassen Sie sie köcheln, bis sie gar sind. Dann geben Sie sie in einen Pürierer, fügen den Knoblauch hinzu und pürieren sie. Geben Sie den Püree in eine Schüssel und mischen Sie das Ei, das Mehl, die Haferflocken und die Weizenkeime unter. Formen Sie aus der Masse Kekse und verteilen Sie die Hälfte davon auf den beiden Backblechen (die andere Hälfte ist für die nächste Ladung). Backen Sie die Kekse 30 bis 40 Minuten, bis sie goldbraun sind. Nehmen Sie sie aus dem Ofen, verteilen Sie sie auf einem Bratgitter und lassen Sie sie abkühlen, während die nächste Ladung gebacken wird.

Nachtschattengewächse

Außer Kartoffeln und Süßkartoffeln werden die Vertreter dieser Familie drinnen aufgezogen. Nachtschattengewächse haben es gern warm und stehen auch gern auf der Fensterbank. Wenn Sie sie draußen aufziehen wollen, werden Sie eine Enttäuschung erleben. Denn diese Pflanzen wachsen meist ziemlich hoch und bekommen große, schwere Früchte (Tomaten oder Paprikaschoten zum Beispiel). Deshalb brauchen sie eine Menge Wasser und einen stabilen

Halt, an dem sie hochwachsen können. Die Außenseiter dieser Familie (die gibt es ja immer) sind Kartoffeln. Sie können sie abgedeckt in Eierkartons oder -paletten keimen lassen, wenn Sie welche zur Hand haben. Legen Sie in jede Mulde eine Kartoffel. Nach ein paar Wochen müssten sie dann Triebe bekommen haben. Ziehen Sie Furchen und pflanzen Sie die Kartoffeln mit den Trieben nach oben. Bedecken Sie sie mit Erde und geben Sie eine Schicht Kompost oder Dung darauf. Wenn Sie in einer Gegend wohnen, wo man günstig Säcke mit guten Kartoffeln kaufen kann, bauen Sie seltenere Sorten an, etwa »Rosa Tannenzapfen«.

Ratatouille

Das ist eine großartige Möglichkeit, eine Mahlzeit aus dem Garten zu bekommen. Servieren Sie es direkt vom Herd mit knusprigem Brot, das man in die Sauce tunken kann, oder auf frisch gekochten Nudeln (die im Idealfall selbst gemacht sind, Rezept siehe Seite 107). Das Rezept für Ratatouille kann man variieren, indem man Pilze anstelle von Auberginen, Zucchini oder Paprikas nimmt.

> 1 kg rote und gelbe Tomaten (gut ist eine Mischung aus Kirschtomaten und großen Tomaten)
> 2 dicke Knoblauchzehen, gehackt
> 2-3 Esslöffel Olivenöl
> 1 Aubergine, kleingeschnitten
> 1 rote Zwiebel, gehackt
> 2 Zucchini, kleingeschnitten
> 1 rote und 1 gelbe Paprika, halbiert, entkernt und in Streifen geschnitten
> 1 Handvoll Basilikumblätter, gezupft
> Meersalz und frisch gemahlener schwarzer Pfeffer

Heizen Sie den Backofen vor auf 200 °C (Gas: Stufe 6). Geben Sie die Tomaten und den Knoblauch in eine ofenfeste Form, beträufeln

Sie sie mit einem Esslöffel Olivenöl und streuen Sie etwas Salz darüber. Rösten Sie sie für etwa 40 Minuten, bis die Tomaten weich werden und die Haut anfängt, ein wenig zu schrumpeln. In der Zwischenzeit erhitzen Sie in einer Bratpfanne einen weiteren Esslöffel Öl und sautieren die Auberginen bei mäßiger Hitze, bis sie weich und goldbraun sind. Nehmen Sie sie mit einem Schöpflöffel heraus und geben Sie sie in eine große Kasserolle. Wiederholen Sie den Vorgang nacheinander mit den anderen Gemüsen und geben Sie wenn nötig noch Öl hinzu, bis alles an Gemüse in der Kasserolle ist. Nehmen Sie die Tomaten mit dem Knoblauch aus dem Backofen und geben Sie sie ebenfalls dazu. Dann lassen Sie das gemischte Gemüse bei starker Hitze kochen und rühren es immer wieder um, bis alles gar ist. Nehmen Sie die Kasserolle vom Herd, würzen Sie das Ratatouille nach Geschmack und geben Sie, bevor Sie es servieren, die Basilikumblätter darauf.

Samen

Die meisten Gemüse werden aus Samen gezogen, und die gibt es für alle möglichen Sorten, obwohl Sie vermutlich feststellen werden, dass die Supermärkte und Gartencenter das Sortiment auf die gängigen Sorten beschränken. Wenn Sie mehr Auswahl haben wollen, können Sie sich Kataloge schicken lassen und sie bestellen, oder besser noch in einem Online-Gartenforum tauschen – was für den Anfang aber wohl noch nicht infrage kommt. Wenn man Samen selbst ziehen will, muss man darauf achten, dass die Pflanzen keine F1-Hybriden sind, denn deren Samen sind unfruchtbar. (F1-Hybriden sind die Nachkommen aus der Kreuzung von zwei verschiedenen Sorten derselben Pflanzenart. Solche Hybriden werden gezogen, um die negativen Eigenschaften der sortenreinen Eltern auszuschalten und die positiven Eigenschaften zu verstärken.)

Wenn man Samen aussät, muss man sich überlegen, wo die Pflanze herangezogen werden soll. Dafür gibt es drei Möglichkeiten: *in situ*, in einem Saatbeet oder unter einer Abdeckung. *In situ* bedeutet, die Samen werden direkt in das Beet ausgesät, in dem die Pflanzen dann auch wachsen, bis sie geerntet werden. Wurzelgemüse sollte in situ ausgesät werden, denn Umpflanzen mag es überhaupt nicht. Ein Saatbeet ist ein sicherer, geschützter Bereich, wo die Samen keimen und zu Setzlingen heranwachsen können. Viele Kohlsorten gedeihen gut in einem Saatbeet. Der Nachteil eines Saatbeets ist bloß der, dass man versucht ist, es zu voll zu packen, weil man ja weiß, dass die Setzlinge umgepflanzt werden, sobald sie kräftig genug sind. Und dann hat man unter Umständen eine Menge Aufwand und muss immer wieder in dem Beet herumfuhrwerken, damit die Setzlinge sich nicht gegenseitig behindern.

Eine weitere Option ist, die Samen im Schutz eines Gewächshauses, eines Folientunnels oder auf herkömmliche Art in der Küche auf der Fensterbank vorzuziehen. Wenn man die Anzucht in den Innenraum verlegt, kann man die Wachstumsphase zarter, empfindlicher Pflanzen um einiges ausdehnen, denn so gibt man ihnen die Möglichkeit, unter sicheren Bedingungen zu keimen, ohne dass die Gefahr besteht, dass sie bei einem Kälteeinbruch erfrieren. Wenn Sie als Selbstversorger über die nötige Ausstattung für das Keltern von Wein verfügen, hier ein Tipp: Nehmen Sie einfach die dazugehörige Heizplatte und stellen Sie sie unter ein Zimmergewächshaus, um die Temperatur konstant zu halten. Ein Zimmergewächshaus ist ein Behälter (manchmal mit eigener Bewässerung), der von unten beheizt wird und bei dem man die Feuchtigkeit kontrollieren und dadurch das Keimen der Samen fördern kann.

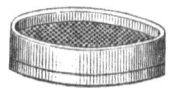

FRUCHTFOLGE UND RICHTIGES GARTENMANAGEMENT

Fruchtfolge bedeutet, Gemüse derselben botanischen Familie in einer festgelegten Reihenfolge von Jahr zu Jahr an einer anderen Stelle ins Beet zu setzen. Diese systematische Vorgehensweise fördert die Fruchtbarkeit des Bodens und die Bodenqualität. Denn so beugt man der Verarmung des Bodens und Krankheitsbefall vor, verhindert Erosion und wirkt Schädlingen sowie Unkraut entgegen.

Wenn man eine Pflanze in den Boden setzt und wachsen lässt, wird sie unweigerlich Insekten anziehen und vermutlich auch irgendeine Art von Bodenkrankheit hervorrufen. Wenn man Glück hat, dauert es eine Weile, bis der Befall sich schädlich auswirkt und zu einem Problem wird. Und im günstigsten Fall hat man die Pflanze bis dahin schon geerntet. Mit dem richtigen Management und einem scharfen Blick kann man verhindern, dass solche Übeltäter überhaupt einen »Fuß in die Erde kriegen«. Wenn sie es dann aber dennoch schaffen, verschwinden sie nicht einfach wieder, sondern überwintern im Ruhezustand und warten auf eine Gelegenheit im nächsten Jahr. Wenn Sie dann im darauffolgenden Frühling eine Pflanze derselben Art an dieselbe Stelle setzen und die Schädlinge, die sich im Jahr zuvor in Position gebracht haben, sich schon bereithalten, geben Sie ihnen dadurch die Gelegenheit, richtig Fuß zu fassen und Ihnen die Ernte zunichte zu machen. Die Lösung des Problems ist eine Technik, die sich schon seit Jahrhunderten bewährt hat: nämlich die Pflanzenfamilien in den Beeten rotieren zu lassen, indem man niemals Pflanzen derselben Familie in zwei aufeinanderfolgenden Jahren an dieselbe Stelle setzt. Durch diese Vorgehensweise unterbricht man den Lebenszyklus der Schädlinge. Und so hält man auch den Boden fruchtbar und das Unkraut in Schach.

In der folgenden Tabelle ist eine übliche Pflanzenfolge aufgeführt:

BEISPIEL FÜR EINE VIERJÄHRIGE FRUCHTFOLGE

	JAHR 1	JAHR 2	JAHR 3	JAHR 4
Beet A	Hülsenfrüchte	Kohl	Wurzelgemüse	Kartoffeln
Beet B	Kohl	Wurzelgemüse	Kartoffeln	Hülsenfrüchte
Beet C	Wurzelgemüse	Kartoffeln	Hülsenfrüchte	Kohl
Beet D	Kartoffeln	Hülsenfrüchte	Kohl	Wurzelgemüse

Dieser Plan ist insofern ideal, dass jede Pflanzenfamilie in jedem Beet eine vier Jahre lange Pause hat, doch das kann man natürlich nur gewährleisten, wenn man genug Platz dafür hat (etwa 15 m in der Länge oder Breite). Hat man nur eine kleine Anbaufläche, ist ein Vierjahresplan mitunter nicht praktikabel, sondern erweist sich als ineffektiv. Denn die Schädlinge, die man erst mal verwirrt hat, weil dort, wo vorher die Kartoffeln waren, nun Stangenbohnen wachsen, werden nicht allzu lange brauchen, bis sie merken, dass sie sich nur ein Stück weiterzubewegen brauchen, um die Knollen dort zu finden. Wenn Sie also nur eine kleine Fläche zur Verfügung haben und es nicht möglich ist, die Pflanzen rotieren zu lassen, machen Sie sich keinen Druck. Gehen Sie einfach so flexibel wie möglich vor und achten Sie darauf, dass ein Gemüse nicht direkt auf eins aus derselben Familie folgt. Und bleiben Sie wachsam für eventuellen Schädlingsbefall. Wenn sich dann ein bestimmtes Problem zeigt, verzichten Sie für ein paar Jahre auf den Anbau von Pflanzen der Familie, die davon betroffen war. Und werfen Sie einen Blick auf den Rotationsplan, um sich zu überlegen, was Sie stattdessen an der Stelle pflanzen könnten.

PFLANZEN IN MISCHKULTUR

Mischkultur bedeutet, dass verschiedene Pflanzen in direkter Nachbarschaft zueinander gepflanzt werden, damit sie sich gegenseitig helfen – bei der Bestäubung, der Aufnahme von Nährstoffen und der Abwehr von Schädlingen. Gute Nachbarschaftspflanzen sind also diejenigen, die gut miteinander gedeihen und sich gegenseitigen Schutz bieten, indem sie hilfreiche Insekten anziehen und schädliche Insekten fernhalten. Wenn beispielsweise Knoblauch neben Karotten wächst, hält er die Wurzelfliege fern. Oder wachsen Dill und Wohlriechende Wicken (Platterbsen) zwischen Kletterpflanzen, zieht der Dill Schwebfliegen an, die Blattläuse vertilgen, und die Wicken mit ihrem starken Duft locken Bienen an, die der Bestäubung dienen.

Lauchgewächse: Zwiebel- oder Lauchgewächse entfalten durch ihren Geruch eine wunderbar schädlingsvertreibende Wirkung und sollten neben Kreuzblütler und Kartoffeln gepflanzt werden. Ihre bevorzugten Nachbarn sind Karotten und Kohl – die Duftmischung dieser Pflanzen in ihrer Kombination verwirrt die Schädlinge, die sich von den einzelnen Pflanzen sonst angezogen fühlen würden (die Möhrenfliege, die Kohlfliege und die Zwiebelfliege). Was Lauchgewächse allerdings nicht in ihrer Nachbarschaft mögen, sind Hülsenfrüchte.

Kreuzblütler: Für diese vielseitige Pflanzenfamilie sind Lauchgewächse, Kapuzinerkresse, Storchschnabelgewächse (Geranien), Rosmarin und andere intensiv duftende Kräuter und Blumen eine große Hilfe, um zum Beispiel den Kohlweißling fernzuhalten. Bevorzugte Nachbarn sind Kresse und jeweils andere Kohlsorten. Kreuzblütler mögen jedoch keine Nachtschattengewächse.

Kürbisgewächse: Diese Familie verträgt sich mit Hülsenfrüchten und vielen Salatarten, zum Beispiel Kopfsalat, sowie mit Radieschen und Rettich. Vermeiden sollte man in ihrer Nähe Lauchgewächse und stark duftende Kräuter, da sie sonst deren Geruch annehmen könnten. Sehr wohl fühlen sich Kürbisgewächse hingegen in der

Umgebung von Kresse, denn die zieht Bienen an und hilft dadurch den Kürbisgewächsen enorm bei der Bestäubung, was wiederum Ihnen eine gute Ernte sichert.

Blattgemüse und Salate: Diese Gruppe kommt gut mit den meisten anderen Pflanzen zurecht, ganz besonders mit Hülsenfrüchten und vielen der auch von Kreuzblütlern bevorzugten Nachbarn. Gern nebeneinander wachsen Spinat und Blumenkohl.

Hülsenfrüchte: Bekannt als grüner Dünger, der Stickstoff liefert, sind Hülsenfrüchte großartige Nachbarn für die meisten Pflanzen, können jedoch Nachtschattengewächse verdrängen. Platterbsen (auch Duftwicken genannt) zwischen den rankenden Sorten sorgen für mehr Bestäubung. Vermeiden Sie jedoch Lauchgewächse in der Umgebung von Hülsenfrüchten.

Wurzelgemüse: Da es unter der Erde wächst, kommt Wurzelgemüse schon allein recht gut zurecht. Karotten scheinen allerdings besonders gut zu gedeihen, wenn sie Salbei um sich herum haben. Vermeiden Sie jedoch, sie zu dicht an Lauchgewächse zu pflanzen, denn Lauch vertreibt zwar die Möhrenfliege, könnte aber auch seinen Geschmack übertragen. Zur Ernte streuen Sie gehackten Schnittlauch oder Zwiebelschalen auf den Boden, um Möhrenfliegen fernzuhalten, denn eine frisch geerntete Karotte können die kleinen Biester meilenweit riechen.

Nachtschattengewächse: Man soll ja immer mit etwas Positivem beginnen … Also: Sie vertragen sich gut mit Lauchgewächsen. Ansonsten aber sind Nachtschattengewächse ziemlich launisch, und bis auf wenige Ausnahmen baut man sie am besten allein an, entweder im Innenbereich oder in geschützten Behältern oder sogenannten Pflanztaschen. Zu den Ausnahmen gehören Kartoffeln, die, sobald sie gekeimt haben, im Freien in möglichst leicht sauren Boden gesetzt werden können (deshalb niemals versuchen, für Kartoffeln die Säure des Bodens zu reduzieren). Keimen lässt man Kartoffeln, indem man sie dem Tageslicht aussetzt, sodass sie »Augen« bekommen, die dann zu den Trieben werden. Wenn Sie Kartoffeln lagern, macht es ihnen nichts aus, wenn sie sich in der Gesellschaft von anderem Gemüse befinden und es sehen können, aber nur, solange sie es nicht berühren.

ANBAU AUF KLEINER FLÄCHE

Platzmangel ist ein Problem, über das sich die meisten Gärtner beschweren. Wenn Sie einen Pflanzkasten mit Salat auf die Fensterbank stellen, bräuchten Sie eigentlich zwei. Wenn Sie ein Bett von 3 x 3 m im Garten haben, könnte es ruhig doppelt so groß sein. Und ein Schrebergarten – wer kommt denn wirklich gut mit nur einem aus? Aber wenn Sie sich einmal genauer damit befassen, werden Sie staunen, was Sie alles anbauen können, wo Sie es anbauen können, und wie viel Sie ernten können.

Machen Sie sich zunächst Gedanken darüber, was in Ihrer Gegend vorkommt. Wenn dort viele Kartoffeln angebaut werden, brauchen Sie das ja nicht auch noch zu tun. Stattdessen können Sie den wertvollen Platz für etwas Interessanteres nutzen, für etwas, das in Ihrer Familie gern gegessen wird, aber nicht so leicht frisch zu bekommen ist. Salat ist das beste Beispiel dafür. Frisch geernteter Salat schmeckt einfach unvergleichlich besser als der, den Sie aus dem Supermarkt mitbringen. Also könnten Sie sich einen Kasten mit einer Mikrosalat-Mischung aufs Fensterbrett stellen. Nachwachsende Schnittsalatsorten eignen sich hervorragend, denn nach drei Wochen kann man erneut davon ernten. Bei guter Pflege sollten drei Ernten möglich sein. Und wenn Sie zwei solcher Kästen haben und den Salat zeitversetzt einsäen, steht Ihnen immer welcher

zur Verfügung. Wenn Sie Ihre Salatkiste ein wenig abwechslungs-
reicher gestalten wollen, säen Sie Erbsen mit dazu (und ernten Sie
die Sprossen), oder Rote Bete, Mangold und Rauke (Rucola). Auch
andere essbare Pflanzen gedeihen gut auf der Fensterbank und bringen Farbe ins Haus, zum Beispiel Kräuter oder Chilis (die sich auch
gut trocknen und aufbewahren lassen).

Kinder lieben Balkon- oder Terrassengärten, weil man so vieles,
was dort wächst, sehen und einfach abpflücken kann. So kann man
ihr Interesse wecken und ihnen wunderbar die ersten Schritte zu
Selbstversorgung und eigenem Anbau beibringen. Wenn Sie eine
Terrasse oder einen Hinterhof haben, spielt es keine Rolle, wie klein
die Fläche ist (solange sie nur ein wenig Sonne bekommt). Hängen
Sie Pflanzkörbe auf, denn sie eignen sich hervorragend für Erdbeeren und nach unten rankende Kirschtomaten. Einen Apfelbaum
kann man so pflanzen, dass er vor einer Mauer wächst und toll aussieht. Blaubeeren wachsen prima in Terrassentöpfen, Stangenbohnen ebenfalls, wenn man sie an einem Bohnenzelt hinaufranken lässt
wie beschrieben (siehe Seite 41). Auch Karotten wachsen in Terrassentöpfen, wenn die Töpfe tief genug dafür sind. Mit der Methode haben Karottenanbauer bei Wettbewerben übrigens die meisten Preise gewonnen. Jeder Preisgewinner hat da sicher seine ganz
eigene Vorgehensweise, wichtig ist auf jeden Fall sandiger Boden mit
frischer Düngung.

Autoreifen eignen sich für den Anbau von Kartoffeln und schaffen ein Mikroklima, in dem die Pflanzen gut gedeihen. Das ist nicht
nur eine wunderbar platzsparende Methode, sondern auch eine kos-
tengünstige (und von daher ganz im Sinne eines Selbstversorgers).
Legen Sie ein paar Autoreifen übereinander und füllen Sie sie mit
guter, nährstoffreicher Erde. Drücken Sie vier Kartoffeln, die schon
Triebe haben, etwa 10 cm tief in die Erde und wässern Sie sie anschließend. Wenn die ersten grünen Triebe etwa 10 cm hochge-
wachsen sind, legen Sie einen weiteren Autoreifen auf die ande-

ren und füllen Erde nach. Das können Sie bis zu einer Höhe von 4 oder 5 Reifen machen und jedes Mal Erde nachfüllen. Bei mehr als 5 oder 6 Reifen wird das Gießen schwierig. Wenn Sie die Kartoffeln ernten wollen, nehmen Sie einen Reifen nach dem anderen herunter, und auf jeder der Etagen werden Sie sicher mit einer reichen Ernte belohnt. Als Alternative zu dieser Methode können Sie auch ökologische Kartoffelpflanztaschen kaufen.

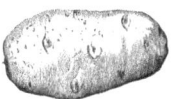

DER EINE-STUNDE-PRO-WOCHE-GÄRTNER

Das Konzept der »Nichts-Tun-Landwirtschaft« und des »Keine-Arbeit-Gartens« wurde in den 1930er-Jahren von dem japanischen Mikrobiologen und späteren Bauern Masanobu Fukuoka eingeführt. Seine Methoden basierten unter anderem auf der Überzeugung, dass Pflanzen 95 Prozent der Nährstoffe aus der Luft beziehen und nur 5 Prozent aus dem Boden. Von daher schien es ihm sinnlos, vor dem Anbau den Boden zu kultivieren. Fukuokas Ansicht war bestechend, und so folgten viele Leute diesem Ansatz, lehnten sich in ihrem Sessel vor dem Fernseher zurück und taten im Garten ganz einfach nichts. (Wobei wir mittlerweile natürlich über mehr Wissen bezüglich dessen verfügen, was Pflanzen wirklich brauchen – Nährstoffe, einen Boden mit gutem PH-Wert, und so weiter.) Die Kehrseite dieses Zurück-zur-Natur-Prinzips ist nämlich, dass der Garten irgendwann schrecklich aussieht. Wenn ein »Keine-Arbeit-Garten« also doch nicht der Weisheit letzter Schluss ist, können Sie sich jedoch für den »Eine-Stunde-pro-Woche«-Garten entscheiden, in dem man sich nicht überarbeitet, weil er nur minimalen Aufwand erfordert.

Unkraut vorbeugen

Eine einleuchtende Möglichkeit, ständiges Unkrautjäten zu vermeiden, besteht darin, Pflanzen wie Karotten und Zwiebeln anzubauen, die zu viel Jäten nicht vertragen und lieber ungestört sind. Da Unkrautjäten dennoch die meiste Arbeit im Garten macht, können Sie es umso besser vermeiden, je mehr Sie von vornherein dagegen tun – und diesbezüglich ist Mulchen am effektivsten.

Mulchen

Mulch ist eine dicke Schicht aus Kompost, gut zersetztem Dung, Rinde, Rasenschnitt, Stroh oder Kies (auf den Wegen), die man auch auf einer von Unkraut bewachsenen Bodenfläche ausbringen kann. (Mulch kann Unkraut unterbinden, aber dort, wo es schon wächst, nicht vernichten.) Die Schicht Mulch, die zwischen 5 und 15 cm hoch sein sollte, verhindert, dass Unkraut Sonnenlicht und Sauerstoff bekommt, und damit verhindert sie auch dessen Wachstum – was Mr Fukuokas Ansicht stützt, dass Pflanzen 95 Prozent ihrer Nahrung aus der Luft beziehen. Am Ende der Gartensaison kann man ein ganzes Beet mit Mulch bedecken. Verwenden Sie organischen Mulch. Die Würmer werden ihn in den Boden einarbeiten, und im nächsten Frühjahr werden Sie eine perfekte Situation vorfinden und nichts weiter tun müssen, als eine weitere Schicht Mulch um Ihre Pflanzen herum auszubringen, damit dort kein Unkraut wächst.

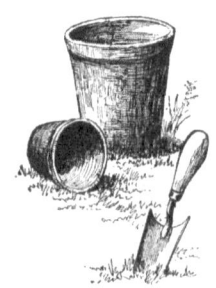

Bretter

Eine andere arbeitssparende Idee zur Vermeidung von Unkraut ist, Bretter aus Holz zwischen die Pflanzen zu legen. Mit Brettern von Baugerüsten funktioniert das gut. Vermeiden sollte man Bretter aus behandeltem Holz, da diese den Boden kontaminieren könnten.

Selbst gebaute Bewässerungssysteme

Einer der großen Zeitfresser im Garten ist der abendliche Marathon bei der Bewässerung der Pflanzen. Doch auch hier können Sie es sich leichter machen und zudem noch Wasser sparen, indem Sie mit einem Schlauch ein einfaches Bewässerungssystem installieren. Vor der Bepflanzung bohren Sie Löcher in einen Schlauch und graben ihn im Boden ein (nicht zu tief – das Wasser muss die Wurzeln der Pflanzen ja auch erreichen). Legen Sie den Schlauch so, dass er sich durch die Bepflanzung schlängelt. Stopfen Sie ein Ende des Schlauches zu und schließen Sie das andere Ende an ihre Regentonne an. Drehen Sie den Hahn nur soweit auf, dass das Wasser durch die Löcher des Schlauches tröpfelt, damit die Pflanzen stetig mit Feuchtigkeit versorgt werden. (Eine kurzfristigere Maßnahme ist, den Schlauch einfach auf den Boden zu legen.) Diese Vorgehensweise können Sie auch noch verfeinern, indem Sie einen durchlässigen Sack mit Dünger füllen und in die Regentonne hängen, sodass der Garten nicht nur gewässert, sondern auch gleichzeitig gedüngt wird.

DEN PFLANZEN SCHUTZ BIETEN

Wir alle haben es schon erlebt: aus dem Fenster schauen und mitansehen, wie der Regen im Garten auf die empfindlichen Setzlinge prasselt, oder schlimmer noch, wie sich eine weiße Decke aus Frost langsam aber sicher über den Garten legt wie ein frisch gewaschenes

Bettlaken. Und während man so da steht und vor Augen hat, wie sich all die harte Arbeit in Nichts auflöst, fragt man sich, warum niemand dieses Wetter vorausgesagt hat. Tja, eine der Eigenheiten von Wetter ist nun einmal, dass es sich nicht immer vorhersagen lässt. Deshalb muss man als Gärtner vorbereitet sein. Im Folgenden geht es also um Schutz und darum, ein künstliches Klima für die Pflanzen zu schaffen.

Gewächshäuser

Gewächshäuser im Garten sind ein echtes Vergnügen, nicht zuletzt weil sie viele Anfängerfehler ausbügeln und gewährleisten, dass man praktisch das ganze Jahr über etwas Frisches auf den Tisch bringen kann. Sie bieten den Pflanzen Licht und Wärme und können sogar beheizt werden. Am besten sind Gewächshäuser mit Betonboden, denn dadurch widersteht man der Versuchung, Pflanzen direkt in den Boden zu setzen (also in die Erde, die sich ja nun unter dem Beton befindet). Auch unter einem Gewächshaus würde es dem Boden nämlich schaden, Pflanzen über Jahre hinweg immer an der gleichen Stelle aufzuziehen. Denn auch dort würde der Boden von Krankheiten und Schädlingen befallen werden. Er würde auslaugen und an Qualität verlieren. Mit einem Betonboden beugt man dieser Gefahr vor und ist gezwungen, die Pflanzen in Töpfen oder Pflanztaschen aufzuziehen.

Im Gewächshaus kann man Samen schon früher aussäen, und zwar im Februar oder März, wodurch sich die Wachstumsphase verlängert und die Pflanzen, wenn es draußen wärmer wird, so weit sind, dass man sie ins Freie setzen kann. Doch die Pflanzen nach der Aufzucht im schön warmen Gewächshaus den unbeständigen Elementen draußen im Freien auszusetzen, geht nur unter dem Vorbehalt, dass man sie über einen Zeitraum von einer Woche bis zu zehn Tagen daran gewöhnt, damit sie sich akklimatisieren können (siehe Schritt 4 weiter unten).

Einzelne Schritte bei der Aufzucht im Gewächshaus

1. *Keimen:* Säen Sie die Samen in einer Anzuchtschale oder in einem Saatkasten aus – aber lesen Sie sich vorher die Beschreibung auf der Samentüte durch, damit Sie wissen, welches Hilfsmittel für die jeweiligen Samen am besten ist. Halten Sie sie warm, wässern Sie sie regelmäßig und sorgen Sie dafür, dass sie so viel Sonnenlicht wie möglich bekommen (niemals ein Gewächshaus im Schatten aufstellen).

2. *Auspflanzen:* Wenn die Setzlinge die Schicht Erde durchstoßen und ein paar zarte grüne Blätter bekommen haben, ist es an der Zeit, ihnen mehr Platz zu geben. Normalerweise kommen sie nach der Anzuchtschale oder dem Saatkasten zunächst in einen Topf von 10 cm Durchmesser, dann in einen Topf von 20 cm Durchmesser und danach in eine Pflanztasche oder ins Gartenbeet.

3. *Eintopfen:* Beim Eintopfen lautet die gärtnerische Maxime: große Pflanze, kleiner Topf. Setzt man eine große Pflanze in einen kleinen Topf, regt man damit die Bildung eines guten Wurzelballens an, denn so werden die Wurzeln kompakter, was es dann leichter macht, die Pflanze ein weiteres Mal umzutopfen. Achten Sie beim Ein- oder Umtopfen darauf, dass die Pflanzen nicht zu trocken sind. Wässern Sie sie zunächst gut und lassen Sie sie für etwa eine Stunde stehen, bevor Sie sie umtopfen.

4. *Abhärten:* Hier geht es nun darum, dass die Pflanzen sich akklimatisieren. Stellen Sie sich vor, Sie kommen gerade aus einem Urlaub in der Sonne. Sie steigen aus dem Flugzeug, gehen durch den Zollbereich in die Ankunftshalle und haben nur ein leichtes T-Shirt an. Sie werden sicher sofort eine Gänsehaut bekommen, weil die Follikel der Härchen auf Ihrer Haut direkt aufschreien: »Viel zu kalt hier!« Bringen Sie eine Pflanze aus dem Gewächs-

haus einfach nach draußen, erschreckt sie sich genauso – nur dass sie eben nicht sofort einen Koffer aufreißt und ihn nach etwas Wärmerem zum Anziehen durchwühlt. Sie zieht sich zusammen und geht ein. Der Trick besteht nun also darin, der Pflanze eine Woche bis zehn Tage Zeit zu geben, damit sie sich an die neuen Bedingungen gewöhnt. Das heißt, sie kommt zunächst in eine nicht ganz geschlossene Umgebung, zum Beispiel in einen Frühbeetkasten oder unter eine Glocke (siehe Seiten 63 und 65). Manche Pflanzen kann man auch über diesen Zeitraum tagsüber nach draußen stellen und für die Nacht wieder ins Gewächshaus bringen.

Wenn die Samen erst einmal sprießen, wird Ihr Gewächshaus bald all die köstlichen Gemüsearten wie Tomaten, Gurken, Paprika, Salat, Chilis, Erdbeeren und Auberginen beherbergen. Und wenn Sie diese abgeerntet haben, sind die winterharten Sorten an der Reihe, etwa Schnittsalate, die man im Gewächshaus vorziehen und dann ins Freie setzen kann.

Obwohl das etwas von Luxus hat, aber wenn Sie sich das ganze Jahr über mit Salat und Gemüse selbst versorgen wollen (und für die Monate, in denen man sonst nichts ernten könnte, vorsorgen möchten), ist ein Gewächshaus ideal.

Folientunnel

Eine preisgünstige Alternative zu einem Gewächshaus ist ein Folientunnel. Einer der Vorteile besteht darin, dass er beweglich ist, man die Pflanzen also direkt in die Erde setzen kann. Das heißt auch, es besteht keine Gefahr, dass der Boden geschädigt wird, denn anschließend überlässt man ihn ja wieder den Elementen. Den Folientunnel an der richtigen Stelle zu platzieren, ist schon die halbe Miete. Im Sommer kann es darin nämlich heiß werden wie in einem Backofen, und anders als in Gewächshäusern staut sich dann auch die Feuchtigkeit, da Folientunnel keine Fenster haben, die für Luftzufuhr sorgen.

Wenn Sie einen Folientunnel kaufen oder bauen, sollten Sie einen mit Türen nehmen, denn das ist eindeutig besser (siehe unten). Und dann müssen Sie ihn so ausrichten, dass die Luft auf direktem Weg durch die eine Tür hinein und die andere wieder herausströmt – und den Tunnel so fest am Boden fixieren, dass er nicht abhebt. Aus leichtem Durchzug kann nämlich ein kräftiger Luftstrom werden, der den Folientunnel in einen aufsteigenden Drachen verwandelt. Bedenken Sie auch, dass wenn Sie den Tunnel der Länge nach von Ost nach West ausrichten, die Südhälfte fast den ganzen Tag lang der Sonne ausgesetzt ist. Das kann im Hochsommer zu einem Problem werden. Von daher sollten Sie den Folientunnel lieber von Nord nach Süd ausrichten.

Im Winter kann man einen Folientunnel zu einem Geflügelhaus umfunktionieren, wodurch er für Selbstversorger in jedem Fall ein Gewinn ist. Dafür legt man an den Innenkanten einfach Strohballen aus. Schutz vor Füchsen bietet er jedoch nicht, deshalb müssen Sie ihn einzäunen. Im Frühjahr sollte der Folientunnel dann an einer anderen Stelle aufgestellt werden, da der stark säurehaltige Geflügeldung frühestens nach einem Jahr als Bodendünger verwendet werden kann, besser noch erst nach anderthalb Jahren.

Einen feststehenden Folientunnel bauen

Einen Folientunnel selbst zu bauen, kostet ein wenig Zeit und Aufwand, aber es lohnt sich, denn Sie werden jahrelang davon profitieren. Bevor Sie eine dauerhafte oder halb-stationäre Konstruktion aufstellen, erkundigen Sie sich beim örtlichen Bauamt, ob Sie eine Genehmigung dafür brauchen.

1. Entscheiden Sie, wie lang der Tunnel werden soll. Die kleinste Konstruktion, die einen Nutzen bringt, ist 2,50 m lang und

1,80 m breit, solch ein Tunnel kann auch eine Länge von 12 m oder sogar 18 m haben.

2. Roden und begradigen Sie den Boden.

3. Stecken Sie mithilfe von Schnüren und Holzstäben die Länge und die Breite des Folientunnels ab (anders gesagt: Markieren Sie seine Umrisse). Erstellen Sie an den Ecken mit dem Satz des Pythagoras 3:4:5 einen 90° Winkel. (Damit kann man ohne Winkelmesser ein »Maurerdreieck« erstellen, das einen rechten Winkel hat. Anleitungen findet man auch im Internet.) Dabei gehen Sie folgendermaßen vor: Messen Sie an einer Ecke 1 m entlang der Breite ab und markieren Sie diesen Punkt. Messen Sie von derselben Ecke 1,20 m in der Länge ab und markieren Sie auch diesen Punkt. Jetzt brauchen Sie zwischen diesen beiden Punkten nur noch eine Diagonale von 1,50 m abzumessen, und dann haben Sie ein Dreieck mit einem Winkel von exakt 90°. Vermutlich müssen Sie die beiden markierten Punkte ein paar Mal justieren, also ein bisschen hin und herschieben, bis Sie die Diagonale haben. Wenn das erledigt ist, messen Sie an den beiden Längsseiten Ihrer Tunnelvorlage Intervalle von 1,20 m oder 1,50 m ab und markieren Sie diese. In diesen Abständen werden die Träger der Rahmenkonstruktion stehen. Messen Sie nun die gewünschte Breite aus. Wenn die Ecke, an der Sie zuerst gemessen haben, einen Winkel von exakt 90° hat und Sie beide Längen und beide Breiten ebenfalls exakt gemessen haben, haben Sie jetzt ein perfektes langes Rechteck mit vier rechten Winkeln als Vorlage für Ihren Folientunnel.

4. Als nächstes besorgen Sie sich Gerüststangen, die Sie bei einer Baufirma oder einem Gerüstbauer in Ihrer Umgebung sicher bekommen können. Beschädigte oder verborgene Stangen reichen vollkommen, und meistens sind die Firmen sogar froh, sie los-

zuwerden. Schneiden Sie die Stangen mit einer Eisensäge auf eine Länge von 60 cm. Dann nehmen Sie einen Holzklotz, um die Enden der hohlen Stangen zu schützen, und treiben sie mit einem schweren Hammer etwa 45 cm tief in den Boden (sodass 15 cm noch herausragen), und zwar an den beiden Längsseiten, die Sie zuvor im Abstand von 1,20 m oder 1,50 m markiert haben. Achten Sie darauf, dass die hohlen Stangen so gerade wie möglich aus dem Boden ragen.

5. Als nächstes kommen die Bögen. Metallbögen heizen sich an heißen Sommertagen so stark auf, dass die Plastikfolie darum herum durchhängen oder sogar schmelzen kann. Ein weiterer Nachteil ist, dass Bögen aus Metall teuer sind. Eine Alternative dazu sind biegsame Wasserleitungsrohre aus Plastik. Sie heizen sich nicht auf, sind kostengünstiger und leichter zu verarbeiten. Schneiden Sie sie auf gleiche Länge, sodass sie, wenn sie gebogen werden, in der Mitte eine Höhe von etwa 2 m oberhalb des Bodens haben. Die Anzahl der benötigten Bögen hängt von der Länge Ihres Tunnels ab, und natürlich davon, in welchem Abstand Sie die Metallröhren in den Boden geschlagen haben. Stecken Sie die Plastikrohre mit den Enden in die Metallröhren auf den beiden Längsseiten des Tunnels (siehe oben, Punkt 4), damit sich so die Bögen ergeben. Bohren Sie jeweils ein Loch in die Metallröhren und die Plastikrohre und verschrauben Sie sie fest miteinander.

6. Nun kommt ein bisschen Schreinerarbeit. Zunächst geht es um die Konstruktion der Türrahmen an beiden Enden des Tunnels: Setzen Sie jeweils zwei Pfosten in der Höhe und im Abstand einer normalen Tür in den Boden. Verbinden Sie die beiden Pfosten oben mit einer Holzstrebe (die Sie mit Nägeln, Draht oder einer Schnur befestigen). Dann schrauben oder nageln Sie innerhalb der Bögen Kanthölzer von den Oberkanten der bei-

den Türpfosten am einen Ende des Tunnels zu denen am anderen Ende des Tunnels. Anschließend bringen Sie von den unteren Enden der Türpfosten aus angefangen Sockelleisten zur Umrandung des Folientunnels an, entweder von außen oder von innen (beides geht).

7. Die Polyäthylenfolie für die Bedeckung des Tunnels gibt es in großen Ballen (von etwa 6 m Breite). Man kann sie im Internet bestellen oder bei einem Baustoffhändler kaufen. (Billiger bekommt man sie auf Baustellen oder wenn irgendwo ein Anbau errichtet wurde. Dort werden sie benutzt, um den Rohbau vor Wasser zu schützen, solange noch nicht alle Wände eingezogen wurden und das Dach noch nicht gedeckt ist. Anschließend bleiben sie dann oft einfach irgendwo liegen.) Bedecken Sie die gesamte Rahmenkonstruktion des Tunnels mit der Plastikfolie. Befestigen Sie die Folie an dem Rahmen (am Sockel, an den Seiten

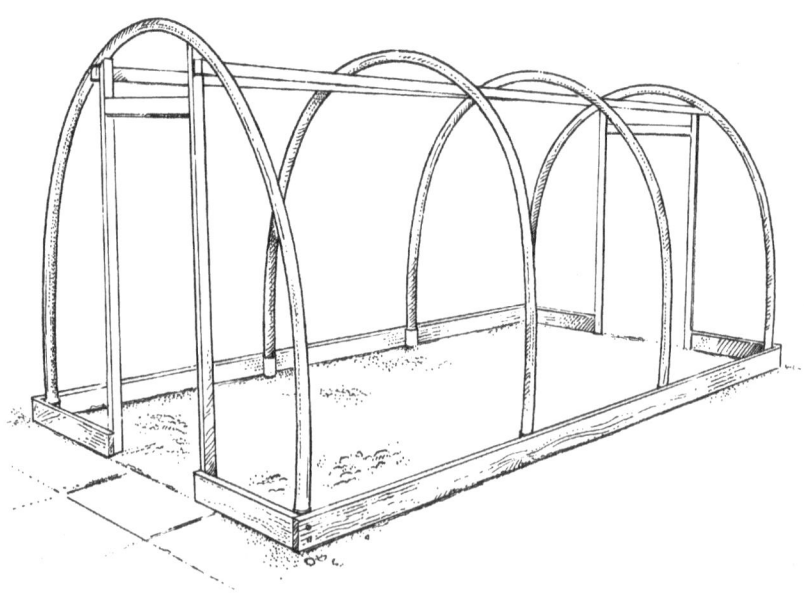

Komplette Rahmenkonstruktion eines Folientunnels (noch ohne Folie)

der Bögen und oben an den Bögen) mit Flachkopfnägeln, Reißnägeln oder Heftzwecken. Achten Sie darauf, dass der Tunnel von oben bis unten dicht ist, damit die Folie bei starkem Wind nicht hochfliegt.

8. Und schließlich zu den Türen: Bauen Sie für jede zwei einfache »Scheiben« – die untere sollte aus Folie bestehen und die obere aus luftdurchlässigem Gewebe. Befestigen Sie die beiden Scheiben am Türrahmen, mit einer Befestigung, die je nach Material am besten hält. Die Folie an den Seiten der Türen sollte über die Kanten der Rahmenkonstruktion gefaltet und dann daran befestigt werden.

Anzuchtglocken

Auch bekannt als Pflanzhüte werden Anzuchtglocken über einzelne Pflanzen gestülpt, die ins Gartenbeet ausgepflanzt wurden. Diese Glocken sind so konstruiert, dass man sie für alle Arten von Setzlingen verwenden kann, die vielleicht noch empfindlich sein könnten. Insbesondere für Kohlsetzlinge, die im Frühjahr ins Beet gesetzt werden, sind Pflanzhüte sehr sinnvoll, ebenso für Salatsetzlinge, auch dann, wenn man sie später im Jahr auspflanzt. Wenn man frisch ins Beet ausgepflanzte Setzlinge zunächst auf diese Art schützt, gibt man ihnen damit Zeit, sich an die neue Umgebung zu gewöhnen. Von daher ist eine Anzuchtglocke so etwas wie »betreutes Wohnen« für Pflanzen, bis sie allein zurechtkommen.

Bei der Entscheidung, in welchem Entwicklungsstadium Sie Ihre Pflanzen ins Freie setzen, müssen Sie bedenken, dass Sie damit nicht zu lange warten dürfen. Wenn Sie sie erst nach der Blütezeit ins Beet setzen (wenn die Pflanzen also schon kräftiger sind und es draußen wärmer ist), kann es passieren, dass die Ernte magerer ausfällt. Wenn Sie Ihren Pflanzen den entsprechenden Schutz bieten, sodass Sie sich akklimatisieren und Sie sie noch vor der Blütezeit ins Freie setzen können, wird die Ernte wesentlich ertragreicher ausfallen. Der Vorteil von Anzuchtglocken ist, dass die Pflanzen Frischluft bekommen (achten Sie darauf, dass die Glocken oben ein Loch haben) und vor Schädlings- oder Krankheitsbefall sowie schlechten Wetterbedingungen wie Frost, Wind und Regen geschützt sind. Anzuchtglocken können Sie preiswert kaufen, oder aber selbst machen.

Im Verlauf der Jahreszeiten können Sie sie unter anderem für folgende Pflanzen verwenden:

Winter: ostasiatische Gemüse wie Pak Choi oder Japanischen Rettich, nachwachsende Wintersalate und gegen Ende des Winters Erbsen

Frühjahr: die Aussaat im Saatbeet, zum Beispiel Bohnen und die meisten Kreuzblütler

Sommer: Paprika, Tomaten, mediterrane Salate und Zuckermais

Herbst: Winterharte Salate, Rübensorten und Blattgemüse

Eine Anzuchtglocke selbst bauen

Eine Anzuchtglocke kann man ganz einfach aus alten Flaschen oder Behältern bauen. Eine Möglichkeit ist, eine große Plastiktrinkflasche ohne Deckel über die Pflanze zu stülpen, wobei man darauf achten muss, dass alle Blätter darunter passen. Meiner Erfahrung nach ist die beste Methode, den Boden einer alten Ballonflasche zu entfernen. Anzuchtglocken aus Glas sehen nicht nur besser aus, sondern bieten auch mehr Schutz als Plastikflaschen.

Um den Glasboden zu entfernen, lassen Sie 5 cm hoch sehr kaltes Wasser ins Spülbecken laufen und stellen Sie die Ballonflasche mitten hinein. Lassen Sie sie eine Weile dort stehen, bis das Glas so kalt ist wie das Wasser. Dann schütten Sie kochend heißes Wasser in die Flasche, und zwar bis zur Höhe des kalten Wassers. Sobald das heiße Wasser in der Flasche die Höhe des kalten Wassers im Becken erreicht, springt das Glas auf dieser Linie und der Boden sollte einfach abfallen. Funktioniert dies aus irgendwelchen Gründen nicht sofort (wegen der Zimmertemperatur, weil das Glas sehr dick ist oder das kalte Wasser nicht kalt genug ist), lassen Sie die Ballonflasche auf Zimmertemperatur abkühlen und versuchen Sie das Ganze noch einmal. Mit der richtigen Menge kalten Wassers im Spülbecken und heißen Wassers in der Flasche kann man eine Ballonflasche in jeder Höhe ganz einfach »durchschneiden«.

Frühbeetkästen

Frühbeetkästen sind niedrige, schräg abfallende Rahmenkonstruktionen aus Holz mit einem Glasdeckel. Damit kann man auf geniale Weise die Sonnenenergie nutzen. Denn wenn man sie nach Süden ausrichtet, wärmt die Sonne die Luft und den Boden innerhalb des Kastens und der Glasdeckel verhindert, dass die Wärme entweicht. In Frühbeetkästen kann es ziemlich heiß werden. Von daher ist es ratsam, in ein Thermometer zu investieren, damit man die Temperatur regeln kann, indem man den Glasdeckel ein wenig hochstellt, sodass kühle Luft in den Kasten strömt. Ein Frühbeetkasten ist praktisch ein Mittelding zwischen einem Gewächshaus und einer Anzuchtglocke. Darin können Pflanzen, die aus dem Gewächshaus kommen, sich abhärten. Man kann auch Saatkisten mit Setzlingen hineinstellen, die später ausgesät werden sollen, winterharte Salatsorten durch die kalte Jahreszeit bringen, Frühjahrssetzlinge anzüchten, den Wintervorrat an frischen Kräutern dort halten und sogar Pflanzen *in situ* aussäen. Frühbeetkästen kann man kaufen, aber viele Gärtner bauen sie lieber selbst.

Einen Frühbeetkasten bauen

Wenn Sie Ihren Frühbeetkasten an einer Mauer oder einem Zaun befestigen können, ist das natürlich ideal, denn dann hat er schon mal Halt und Sie brauchen nur noch drei Seiten zu bauen. Um die Sonne am besten zu nutzen, sollte der Kasten jedoch nach Süden ausgerichtet sein. Ausrangierte Fenster oder Duschwände und -türen geben einen wunderbaren Deckel ab. Ansonsten können Sie auch Hühnerdraht mit Plastikfolie bespannen (das Drahtgeflecht verhindert, dass sich Regenwasser auf der Folie sammelt und sie durchhängt). Am besten passt man immer den Rahmen der Größe des Deckels an. Wenn Sie keine Mauer und keinen Zaun haben, die nach Süden gehen, Sie also alle vier Seiten des Kastens bauen müssen, sollte die Rückseite drei Holzbretter hoch sein, die Vorderseite aber nur zwei Bretter hoch, damit eine Schräge entsteht. Messen Sie als erstes den Deckel aus und sägen Sie die Bretter für die Unterkonstruktion dementsprechend zurecht (die Anweisungen unten sind für einen rechteckigen Kasten). Im Endeffekt sollte der Rahmen etwas kleiner sein als der Deckel, damit der Deckel ihn überlappt. Sie müssen 5 Bretter für die Seiten und 5 Bretter für vorn und hinten zurechtsägen. Dann bauen Sie den Rahmen in den folgenden Schritten zusammen:

1. *Untere Reihe:* Schrauben Sie die vier unteren Bretter mithilfe von Eckpfosten oder Kanthölzern zu einem Rechteck zusammen. (Die Eckpfosten oder Kanthölzer sollten ebenso wie der Rahmen selbst vorne so hoch sein wie zwei Bretter und hinten so hoch wie drei Bretter.) Damit haben Sie schon die Grundkonstruktion.

2. *Mittlere Reihe:* Verschrauben Sie die nächsten vier Bretter mit den Eckpfosten (so wie unter Punkt 1). Nun haben Sie einen rechteckigen Kasten, der vorne und hinten zwei Bretter hoch ist.

3. *Obere Reihe:* Jetzt nehmen Sie das noch übrige Seitenbrett und sägen es diagonal durch, sodass Sie zwei dreieckige Bretter haben, die Sie so mit den Eckpfosten oder Kanthölzern verschrauben, dass sie von hinten nach vorn schräg nach unten verlaufen. Dann setzen Sie das hintere Brett ein und verschrauben es eben-

falls mit den Pfosten. Bringen Sie T-Scharniere daran an, um es mit dem Deckel zu verbinden. Und zu guter Letzt schrauben Sie von innen an die oberen Seitenbretter je einen Drehzapfen, den Sie hochstellen können, wenn Sie den Deckel ein Stück offenstehen lassen wollen, um den Frühbeetkasten zu belüften und die Temperatur zu regeln. Die Zapfen sollten sich also vor- und zurückdrehen lassen, damit man den Deckel auf Lüftung stellen und wieder schließen kann (siehe Abbildung).

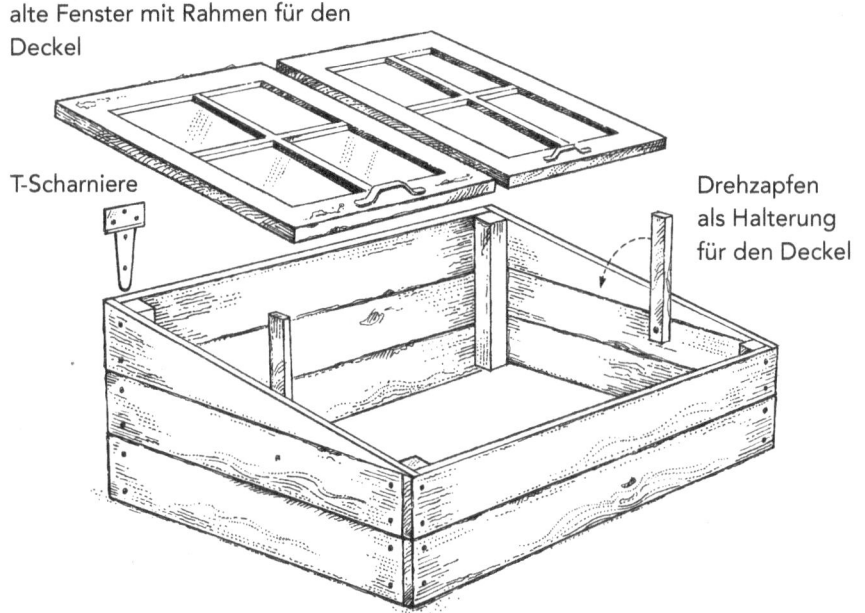

alte Fenster mit Rahmen für den Deckel

T-Scharniere

Drehzapfen als Halterung für den Deckel

Einfache Konstruktion eines Frühbeetkastens

ERNTEN UND ESSEN JE NACH SAISON

Salat, Obst und Gemüse kann man natürlich auch auf vielfältige Art wunderbar konservieren (siehe Seiten 294, 309, 318–329), aber nichts geht über frisch Geerntetes, das man sofort essen kann. Und auch darin besteht die Kunst der Selbstversorgung: genau das im

GEMÜSE FÜR DAS GANZE JAHR

	Januar	Februar	März	April	Mai
Blumenkohl					
Frühling					
Sommer					
Winter				✓	✓
Bohnen					
Dicke (früh)					✓
Dicke (spät)					
Stangen					
Brokkoli					
Purple Sprouting	✓	✓	✓	✓	
Erbsen					
Gurken					
Karotten					
Früh					✓
Haupternte					
Kartoffeln					
Früh					
Haupternte					
Kohl					
Frühlingswirsing					
Sommerwirsing					
Winterkohlsorten	✓	✓	✓	✓	
Lauch	✓	✓	✓	✓	✓
Mangold	✓	✓	✓	✓	✓
Pastinaken	✓	✓	✓	✓	
Radieschen/Rettich				✓	✓
Rosenkohl	✓	✓	✓		
Rote Bete					
Rucola	✓	✓	✓	✓	✓
Salat					
Spinat (ganzjährig)	✓	✓	✓	✓	✓
Steckrüben					
Tomaten					
Zucchini					
Zuckermais					
Zwiebeln					

Juni	Juli	August	September	Oktober	November	Dezember
✓	✓	✓	✓	✓		
			✓	✓		
✓						
✓	✓					
✓	✓	✓				
	✓	✓	✓	✓		
✓	✓	✓	✓	✓	✓	
✓	✓	✓	✓	✓		
	✓	✓	✓			
✓	✓	✓	✓	✓		
	✓	✓	✓	✓		
✓	✓					
	✓	✓	✓	✓	✓	
✓	✓	✓	✓			
			✓	✓		
			✓	✓	✓	✓
			✓	✓	✓	✓
✓	✓	✓	✓	✓	✓	✓
			✓	✓	✓	✓
✓	✓	✓	✓	✓	✓	
			✓	✓	✓	✓
✓	✓	✓	✓	✓		
✓	✓	✓	✓	✓	✓	✓
	✓	✓	✓	✓		
✓	✓	✓	✓	✓	✓	✓
				✓	✓	✓
	✓	✓	✓			
✓	✓	✓	✓	✓		
		✓	✓	✓		
	✓	✓	✓	✓		

Verlauf eines Jahres in so vielen Monaten wie möglich zu gewährleisten. Gewächshäuser, Folientunnel, Anzuchtglocken und Frühbeetkästen – all das ist Gemüsegärtnern eine große Hilfe, nicht zu
vergessen, die Küche selbst mit einem warmem Platz auf dem Fensterbrett. Mit ein bisschen vorausschauender Planung, ist es tatsächlich möglich, das ganze Jahr über jede Woche etwas Frisches für Ihre
Lieben auf den Tisch zu bringen.

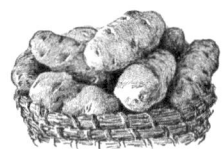

Obst und Gemüse lagern

Richtig gelagert halten sich Obst und Gemüse recht lange. Hier einige Beispiele:

Äpfel: Wickeln Sie sie einzeln in braunes Papier und lagern Sie sie
im Dunkeln – dabei ist es wichtig, dass sie sich nicht berühren.

Zwiebeln und Knoblauch: Graben Sie sie aus, um sie zu trocknen,
bis die äußeren Schalen pergamenten werden. Dann flechten oder
schnüren Sie sie auf traditionelle Art zu einem Zopf und hängen Sie
sie auf. (Informationen zum Flechten oder Schnüren bekommt man
im Internet oder in Gärtnereien.)

Kartoffeln: Graben Sie sie aus und lassen Sie sie vor der Lagerung
für einen oder zwei Tage trocknen. Auf keinen Fall dürfen Sie sie
waschen. Alle Kartoffeln, die nicht fleckig oder beschädigt sind,
können in einer großen Papiertüte an einem kühlen Ort den ganzen Winter lang gelagert werden. Man muss sie allerdings vor Frost
schützen, denn der würde die Konsistenz schädigen – eine alte Decke oder ein Stück Gartenvlies erfüllen diesen Zweck.

Steckrüben: Bürsten Sie sie ab, und wenn sie trocken sind, lagern
Sie sie in einem Netz.

NATÜRLICHER SCHUTZ VOR SCHÄDLINGEN

Das gehegte und gepflegte Gemüse so lange frei von Schädlingen zu halten, bis man es ernten kann, ist manchmal ein Kampf gegen Windmühlen. Schnecken ziehen ihre zerstörerischen Schleimspuren über Blätter und Setzlinge und lassen nur noch kahle Stängel übrig, die trostlos aus dem Boden ragen. Der Kohlweißling legt seine Eier an den Unterseiten der Blätter ab und sobald Raupen daraus werden, dezimiert sich die Kohlernte schneller als man zusehen kann. Füchse, Maulwürfe oder Eichhörnchen richten Schaden an, wenn sie die Erde aufwühlen, den Garten als Toilette benutzen und Gemüse oder Setzlinge wegfressen. Wirksamen Schutz vor Schädlingen erreicht man durch Mischkulturen (siehe Seite 48), abendliche Schneckenkontrollen sowie biologische und andere Bekämpfungsmaßnahmen.

Bier- und Zitrusfallen

Schnecken lieben Bier (aber kein untergäriges, denn was sie anzieht, ist der Hefegeruch). Für einen Schluck davon kriechen sie von überallher aus ihren Löchern. Graben Sie in der Nähe Ihrer Pflanzen einfach ein Loch und stellen Sie ein Behältnis mit Bier hinein, und zwar so, dass der Rand des Behälters mit dem Boden abschließt. Wenn alles nach Plan läuft, wird eine Schnecke nach der anderen davon angelockt, fällt hinein und ertrinkt. Vorgefertigte Behälter für solche Fallen sind auch im Internet oder in Gartencentern erhältlich. Die Fallen sollten jeden Tag kontrolliert und wieder aufgefüllt werden. Wenn es Ihnen wiederstrebt, Bier dafür zu verschwenden, kann man auch die Hälften ausgepresster Grapefruits oder Orangen mit der offenen Seite nach unten ins Beet legen. Aus irgendeinem Grund kriechen die Schnecken darunter, und dann kann man sie einfach einsammeln und entsorgen (was ich aber nie so effektiv fand wie Bierfallen).

Kohlkragen

Kohlkragen sind Scheiben, die man um den Strunk der Pflanzen legt, um der Kohlwurzelfliege Einhalt zu gebieten. Sie sehen so ähnlich aus wie die Plisseekragen, die wohlhabende Damen und Herren im 16. und 17. Jahrhundert trugen. Pflanzenkragen kann man kaufen, es ist aber auch nicht schwer, sie selbst zu machen. Dafür schneidet man einen Kreis von 10 cm Durchmesser aus altem Teppichboden oder Linoleum aus und dann schneidet man den Radius bis zur Mitte ein, damit man den Kragen um den Strunk der Pflanze legen kann. Drücken Sie den Kragen dabei fest in die Erde. Kohlkragen sind wirkungsvoller, als man zunächst glauben mag.

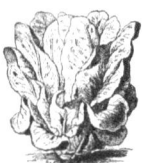

Zerstoßene Eierschalen

Noch einmal zurück zu den guten alten Schnecken. Diese Weichtiere richten in Gemüsebeeten mehr Schaden an als alle anderen Plagegeister zusammen. Je mehr Sie also tun, um Ihnen Einhalt zu gebieten, desto besser. Wenn Sie das nächste Mal ein Omelette oder sonst etwas aus Eiern machen, heben Sie die Eierschalen auf und lassen Sie sie trocknen. Wenn Sie etwa ein Dutzend gesammelt haben, zerstoßen Sie sie in einem Mörser in sehr kleine Stücke (aber nicht so klein, dass sie zu Pulver werden). Streuen Sie die zerstoßenen Eierschalen um empfindliche Pflanzen herum aus, damit die Schnecken nicht darüber kriechen.

Männlicher Urin

Mit männlichem Urin lassen sich sehr gut Füchse abschrecken. (Mit weiblichem aufgrund der anderen Hormonzusammensetzung nicht, was für Mädels vermutlich eine gute Nachricht ist.) Setzen Sie diese

Maßnahme jedoch nur sparsam ein, damit es um Ihr Hühnerhaus oder Ihren Gemüsegarten herum nicht riecht wie in einer öffentlichen Toilette!

Maulwurffallen und andere Geräte

Maulwurffallen sind üblicherweise kleine Tunnel, die man in den Gängen des Maulwurfs platziert – wenn der Maulwurf hindurchläuft, schnappen sie zu, sodass der Maulwurf darin gefangen ist oder feststeckt. Die Fallen sollten täglich kontrolliert werden. Maulwürfe haben einen sehr ausgeprägten Geruchssinn, deshalb sollte man neue Fallen oder solche, mit denen man schon viel herumhantiert hat, für ein paar Wochen im Boden eingraben, bevor man sie in den Maulwurfgängen einsetzt. Aber es gibt auch Gegenmaßnahmen, mit denen man tierschutzgerechter Maulwurfshügel im Garten vermeidet – Geräte, die bestimmte Akustikwellen aussenden, die von Maulwürfen als unangenehm empfunden werden.

Rhabarberblätter

Eichhörnchen kann man mit Ködern Fallen stellen, oder man kann sie mit einem Luftgewehr abschießen. In Deutschland sollte man das auf keinen Fall tun. In Großbritannien, wo sich die amerikanischen Grauen Eichhörnchen übermäßig verbreiten und die heimischen Roten Eichhörnchen vertreiben, ist das jedoch teilweise üblich. Dabei muss man aufpassen, dass man niemals eins der Roten Eichhörnchen tötet, denn sie stehen unter Artenschutz. Und wenn Sie tatsächlich eines der Grauhörnchen erwischen, verschwenden Sie es nicht. Ziehen Sie Haut und Schwanz ab (siehe Seite 200) und braten Sie es – das Fleisch schmeckt so ähnlich wie das von Wildkaninchen.

Alufolie

Das Problem beim Auspflanzen von Erbsen ist, dass sobald Sie ihnen den Rücken kehren, die Vögel das als eine Einladung zum Essen verstehen und es keine zwei Minuten dauert, bis alle aus dem näheren Umkreis erscheinen. Wenn das bei Ihnen auch so ist, ziehen Sie oberhalb der Erbsenreihe eine Schnur (oder Erntekordel) von einem Ende zum anderen und binden Sie Streifen aus leicht zerknitterter Alufolie daran fest, die in der Sonne blenden und im Wind klappern, sodass die Vögel abgeschreckt werden. Mit alten CDs funktioniert es auch. Wenn Sie jedoch finden, dass der Anblick stört und ihr Garten damit aussieht wie eine Glam-Rock-Disco aus den Siebzigern, können Sie Haselnusszweige in den Boden stecken, die mit ihrer knorrigen Form dann die zarten Erbsen überragen und sie bewachen.

•

KAPITEL ZWEI

Die Heimische Backstube

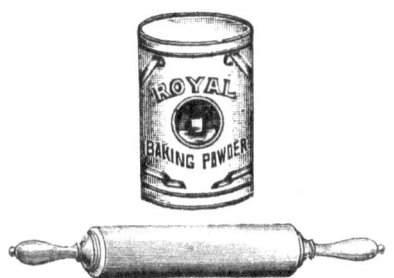

BACKEN HAT EBENSO VIEL mit Geruch zu tun wie mit Geschmack – mit diesem wunderbaren Duft, bei dem einem sofort
das Wasser im Mund zusammenläuft – dem verlockenden Duft nach
Schokoladenkuchen, der auf einem Rost abkühlt, oder nach süßen
Hefezöpfen, die darauf warten, aufgeschnitten und mit Butter be-
strichen zu werden. Das weiß man in den Supermärkten nur allzu
gut, denn aus diesem Grund sind die dortigen Bäckereitheken immer so platziert, dass der Geruch nach Frischgebackenem den Kunden sofort entgegenweht und sie sich einen ofenwarmen Brotlaib
mitnehmen und ganz oben in den Einkaufswagen legen, damit er
nicht zerdrückt wird. Für die Kinder wird schon einmal ein Stück
warme Kruste abgebrochen, auf dem sie herumkauen dürfen, anstatt zu quengeln, während man an der Kasse in der Schlange steht.
All das bewirkt der Duft nach warmem, frisch gebackenem Brot.

Die heimische Backstube kann man auf unterschiedlichem
Niveau betreiben. Manche Leute backen ab und zu ein Brot oder
einen Kuchen, andere nutzen jeden Anlass und gehen ganz darin

auf, und wieder andere setzen noch einen drauf und mahlen sogar selbst das Mehl, um die ganze Familie mit Backwaren zu versorgen. Welcher Typ von Bäcker Sie auch sein mögen, dieses Kapitel ist Ihnen gewidmet. Ob der Einfachheit oder der Freude wegen oder ganz im Sinne der Selbstversorgung (mit selbst gemahlenem Mehl) wird in diesem Kapitel ebenfalls berücksichtigt, dass der Alltag durchaus hektisch sein kann und nicht jeder die Zeit oder die Lust hat, selbst Getreide zu mahlen. Deshalb finden Sie hier sowohl Schnellrezepte, etwa die in der Mikrowelle in einem Kaffeebecher gebackenen 5-Minuten-Cupcakes, die man in verschiedenen Versionen über 9 Millionen Mal im Internet findet − was zeigt, dass viele Menschen einen Schokoladenkuchen, der so gut wie sofort fertig ist, ziemlich praktisch finden.

Die Rezepte in diesem Kapitel sind durchaus dazu gedacht, dass man sie variiert oder kombiniert, je nachdem, wie weit man in puncto Selbstversorgung gehen will und wie viel Zeit man sich dafür nehmen kann. Ob Sie Ihren Gästen etwas Selbstgebackenes servieren wollen oder für den täglichen Bedarf backen, ob Sie schon Erfahrung im Backen haben oder noch nie in Ihrem Leben eine Teigkugel gesehen haben, dieses Kapitel zeigt Ihnen, wie Sie selbstgebackene Köstlichkeiten herstellen, deren Duft jedem das Wasser im Mund zusammenlaufen lässt und deren Geschmack jedem ein Lächeln auf die Lippen zaubert − sodass Sie vielleicht das nächste Mal die Bäckereitheke im Supermarkt links liegen lassen.

WEIZEN

Brot, Kuchen und Gebäck, Pasteten und Pies, Nudeln und andere Teigwaren − die wichtigste Zutat für all das ist Mehl, und Mehl wird meistens aus Weizen gemacht. Trotz der Tatsache, dass Weizen das am dritthäufigsten angebaute Getreide ist (nach Mais und Reis), wissen wir darüber in der Regel nicht mehr als auf der Packung steht, die wir im Schrank haben. Das ist jedoch nur ein Drittel der Wahrheit, denn jedes Weizenkorn besteht aus drei Teilen:

- Die **Kleie** (Samenschale) bildet die äußere Hülle. Sie enthält Ballaststoffe, Vitamine der B-Gruppe und Spurenelemente.

- Der **Mehlkörper** (Endosperm) bildet den größten Teil der inneren Frucht. Er enthält Kohlenhydrate, Gluten und Proteine.

- Der **Keimling** ist das kleine Körnchen in der Mitte. Es enthält Antioxidantien, Vitamin E, Vitamine der B-Gruppe, ungesättigte Fettsäuren sowie Proteine und ist damit der gesündeste Teil des Korns.

Verarbeitet wird in weißem Mehl jedoch nur der Mehlkörper, der sehr viel Stärke und Gluten enthält. Die anderen beiden Drittel – all die wertvollen Vitamine, Mineralien und Ballaststoffe – schaffen es zumeist gar nicht in die Packungen, die in den Regalen der Supermärkte stehen – es sei denn, es handelt sich um Vollkornmehl.

Selbstgebackenes wie Brot, Kuchen und Kekse ist mit Sicherheit schon einmal gesünder als das, was in den Regalen steht, aber wenn Sie vollständig nutzen wollen, was Weizen zu bieten hat, sollten Sie Ihr Mehl tatsächlich selber mahlen. Eine Getreidemühle ist ein kleines, handliches Gerät, das so ähnlich aussieht wie eine Kaffeemühle mit Handkurbel. In weniger als 2 Minuten kann man damit genug Getreide für einen großen Laib Brot mahlen. Und von den Anschaffungskosten brauchen Sie sich nicht abhalten zu lassen, denn so viel Brot, wie eine Familie isst, hat man die Kosten nach 6 Monaten wieder raus. Ob Sie sich nun ganz der Selbstversorgung verschreiben wollen oder an etwas leicht zu Handhabendem interessiert sind, das zur gesunden Ernährung Ihrer Familie beiträgt, schaffen Sie sich eine Getreidemühle an. Geschmack, Kostenersparnis auf Dauer, Gesundheit, Zeitersparnis und Freude sind es wert.

HEFE

Hefe wird in allem Möglichen von Bier über Käse und Joghurt bis hin zu Brot verwendet. Sie ist die lebendige Zutat, die einen Teig aufgehen lässt.

Trockenhefe kann man in Tütchen kaufen, es gibt auch schnell aufgehende Hefe für Brotmaschinen und (wenn auch weniger oft erhältlich) frische Hefe, mit der man wunderbar lockeres Brot backen kann. (Wenn Sie das nächste Mal an einer Bäckerei vorbeikommen, fragen Sie dort mit einem freundlichen Lächeln, ob Sie ein Stück frische Hefe kaufen können.)

Außerdem gibt es »Spontanhefe«, die bei bestimmten Prozessen entsteht, zum Beispiel beim Bierbrauen. Früher klopften die Frauen bei Brauereien an und fragten nach etwas Bier zum Brotbacken. Die Idee, Brot mit Bierhefe zu backen, scheint allerdings meist besser als das Brot schließlich selbst. Denn ein Laib Brot aus Mehl, Bier und Wasser wird so hart, dass man damit Nägel in die Wand schlagen könnte, wenn man der Hefe nicht ein wenig beim Aufgehen hilft, indem man selbstaufgehendes Mehl verwendet oder Backpulver hinzufügt. Auch dann braucht der Teig lange, um aufzugehen. Am besten lässt man ihn über Nacht stehen, und selbst wenn er aufgegangen ist, hat er einen leicht säuerlichen Geschmack. Je nach Biersorte schmeckt natürlich auch das Brot anders. Nimmt man schweres, dunkles Bier, wird daraus ein schweres, dunkles Brot. Verschiedene Bierteigrezepte auszuprobieren, macht Spaß, und es ist sicher eins dabei, das Ihrem Geschmack entspricht.

BROT BACKEN

Brot backen kann jeder. Dafür brauchen Sie nicht einmal eine Küche – Sie können es auch über einem Lagerfeuer backen. Das wurde schon in der Steinzeit seit Jahrtausenden so gemacht, und die Nachfolger dieser Brotarten gibt es noch heute, beispielsweise als Tortilla, Chapati, Naan, Pita und andere Fladen aus Hafer- oder Maismehl. Aber in einer Küche kann man, wenn man etwas Mehl, Wasser, Hefe, ein paar Tropfen Öl, ein bisschen Salz und ein wenig Zucker oder Honig zur Verfügung hat, wirklich gutes Brot backen.

Eine Brotmaschine benutzen

Wenn Sie eine Brotmaschine haben, brauchen Sie sich nicht einmal hinzustellen, um den Teig zu kneten, denn die Maschine erledigt auch das. Aber so toll Brotmaschinen auch sind, werden damit meist gleichförmige Klötze produziert – wenn auch schmackhaft, aber so doch Backsteine.

Möchte man ein vorzüglich schmeckendes selbst gebackenes Brot, besteht der Trick darin, der Brotmaschine den anstrengenden Teil der Arbeit zu überlassen und sie dann abzuschalten, um den Teig selbst weiter zu kneten und zu einem Laib Landbrot zu formen (den man locker auf ein Blech legt und mit Mehl bestäubt), oder zu einem flachen Brot, von dem sich alle etwas abreißen können, oder aber zu Brötchen. Solche Brote, die im Ofen gebacken werden, schmecken besser, haben die richtige Konsistenz und geben einem das gute Gefühl von Selbstgebackenem.

Grundrezept für Brot aus der Brotmaschine

1 EL Öl

650 g grobes weißes Mehl
  (oder selbst gemahlenes Mehl)
  plus 1 Prise zum Bestreuen

1 TL Meersalz

2 TL Zucker oder Honig

1 Tütchen (7 g) Hefe

Gießen Sie 400 ml Wasser und das Öl in die Schale der Brotmaschine und geben Sie die trockenen Zutaten hinzu. Stellen Sie die
Maschine auf »Teig«. Wenn der Teig gemischt und geknetet wurde,
aber bevor er beginnt aufzugehen, stellen Sie die Maschine aus.
Nehmen Sie die Schale heraus, legen Sie den Teig auf eine mit Mehl
bestäubte Oberfläche und formen Sie ihn so, wie Sie ihn haben wollen. Lassen Sie ihn aufgehen und backen Sie ihn im auf 200 °C vorgeheizten Ofen (Gas: Stufe 6). Ein normaler Brotlaib braucht 20
bis 30 Minuten, Brötchen brauchen 12 bis 15 Minuten. Wenn die
Kruste knusprig werden soll, stellen Sie eine ofenfeste Schüssel mit
Wasser auf den Boden des Backofens.

Varianten

Für italienisches Brot oder Pizzabrot geben Sie dem Teig Tomaten-
püree oder Kräuter hinzu. Für französisches Brot lassen Sie einfach
das Öl weg.

Für Früchtebrot ersetzen Sie 150 g des weißen Mehls durch Vollkornmehl und geben einen EL Zimt sowie 150 g Sultaninen und
noch einen zusätzlichen EL Zucker hinzu. Backen Sie den Teig als
ganzen Laib oder formen Sie daraus Kugeln und bestreichen Sie sie
mit Zuckerguss, um die besten klebrigen Rosinenbrötchen daraus
zu machen, die Sie je gegessen haben.

Handgeknetetes Brot

Eine Brotmaschine mag ja sehr zeit- und kraftsparend sein, aber
nichts geht über die liebevolle Hingabe, wenn man Brot auf traditionelle Art selbst macht. Ja, das hat etwas Liebevolles und Hinge-
bungsvolles, und sogar etwas Brachiales, denn Brotteig von Hand zu
kneten, ist etwas unglaublich Körperliches. Man schlägt und klatscht
auf den Teig ein, boxt ihn und drückt ihn zusammen, dann wieder
geht es weniger rabiat zu, wenn man ihn knetet und glatt streicht.
Beim Teigkneten wird der Teig gestreckt, indem man ihn mit den

Handballen von sich schiebt, und gefaltet, indem man ihn mit den Fingerspitzen zu sich zieht. Das wiederholt man immer und immer wieder und formt ihn zwischendurch wieder zu einer Kugel, und zwar mindestens 10 Minuten lang, bis er so locker und elastisch ist, dass er nicht mehr an den Händen oder der Arbeitsplatte kleben bleibt. (Sie werden schon merken, wenn er gut ist, denn dann fühlen sich ihre Arme an, als würden sie gleich abfallen.) Teig kneten ist ein wunderbares Training, man kann dabei herrlich Stress abbauen, und je mehr man sich dabei anstrengt, desto mehr Kalorien verbrennt man natürlich, sodass man anschließend kein schlechtes Gewissen zu haben braucht, wenn man sich von dem ofenwarmen Brot ein großes Stück abbricht, in etwas furchtbar Fettreiches tunkt und sofort aufisst.

Der erste große Unterschied zwischen Brot aus der Maschine und handgeknetetem Brot aus dem Ofen ist die Hefe. Fertighefe funktioniert prima in der Brotmaschine, aber eigentlich auch nur da. Deshalb nimmt man für handgeknetetes Brot lieber Trockenhefe, die man aber mit handwarmem Wasser anrühren muss, damit sie aufgeht. (Lassen Sie das Wasser probehalber über ihre Handgelenke laufen, bis die Temperatur richtig ist, also nicht zu heiß und nicht zu kalt.) Alternativ zu Trockenhefe können Sie natürlich auch frische Hefe verwenden, wenn Sie sie bekommen können.

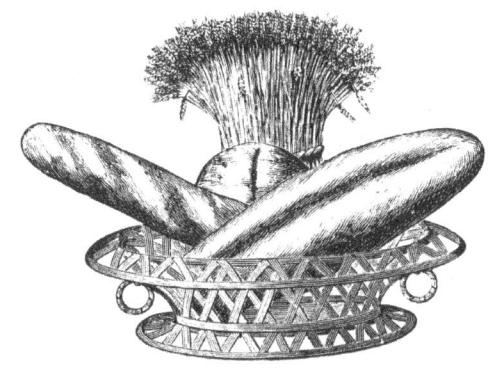

Grundrezept für handgeknetetes Brot

1 ½ TL Trockenhefe oder frische Hefe

1 ½ TL Honig oder Zucker

1 EL Olivenöl

1 TL Meersalz

650 g grobes weißes Mehl (oder selbst gemahlenes Mehl) plus
  1 Prise zum Bestreuen

Geben Sie die Hefe und den Honig in eine Tasse mit 5 EL handwarmem Wasser und verrühren Sie das Ganze gut. Dann decken
Sie die Tasse ab und stellen Sie sie für 10 bis 15 Minuten an einen
warmen Ort, bis die Hefe schaumig wird. Gießen Sie die Hefemischung in eine Rührschüssel und geben Sie das Öl, das Salz und
200 g von dem Mehl hinzu. Verrühren Sie die Mischung, entweder
mit einem elektrischen Mixer, in den man einen Rührstab einsetzen
kann, oder mit einem Holzlöffel (wie auch immer, schlagen Sie die
Mischung richtig gut auf!) und geben Sie dabei nach und nach das
übrige Mehl hinzu. Wenn Sie das gesamte Mehl untergerührt haben und der Teig so fest ist, dass er nicht mehr an der Schüssel klebt,
legen Sie ihn auf eine mit Mehl bestäubte Oberfläche und kneten Sie ihn. Anschließend legen Sie den Teig zurück in die Schüssel, decken ihn mit einem Küchenhandtuch ab und stellen ihn an
eine warme Stelle, bis er doppelt so hoch ist. Legen Sie ihn wieder
auf die mit Mehl bestäubte Oberfläche, sammeln alles an Ärger und
Frust, was Ihnen einfällt, und verpassen ihm einen Fausthieb genau
in die Mitte, um die Luft herauszulassen. Dann kneten Sie ihn ein
paar Mal durch, damit kleinere Luftblasen verschwinden. Und dann
lassen Sie ihn für 2 Minuten stehen, damit das Gluten sich ein wenig setzt. Formen Sie den Teig so, wie Sie ihn haben wollen, legen
Sie ihn in eine Backform oder auf ein Backblech und warten Sie,
bis sich sein Umfang wieder verdoppelt hat. In der Zwischenzeit
heizen Sie den Backofen vor auf 200 °C (Gas: Stufe 6). Backen Sie

den Laib Brot für 20 bis 30 Minuten (wenn es Brötchen sind, 12 bis 15 Minuten). Wenn Sie den Brotlaib aus dem Ofen holen, drehen Sie ihn um und klopfen Sie auf die Unterseite. Wenn es hohl klingt, ist das Brot fertig. Wenn es nicht hohl klingt, lassen Sie es für weitere 5 Minuten im Ofen und machen Sie den gleichen Test noch einmal.

Fladenbrote zum Abbrechen und Teilen

Solche Fladenbrote sind ungeheuer vielseitig. In dem hier angegebenen Grundrezept werden nur Basilikumblätter darüber gestreut, aber Sie können rote Zwiebeln und Oliven dazugeben, vielleicht auch gewürfelte Paprikaschoten, oder Knoblauch, Pesto oder in Ringe geschnittene, entkernte Chilischoten … was immer Ihnen schmeckt. Lassen Sie den Teig ein wenig aufgehen, bevor Sie ihn in eine Backform geben. Beim Backen geht er dann ein zweites Mal auf. Wenn Sie Teig aus der Brotmaschine nehmen, brauchen Sie ihn nicht vorher aufgehen zu lassen.

> 1 Menge Teig nach dem Grundrezept für handgeknetetes Brot (siehe Seite 82)
> oder nach dem Grundrezept für Brot aus der Brotmaschine (siehe Seite 79)
> Natives Olivenöl zum Beträufeln und Einfetten
> Eine Handvoll gezupfter Basilikumblätter
> Meersalz

Heizen Sie den Backofen vor auf 190 °C (Gas: Stufe 5) und geben Sie ein wenig Öl auf ein Backblech. Verteilen Sie den Teig auf dem Backblech und drücken Sie ihn fest, ziehen Sie ihn in die Ecken, bis das Blech gut ausgefüllt ist. Träufeln Sie etwas Olivenöl auf den Teig und verteilen Sie die Basilikumblätter darauf. Dann backen Sie ihn im vorgeheizten Ofen für 15 bis 20 Minuten. Wenn Sie den Fladen aus dem Ofen nehmen, essen Sie ihn warm direkt vom Blech oder legen Sie ihn zum Abkühlen auf ein Rost.

Ungesäuerte Brote

Der Unterschied bei ungesäuerten Broten ist, dass sie keine Treibmittel enthalten. Sie können zwar Hefe enthalten, aber man muss sie nicht aufgehen lassen. Das heißt, sie werden eher flach als gewölbt. Das einfachste Grundrezept für ungesäuertes Brot enthält nicht einmal Hefe, sondern nur Mehl, Wasser und Salz. Den Teig formt man zu Kugeln, rollt ihn flach aus und backt ihn in der Pfanne bei starker Hitze wie ein Crêpe. Pitabrot basiert auf dem gleichen Grundrezept, aber mit Hefe, wodurch es ein bisschen lockerer wird. Für Naanbrote verwendet man Joghurtkulturen als Treibmittel anstelle von Hefe, und für Chapatis und Tortillas Backpulver. All diese Brote sind schnell gemacht und schnell gebacken.

Bananenbrot

In diesem Buch geht es zwar um Selbstversorgung und Bananen wachsen nicht in unseren Breiten. Aber dieses Rezept muss dennoch dabei sein, denn man nimmt dafür überreife Bananen, die schon braune Flecken haben und in den Supermärkten oder bei Gemüsehändlern nicht mehr verkauft werden können, sodass Sie sie zum Sonderpreis oder sogar gratis bekommen. Manchmal geht es bei Selbstversorgung eben auch darum: etwas Günstiges zu entdecken und sich etwas einfallen zu lassen, um es zu verbrauchen. Dieses Brot ist besonders köstlich, wenn es noch warm ist oder wenn man es am nächsten Tag auftoastet.

60 g kalte Butter, in Flocken, plus etwas zum Einfetten
250 g selbstaufgehendes Mehl
1 El Backpulver
1 Prise Salz
60 g Puderzucker
1 Ei, geschlagen
Geriebene Schale von 1 unbehandelten Zitrone

2 große überreife Bananen, zerdrückt

1 Spritzer Milch

Heizen Sie den Backofen vor auf 180 °C (Gas: Stufe 4) und fetten Sie eine viereckige Backform mit etwa 1 kg Fassungsvermögen ein. Sieben Sie das Mehl, das Backpulver und das Salz in eine Rührschüssel. Geben Sie die Butterflocken hinzu und heben Sie sie mit den Fingern unter, bis die Mischung die Konsistenz von Brotkrumen hat. Geben Sie den Puderzucker, das Ei, die geriebene Zitronenschale und die Milch dazu und verrühren Sie alles gut miteinander. Dann geben Sie die Mischung in die gefettete Backform. Backen Sie den Teig im vorgeheizten Ofen für 45 bis 65 Minuten. Stechen Sie mit einem Metallspieß oder einer Gabel in die Mitte des Laibs und wenn kein Teig mehr daran hängen bleibt, ist das Brot fertig. Nehmen Sie es aus dem Ofen und servieren Sie es warm oder kalt.

Malzbrot

Malzbrot ist eher Kuchen als Brot, mögen Sie jetzt denken, aber da man es mit Butter bestreichen kann, fällt es unter die Kategorie Brot. Das Bestechende an dem folgenden Rezept ist, dass dieses Malzbrot im Gegensatz zu dem, das man kaufen kann, nicht so furchtbar an den Zähnen klebt.

40 g Butter, plus etwas zum Einfetten

100 g Sultaninen

100 g Rosinen

170 g selbstaufgehendes Mehl

1 TL-Spitze Backsoda (Natron)

1 Prise Salz

100 g weicher brauner Zucker

1 großes Ei, geschlagen

1 EL Malzextrakt

Heizen Sie den Backofen vor auf 190 °C (Gas Stufe 5) und fetten
Sie eine Backform von etwa 1 kg Fassungsvermögen ein. Geben Sie
die Butter, die Sultaninen und die Rosinen mit 150 ml Wasser in
eine Kasserolle und lassen Sie die Mischung aufkochen, und zwar
unter stetigem Rühren, damit sich die Zutaten miteinander verbinden. Reduzieren Sie die Temperatur und lassen Sie das Ganze ein
paar Minuten lang köcheln. Dann nehmen Sie die Kasserolle vom
Herd und lassen die Mischung abkühlen. Sieben Sie das Mehl, das
Backsoda und das Salz in eine Rührschüssel, geben Sie den Zucker
hinzu und verrühren Sie alles gut miteinander. Gießen Sie die abgekühlte Sultaninen-Rosinen-Mischung dazu und rühren Sie alles
noch einmal gut um.

Geben Sie die gesamte Mischung in die eingefettete Backform
und lassen Sie sie im vorgeheizten Ofen zunächst für 30 Minuten
auf der oberen Backblechschiene backen, dann für weitere 30 Minuten auf der unteren Schiene. (Wenn Sie einen Heißluftherd haben, brauchen Sie für den zweiten Backgang nur die Temperatur um
20 °C zu reduzieren.) Nehmen Sie anschließend die Form aus dem
Ofen und stülpen Sie sie um auf ein Backrost, um das Malzbrot abkühlen zu lassen.

Glutenfreie Brote

Immer mehr Menschen stellen fest, dass sie Gluten nicht vertragen.
Das heißt, sie können keinen Weizen essen (und die vielen Produkte, die Weizen enthalten, auch nicht).

Laut Erhebungen leidet 1 Prozent der Bevölkerung an Gluten-
unverträglichkeit (Coeliakie). Bei den gegenwärtigen Testverfahren
auf Glutenintoleranz muss man aber zunächst 6 Wochen lang Weizen essen, bevor man sich testen lassen kann. Deshalb werden viele
Menschen eben nicht getestet und tauchen überhaupt nicht in der
Statistik auf, was vermuten lässt, dass die Dunkelziffer noch viel höher ist.

Gekauftes glutenfreies Brot ist teuer und oftmals nicht gerade schmackhaft. Meistens muss man es toasten, damit es überhaupt einigermaßen essbar wird. Für Menschen mit Glutenintoleranz ist es von daher eine gute Idee, selbst Brot zu backen. Sodabrot mit Buttermilch lässt sich wunderbar mit glutenfreiem Mehl herstellen und schmeckt wirklich gut. Aber man kann es nicht lange aufbewahren und muss es warm essen. (Die Reste kann man jedoch sehr gut zu Paniermehl verarbeiten.) Alternativen sind das unten folgende Rezept für Brot aus Reis-, Kartoffel- und Tapiokamehl (wobei als Verdickungsmittel Xanthan verwendet wird, um die Dehnbarkeit zu gewährleisten, die in anderen Broten durch Gluten entsteht) und das Rezept für amerikanisches Maisbrot auf Seite 89

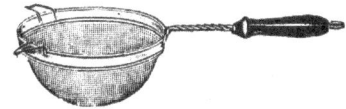

Glutenfreies Brot

Am besten wärmt man die Zutaten leicht an, um die Prozesse zu beschleunigen. Wenn man eine Schüssel über den Teig stülpt, während er aufgeht, zieht er mehr Feuchtigkeit und trocknet nicht aus, sodass sich auch keine trockene Schicht darauf bildet. Der Teig ist auch gut geeignet für Pizza.

250 g Reismehl

150 g Kartoffelmehl

100 g Tapiokamehl

1 gehäufter TL Xanthan

1 gehäufter TL Meersalz

1 gehäufter TL Backsoda

1 EL Olivenöl, plus etwas zum Einfetten

1 Tütchen (7 g) Trockenhefe

1 gehäufter TL weicher brauner Zucker

Heizen Sie den Backofen vor auf 110 °C (Gas: Stufe 1/2), und dann schalten Sie ihn wieder aus. Geben Sie das Mehl, das Xanthan, das Meersalz und das Backsoda in eine ofenfeste Schüssel und verrühren Sie alles gut miteinander. Stellen Sie die Schüssel in den Ofen, damit sich die Mischung erwärmt, und rühren Sie sie nach 5 Minuten noch einmal um. Schieben Sie auch ein mit Öl gefettetes Backblech in den Ofen, um es vorzuwärmen. Währenddessen geben Sie die Hefe, den Zucker und den EL Öl in eine Schüssel, gießen 400 ml handwarmes Wasser hinzu und vermischen das Ganze gut. Stellen Sie die Hefemischung für 10 bis 15 Minuten an einen warmen Ort, bis sie schaumig wird.

Nehmen Sie die Mehlmischung aus dem Ofen und gießen Sie die Hefemischung zu. Rühren Sie das Ganze nur leicht um, sodass ein weicher Teig daraus wird. Formen Sie den Teig zu einer Kugel und bestäuben Sie diese mit Mehl. Dann legen Sie die Teigkugel auf das vorgewärmte Backblech und stülpen die ofenfeste Schüssel darüber. Lassen Sie den Teig im Ofen 30 bis 90 Minuten lang aufgehen, bis er seinen Umfang verdoppelt hat.

Danach nehmen Sie das Blech mit dem Teig unter der Schüssel aus dem Ofen und heizen diesen vor auf 220 °C (Gas Stufe 7). Halten Sie den Teig währenddessen warm. Wenn nötig, legen Sie ein doppelt gefaltetes Küchentuch über die umgestülpte Schüssel. Wenn der Ofen die gewünschte Temperatur erreicht hat, backen Sie den Teig ohne die Schüssel darüber für etwa 1 Stunde, bis er goldbraun wird. Nehmen Sie das Brot aus dem Ofen und essen Sie es warm.

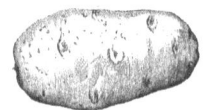

Amerikanisches Maisbrot

Typisch amerikanisches Maisbrot macht man aus Maisgrieß (nicht zu verwechseln mit Maismehl), das heißt, es ist glutenfrei.

Da Backpulver jedoch meistens Gluten enthält, muss man bei einer Intoleranz darauf achten, dass man glutenfreies Backpulver verwendet. Wenn Sie keine Buttermilch zu Hause haben, können Sie auch 2 TL Zitronensaft in 300 ml normale Milch geben, um sie zu säuern.

1 Ei

300 ml Buttermilch

1 TL Backpulver (bei Glutenintoleranz glutenfreies)

4-5 gehäufte EL Maisgrieß

Öl zum Ausbacken

Heizen Sie den Backofen vor auf 180 °C (Gas: Stufe 4). Verschlagen Sie in einer Schüssel das Ei mit der Milch und dem Backpulver und rühren Sie anschließend so viel Maisgrieß unter, dass eine Masse entsteht, die die Konsistenz von flüssiger Sahne der Doppelrahm-stufe hat. Geben Sie ein wenig Öl in eine schwere backofenfeste Pfanne oder Backform und erhitzen Sie es, bis es Blasen wirft. Dann gießen Sie den Teig bis kurz unter den Rand hinein. Lassen Sie ihn 2 Minuten lang stocken, und dann stellen Sie die Pfanne oder die Form für 20 Minuten in den vorgeheizten Ofen, bis das Maisbrot fest ist, sich aber in der Mitte noch eindrücken lässt. Nehmen Sie es aus dem Ofen und essen Sie es warm oder legen Sie es zum Ab-kühlen auf ein Backrost.

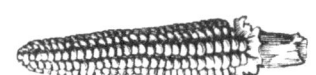

KUCHEN UND KEKSE

Bei einem Lebensstil, der auf Selbstversorgung abzielt, geht es grundsätzlich nicht nur um die täglichen Mahlzeiten, sondern auch um Köstlichkeiten, die man sich außer der Reihe gönnt. Kuchen und Gebäck sind solche Köstlichkeiten, aber wenn Sie sie selbst machen, sind sie erschwingliche Köstlichkeiten. Und abgesehen davon, dass man mit Selbstgemachtem immer einiges an Geld spart, liegt der Reiz auch darin, dass man als Selbstversorger so viel miteinander verknüpfen kann. Selbst hergestellten Quark oder Frischkäse kann man in einem Käsekuchen verarbeiten, selbst gemachte Marmelade kann man für Füllungen verwenden, und manches selbstgeerntete Gemüse kann man sogar in Kuchenteig geben, für den man die Eier der eigenen Hühner verwendet. Und wenn Sie keinen Frischkäse selbst produzieren, keine Marmelade einkochen und kein Gemüse anbauen, ist es kein Problem, all diese Zutaten zu kaufen.

Früher wurde in jeder Familie Kuchen gebacken, bis das Gerücht in die Welt gesetzt wurde, das wäre kompliziert und zeitaufwändig, und viele Leute sich darauf verlegten, Kuchen zu kaufen. Doch es ist durchaus etwas daran, dass die Rezepte zeitweilig immer anspruchsvoller wurden. Ein Beispiel dafür ist Buttercremetorte aus Biskuitteig. Natürlich kann man für jeden einzelnen Schritt gehörige Zeit aufwenden, aber man kann auch nach der Alles-in-Einem-Methode verfahren und einen Mixer benutzen, sodass man den Kuchen nach nicht einmal 10 Minuten im Ofen hat, nach weiteren 20 Minuten wieder herausnimmt, die Buttercremefüllung macht, während er abkühlt, und die Torte in insgesamt weniger als einer Stunde fertig ist.

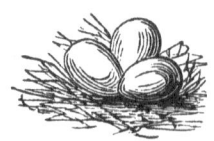

So geht Kuchenbacken nach Selbstversorgerart: mit zeitsparenden Vereinfachungen bei köstlichem Geschmack unter Verwendung dessen, was man gerade vorrätig hat, ohne etwas zu verschwenden, sodass man auch noch Geld spart.

Grundrezept für Biskuittorte

Wenn Sie wollen, können Sie natürlich nach dem traditionellen Rezept vorgehen, aber die Alles-in-Einem-Methode mit dem Mixer führt zu ebenso guten Resultaten, und das in einem Bruchteil der Zeit. Sie können den Teig auch in einer Küchenmaschine machen, aber selbst wenn Sie den Speiseschieber aus dem Deckel abnehmen, bekommt der Teig in der Maschine weniger Luft und wird nicht so locker.

225 g Butter, geschmolzen, plus etwas zum Einfetten

225 g selbstaufgehendes Mehl, gesiebt

225 g Puderzucker

4 Eier

Heizen Sie den Backofen vor auf 180 °C (Gas: Stufe 4) und fetten Sie zwei Kuchenformen (Durchmesser etwa 20 cm) ein. Geben Sie alle Zutaten in ein Mixgefäß und schalten Sie den Mixer zunächst auf eine niedrige Stufe (damit das Mehl und der Puderzucker nicht durch die ganze Küchen wehen) und mixen Sie das Ganze ein paar Minuten lang. Wenn die Mischung gut ist, merken Sie es daran, dass sie leicht und luftig ist. Verteilen Sie die Mischung mit einem Küchenschaber auf die beiden Kuchenformen und backen Sie sie etwa 20 Minuten lang im vorgeheizten Ofen, bis Sie mit einem Metallspieß oder einer Gabel in der Mitte hineinstechen können, ohne dass Teig daran hängen bleibt. Sie dürfen die Backofentür jedoch in den ersten 15 Minuten nicht öffnen, denn sonst würden die aufgehenden Tortenböden in sich zusammenfallen. Wenn Sie sie aus dem Ofen nehmen, lassen Sie sie ein paar Minuten lang abkühlen und legen Sie sie erst dann zum weiteren Abkühlen auf ein Backrost. Alternativ zu zwei flachen Backformen können Sie den gesamten Teig auch in eine tiefere Form geben. Dann braucht er 30 Minuten im Ofen, und wenn er abgekühlt ist, müssen Sie ihn durchschneiden. Sie können den Teig auch für Cupcakes verwenden, dann braucht er im Ofen 15 Minuten.

Varianten

Dieses Rezept können Sie abwandeln für einen Schokoladenkuchen, indem Sie 1 EL Kakaopulver in den Teig geben, für Zitronenkuchen, indem Sie den Saft und die geriebene Schale einer Zitrone hinzugeben, und für einen Kaffeekuchen, indem Sie einen halben TL Instantkaffee in einem EL heißem Wasser auflösen und dazugeben – und wenn Sie mögen, noch gehackte Walnüsse untermischen. Den unteren Tortenboden können Sie mit Marmelade oder Buttercreme bestreichen, die Sie je nach Geschmack noch verfeinern können. Den oberen Tortenboden können Sie mit Puderzucker bestreuen, ebenfalls mit Buttercreme bestreichen oder mit Sirup. Der Teig lässt sich auch sehr gut für gedämpften Biskuitkuchen mit Früchten verwenden.

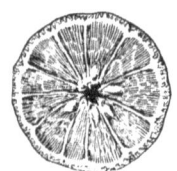

5-Minuten-Schokoladen-Cupcake

Wenn Schnelligkeit und Schokoladen-Cupcakes Ihr Ding sind (und mal ehrlich, für wen wäre es das nicht?), dann ist diese Art von »5-Minuten-Terrine« unschlagbar! Die Zeit ist kalkuliert für eine Mikrowelle mit 750 Watt.

4 EL selbstaufgehendes Mehl

4 EL grober Streuzucker

2 TL Kakaopulver

1 Ei

3 EL Pflanzenöl

3 EL Milch

1 TL Vanilleextrakt

Schokoladenstückchen (wenn gewünscht)

Geben Sie das Mehl, den Zucker und das Kakaopulver in einen großen Kaffeebecher (von ca. 400 ml Fassungsvermögen) und rühren
Sie die Zutaten um. Geben Sie das Ei hinzu und schlagen Sie die
Mischung mit einer Gabel auf. Dann geben Sie das Öl, die Milch,
das Vanilleextrakt und wenn gewünscht die Schokoladenstückchen
dazu und verrühren alles miteinander. Wenn Sie keinen so großen
Kaffeebecher haben, mischen Sie die Zutaten in einem anderen Gefäß und verteilen Sie die fertige Mischung auf zwei kleinere Becher oder Tassen. Backen Sie den Cupcake drei Minuten lang auf
höchster Stufe in der Mikrowelle und lassen Sie ihn anschließend
für 2 Minuten stehen. Dann lockern Sie ihn mit einem Messer vom
Rand des Bechers und stülpen ihn um auf einen Teller. Sie können
ihn mit Sahne oder Eiscreme essen. Und wenn Sie sich den Ab-
wasch des Tellers sparen wollen, nehmen Sie einen Löffel (oder auch
zwei, wenn Sie bereit sind, zu teilen), suchen Sie sich ein ruhiges
Plätzchen und essen Sie den Cupcake einfach aus dem Becher. Lassen Sie ihn nicht kalt werden, denn dann wird er zu hart.

Käsekuchen

Dieses Rezept ist für den perfekten Selbstversorger-Sommernach-
mittagskäsekuchen, für den man jede der Zutaten selbst machen, anbauen oder sammeln kann – bis auf den Zucker. Nehmen Sie eine
Mischung aus allen möglichen Beeren oder anderen Früchten, die

Sie aus Ihrem Garten geerntet oder in der freien Natur gesammelt haben. Natürlich ist es auch kein Problem, wenn Sie welche dazukaufen.

125 g weiche Vollkornkekse

60 g Butter, geschmolzen

FÜR DAS TOPPING

250 g Ricotta

250 g Mascarpone

115 g heller, weicher brauner Zucker

Einige Tropfen Vanilleextrakt

2 Eier, geschlagen

115-175 g gemischte Beeren

Heizen Sie den Backofen vor auf 180 °C (Gas: Stufe 4) und fetten Sie eine Springform (Durchmesser ca. 25 cm) ein. Geben Sie die Kekse in eine Plastiktüte und zermahlen Sie sie mit einer Teigrolle. Schmelzen Sie die Butter in einer kleinen Kasserolle, dann nehmen Sie sie vom Herd.

Geben Sie die zermahlenen Kekse hinein und verrühren Sie sie gut mit der Butter. Verteilen Sie die Mischung auf dem Boden der Springform und drücken Sie sie fest an. Geben Sie den Ricotta, den Mascarpone, den Zucker und das Vanilleextrakt in eine Rührschüssel und mischen Sie die Zutaten mit einem Handmixer oder einem Holzlöffel zu einer glatten Masse. Geben Sie die Eier hinzu und schlagen Sie sie gut unter. Dann geben Sie die Früchte dazu und heben sie vorsichtig mit einem Esslöffel unter, bis sie gleichmäßig verteilt sind.

Gießen Sie die Mischung über den Keksboden und streichen Sie sie gleichmäßig glatt. Backen Sie den Käsekuchen im vorgeheizten Ofen 20 bis 25 Minuten lang. Nehmen Sie ihn aus dem Ofen und lassen Sie ihn abkühlen. Anschließend stellen Sie ihn für ein bis zwei

Stunden in den Kühlschrank, damit er kalt genug ist, wenn Sie ihn vorsichtig aus der Form nehmen.

Gartengemüse-Kuchen

Die drei Gartengemüse, die dadurch hervorstechen, dass sie einem Kuchen Süße und eine saftige Konsistenz verleihen, sind Karotten, Rote Bete und Kartoffeln. Auch dabei zeigt sich wieder einmal, wie oft bei Selbstversorgung eins ins andere greift, denn abgesehen davon, dass man mit dem selbst angebauten Gemüse einen tollen Kuchen backt, kann man, wenn man Hühner hält, auch die Eier für den Teig verwenden, für einen Kartoffelkuchen auch selbst gemachte Butter, für den Belag aus Karotten selbst gemachten Frischkäse und generell natürlich selbst gemahlenes Mehl.

Karottenkuchen

Dieser Klassiker mit seiner süßlichen und saftigen Konsistenz hat einen köstlich cremigen Belag und erfreut sich großer Beliebtheit.

Butter zum Einfetten

4 Eier

400 g Puderzucker

300 ml Pflanzenöl

250 g einfaches Mehl

¾ TL Backpulver

¾ TL Backsoda

¼ TL Salz

¼ TL Zimt

325 g Karotten, gerieben

FÜR DIE GLASUR

115 g Butter

225 g Frischkäse

500 g Puderzucker, gesiebt

Heizen Sie den Backofen vor auf 180 °C (Gas: Stufe 4) und fetten Sie eine viereckige Kuchenform (Fassungsvermögen etwa 1 kg) ein. Geben Sie die Eier, den Zucker und das Öl in eine Rührschüssel und mischen Sie die Zutaten mit einem Handmixer oder einem Holzlöffel. Sieben Sie das Mehl, das Backpulver, das Backsoda, Salz und Zimt dazu, geben Sie dann die geriebenen Karotten bei und verrühren Sie alles miteinander. Gießen Sie die Mischung in die viereckige Form und backen Sie sie im vorgeheizten Ofen 40 bis 50 Minuten lang, bis Sie mit einem Metallspieß oder einer Gabel in die Mitte des Kuchens hineinstechen können, ohne dass Teig daran hängen bleibt. Nehmen Sie den Kuchen aus dem Ofen und lassen Sie ihn in der Form 15 Minuten lang abkühlen. Dann stülpen Sie ihn um auf ein Backrost und lassen ihn vollständig abkühlen. Währenddessen geben Sie die Zutaten für die Glasur in eine Rührschüssel und mischen sie mit einem Handmixer oder einem Holzlöffel. Wenn der Kuchen abgekühlt ist, verstreichen Sie die Glasur mit einem Streichmesser auf dem Kuchen.

Variante

Für einen Rote-Bete-Kuchen ersetzen Sie die Karotten durch geriebene Rote Bete und nehmen anstelle von Zimt 2 TL Kakaopulver. Dieser Kuchen ist von sich aus schon süß genug, sodass Sie ihn lieber ohne Glasur servieren sollten.

Kartoffelpüree-Kuchen

Dieser köstliche und unglaublich saftige Kuchen wird garantiert alle, die in seinen Genuss kommen, in Begeisterung versetzen. Der Puderzucker gibt eine wunderbar knusprige Kruste, von daher schneidet man die Stücke am besten schon leicht an, bevor man den Kuchen in den Ofen gibt.

Im Idealfall backen Sie diesen Kuchen dann, wenn Sie ohnehin Kartoffelpüree übrig haben – das ist dann eine sparsame Resteverwertung. Aber für den Fall, dass Sie den Püree erst zubereiten müssen, hier das vollständige Rezept.

450 g mehlig kochende Kartoffeln
1 Stich Butter, plus etwas zum Einfetten
1 Spritzer Milch, plus etwas zum Bestreichen
450 g einfaches Mehl
1 ½ TL Backpulver
200 g Puderzucker, plus etwas zum Bestreuen
115 g kalte Butter, in Flocken
115 g kaltes Schmalz, in Flocken
30 g Talg
200 g gemischte Trockenfrüchte

Kochen Sie die Kartoffeln in einem Topf mit gesalzenem Wasser, bis sie gar sind. Schütten Sie sie ab, stampfen Sie sie mit gerade so viel Milch und Butter, dass ein Püree daraus wird, und stellen Sie sie beiseite. Heizen Sie den Backofen vor auf 180 °C (Gas: Stufe 4) und fetten Sie eine 25 x 25 cm große Auflaufform ein, die mindestens 3,5 cm hoch ist. Sieben Sie das Mehl und das Backpulver in eine Rührschüssel und mischen Sie den Zucker darunter. Geben Sie die Butter und das Schmalz hinzu und mischen Sie es mit den Fingerspitzen, bis es die Konsistenz von Brotkrumen hat. Rühren Sie den Talg und die gemischten Trockenfrüchte unter. Nun geben Sie den warmen Kartoffelpüree dazu (nach und nach, denn möglicherweise brauchen Sie ihn nicht ganz) und mischen ihn mit den trockenen Zutaten zu einem weichen Teig. Geben Sie die Mischung in die Auflaufform und streichen Sie sie glatt. Bestreichen Sie sie mit ein wenig Milch und streuen Sie ein wenig Puderzucker darauf. Schneiden Sie mit einem Messer 16 viereckige Stücke leicht an. Backen Sie die Mischung im vorgeheizten Ofen 1 ½ bis 2 Stunden lang, bis sie goldbraun und fest ist. Nehmen Sie den Kartoffelkuchen aus dem Ofen und lassen Sie ihn abkühlen. Servieren Sie ihn kalt.

Haselnuss-Honig-Kekse

Wenn Sie nicht die gesamte Menge an Keksen auf einmal backen wollen, wickeln Sie den Teig ein und legen ihn für ein paar Tage in den Kühlschrank, oder ins Gefrierfach, wenn Sie ihn länger aufbewahren wollen.

75 g Haselnüsse, plus 30–36 einzelne zum Garnieren

75 g Butter, geschmolzen, plus etwas zum Einfetten

75 g Honig

140 g einfaches Mehl, plus etwas zum Bestäuben

Heizen Sie den Backofen vor auf 180 °C (Gas: Stufe 4). Verteilen Sie alle Haselnüsse auf einem Backblech und rösten Sie sie im vorgeheizten Ofen 10 Minuten lang. Sehen Sie nach 5 Minuten nach ihnen, denn sie brennen sehr leicht an. Nehmen Sie sie aus dem Ofen und stellen Sie den Ofen aus. Geben Sie 75 g davon in einen Pürierer oder eine Küchenmaschine und zerkleinern Sie sie zu einem groben Pulver. Das können Sie natürlich auch in einem Mörser machen. Legen Sie die Nüsse beiseite, die Sie zum Garnieren brauchen.

Geben Sie die Butter und den Honig in eine Rührschüssel und schlagen Sie die Mischung mit einem Holzlöffel auf, bis sie leicht und cremig ist. Geben Sie das Mehl und die zerkleinerten, gerösteten Haselnüsse hinzu und rühren Sie sie gut unter.

Geben Sie die Masse auf eine mit Mehl bestäubte Oberfläche, kneten Sie sie vorsichtig durch und rollen Sie sie zu einem etwa 15 cm langen Zylinder. Wickeln Sie den Zylinder in Pergamentpapier und legen Sie ihn für 2 Stunden in den Kühlschrank, damit die Teigmasse fest wird.

Heizen Sie den Backofen vor auf 180 °C (Gas: Stufe 4) und fetten Sie drei Backbleche leicht ein. Nehmen Sie den Teigzylinder aus dem Kühlschrank und schneiden Sie ihn in 30 bis 36 Scheiben von 5 mm Dicke. Verteilen Sie diese auf den Backblechen und garnieren Sie sie mit den einzelnen Haselnüssen. Backen Sie die Kekse im vorgeheizten Ofen 6 bis 8 Minuten lang, bis sie goldbraun sind. Nehmen Sie sie aus dem Ofen und legen Sie sie zum Abkühlen auf ein Backrost.

Buttergebäck

So schnell und kostengünstig wie diese Kekse zu machen sind, sollte jeder das Rezept im Notfallrepertoire haben. Wenn sie mehr nach ländlichem Gebäck aussehen sollen, formen Sie den Teig mit den Händen auf einem leicht gefetteten Backblech.

> 140 g einfaches Mehl
>
> 25 g Reismehl
>
> 50 g Puderzucker, plus etwas zum Bestäuben
>
> 115 g Butter, geschmolzen

Heizen Sie den Backofen vor auf 160 °C (Gas: Stufe 3) und fetten Sie zwei Sandwichformen von 18 cm Länge und Breite ein. Geben Sie alle Zutaten in eine Rührschüssel und mischen Sie sie mit den Händen, bis Sie sie zu einer Kugel formen können. Verteilen Sie den Teig auf die beiden Sandwichformen, drücken Sie ihn über-all gut fest, und dann stechen Sie mit einer Gabel Quadrate in der Größe der Kekse ab. Backen Sie die Kekse im vorgeheizten Ofen etwa 45 Minuten lang, bis die Oberfläche goldbraun wird. Nehmen Sie sie aus dem Ofen und lassen Sie sie in den Formen abkühlen. Dann streuen Sie Puderzucker darauf.

Varianten

Für eine aufwändigere Variante tauchen Sie die Kekse einzeln zur Hälfte in geschmolzene Schokolade und lassen sie auf einem Back-rost trocknen.

Für eine glutenfreie Variante ersetzen Sie normales Mehl durch 50 g Maismehl und erhöhen den Anteil an Reismehl auf 115 g.

PASTETEN

Pastetenteig für Pies wurde früher auch »Sarg« genannt, weil das Fleisch in einer Pastetenhülle gebacken wurde, damit es nicht austrocknete, und die Pastete entfernt wurde, bevor man die Füllung aß. Der Grund dafür könnte sein, dass es lange dauerte, bis man die Kunst, einen Pastetenteig herzustellen, so weit verfeinert hatte, dass er auch schmeckte. Das Grundrezept für Pastetenteig aus Fett und Mehl wurde jedenfalls erst im Mittelalter perfektioniert. Vorher nahmen die Leute dafür Öl, was die Pastete matschig, weich und ziemlich unappetitlich machte.

Heutzutage gibt man bei Pasteten die halbe Menge Fett auf die ganze Menge Mehl. Das Fett kann reine Butter sein, bei süßen Pasteten mit ein wenig Puderzucker, oder halb Schmalz, halb Butter bei einer Pastete aus Mürbeteig, oder reines Schmalz bei einer Heißwasserkruste für eine mit Schweinefleisch gefüllte Pie. Der Trick bei der Herstellung von Pasteten besteht darin, alle Zutaten kalt zu halten und so wenig wie möglich anzufassen.

Schmalz

Eine Pie kann man jeden Tag machen. Aber für eine Pastete braucht man Schmalz, also Schweinefett. Das beste Schmalz ist immer das ausgelassene Fett der geschlachteten Schweine aus eigener Freilandhaltung. Aber man kann es auch bei einem Metzger kaufen. Achten Sie darauf, dass es auf jeden Fall von freilaufenden Schweinen kommt, denn Schweine aus industriellen Mastbetrieben haben breiiges, weiches Fett. Das Fett freilaufender Schweine hingegen ist viel fester und härter. Aus ethischer Sicht − und der Konsistenz und des Geschmacks wegen − ist Freilandhaltung grundsätzlich besser.

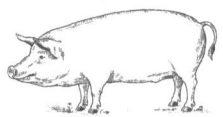

PIES UND PASTETEN, TARTES UND TEIGBÖDEN

Pies können süß oder herzhaft sein, und wenn man in die alten Rezepte schaut, waren Sie früher offenbar beides in einem. In einem Buch über Selbstversorgung wäre es geradezu sträflich, nicht auf Pasteten einzugehen, denn ursprünglich waren sie das Mittagsbrot der Arbeiter.

Sie waren so gemacht, dass man Fleisch und Gemüse (oder alles, was man sonst gerade im Haus hatte, meistens die Reste des Abendessens) auf die eine Längshälfte eines runden Stück Teigs legte und eine süße Füllung aus Äpfeln oder Pflaumen auf die andere Hälfte und das runde Teigstück dann quer zu einem Halbkreis zusammenklappte. Das war ideal, denn es war eine vollständige, sättigende Mahlzeit, die man dank der dicken Ränder auch noch bequem in der von der Arbeit verdreckten Hand halten konnte, ohne sie schmutzig zu machen. Diese herzhaft-süße Komplettversion ist mittlerweile aus der Mode geraten und kommt nur noch dann infrage, wenn man einen langen Arbeitstag im Freien hat, etwa in der Ablammsaison oder während der Heuernte.

Kein anderes Gericht entspricht Selbstversorgung so sehr wie eine Pie. Denn bei der Füllung geht es ja darum, alles aufzubrauchen, was man noch an Fleischresten hat. Das können Reste von einem Huhn aus eigener Freilandhaltung sein oder Reste von einem gekauften Huhn (das hoffentlich aus Freilandhaltung kam), oder von einem Stück Wild, das Sie gegen etwas aus Ihrer eigenen Produktion getauscht haben.

An einem Tag braten Sie es, und von dem, was davon übrig bleibt, zupfen Sie all die Fleischreste ab, um am nächsten Tag eine Pie daraus zu machen. (Eine Pie kann man sehr gut mit anderen Dingen aufpolstern, mit ein bisschen Fleisch kommt man also recht weit.)

Für die Pie-Rezepte in diesem Buch kann man jedes weiße oder rote Fleisch nehmen, ganz nach Belieben, wobei Sie aber feststellen werden, dass die Zutaten für eine Pie aus rotem Fleisch etwas kräftiger sind. Aber aus welchem Fleisch auch immer, um die Füllung aufzustocken, bedienen Sie sich einer Methode, die wirklich Tradition hat, indem Sie Kräuter, Semmelbrösel und fein gehackte (und gekochte) Innereien mit einem Ei mischen und »falsche Fleischbällchen« daraus formen, die Sie auf die Füllung legen, bevor Sie den Teigdeckel über die Pie legen. Das hat zudem den Vorteil, dass der Teigdeckel über der Fleischfüllung ein wenig angehoben wird, sodass die Füllung selbst nicht matschig, sondern ebenfalls knusprig wird.

Pie mit weißem Fleisch

Nehmen Sie für die Füllung einer solchen Pie gebratenes Hühner-, Fasanen-, Kaninchen- oder Putenfleisch (oder eine Kombination aus allen oder mehreren dieser Fleischsorten). Und wenn Sie knapp mit der Zeit sind, vergessen Sie den Pastetenteig und geben Sie die Füllung einfach für eine schnelle, einfache Pie mit Kartoffelpüree darüber in eine Auflaufform.

50 g Butter

175 g Champignons, geviertelt

1 Karotte, gewürfelt

115 g frische oder tiefgefrorene Erbsen

350-400 g gebratenes Hühner-, Fasanen-, Kaninchen- oder Putenfleisch (oder eine Mischung daraus), von den Knochen gezupft und gewürfelt oder zerrissen

FÜR DEN PASTETENTEIG

350 g einfaches Mehl, plus etwas zum Bestäuben

175 g kalte Butter, in Flocken

FÜR DIE SAUCE

50 g Butter

50 g einfaches Mehl

150 ml Milch

150 ml Hühnerfond oder -brühe

Meersalz und schwarzer Pfeffer

Für den Teig sieben Sie das Mehl und eine Prise Salz in eine Rührschüssel und geben die Butter hinzu. Mischen Sie sie mit den Fingerspitzen unter das Mehl, bis die Mischung die Konsistenz feiner Brotkrumen hat. Geben Sie 4 EL Wasser dazu und verrühren Sie die Mischung zu einem festen Teig. Geben Sie den Teig auf eine mit Mehl bestäubte Oberfläche und kneten Sie ihn leicht. Dann wickeln Sie ihn in Frischhaltefolie und legen Sie ihn für 15 Minuten in den Kühlschrank.

Heizen Sie den Ofen vor auf 180 °C (Gas: Stufe 4). Für die Sauce schmelzen Sie die Butter bei niedriger Temperatur in einer großen, schweren Kasserolle und verrühren sie mit dem Mehl zu einer Paste. Lassen Sie diese 1 bis 2 Minuten köcheln. Nehmen Sie die Kasserolle vom Herd, gießen Sie nach und nach die Milch und die Brühe zu, und zwar unter stetigem Rühren, damit keine Klumpen entstehen. Wenn Sie die gesamte Flüssigkeit eingerührt haben, stellen Sie die Kasserolle wieder auf den Herd und bringen die Mischung langsam zum Kochen. Rühren Sie dabei die Sauce so lange, bis sie glatt ist und andickt. Dann reduzieren Sie die Temperatur und lassen sie 5 Minuten lang bei gelegentlichem Umrühren köcheln. Würzen Sie sie nach Geschmack.

Lassen Sie die Butter bei niedriger Hitze in einer Pfanne schmelzen und braten Sie die Pilze und die Karottenwürfel an, bis sie weich werden. Geben Sie die Pilz-Karotten-Mischung zusammen mit den Erbsen und den Fleischwürfeln oder -streifen in die angedickte Sauce und verrühren Sie alles miteinander.

Nehmen Sie den Pastetenteig aus dem Kühlschrank und rollen Sie ihn auf einer mit Mehl bestäubten Oberfläche aus. Stanzen Sie mithilfe einer runden Kuchenform von etwa 25 cm Durchmesser zwei runde Teigstücke in dieser Größe aus. Rollen Sie den restlichen Teig neu aus und schneiden Sie Blätter daraus aus. Legen Sie einen der Teigkreise in die Kuchenform. Geben Sie die Füllung darauf, legen Sie den zweiten Teigkreis als Deckel darauf und drücken Sie ihn am Rand gut fest.

Garnieren Sie den Teigdeckel mit den Teigblättern (tut mir leid, aber die müssen alle schmackhaften Pies haben). Dann stellen Sie die Form auf ein Backblech. Backen Sie die Pie im vorgeheizten Ofen etwa eine Stunde lang, bis der Teigdeckel goldbraun ist.

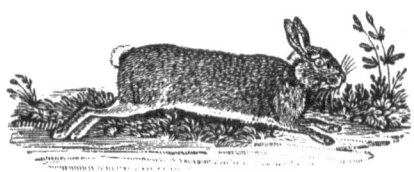

Variante

Für eine Pie aus rotem Fleisch (oder Wild) ersetzen Sie das weiße Fleisch durch die gleiche Menge an vom Knochen gelöstem, rohem Fleisch und braten Sie es an, bevor Sie es weiterverarbeiten. Geben Sie 150 ml Wasser oder Brühe und 150 ml Rotwein oder Bier, ein wenig Tomatenmark sowie eine gewürfelte Zwiebel und ein Lorbeerblatt hinzu. Lassen Sie die Mischung köcheln. So verflüchtigt sich der Alkohol und damit auch dessen strenger Geschmack. Wenn das Fleisch gar ist, dicken Sie die Sauce mit einer Mehlschwitze an (wie bei den Erbsen à la Française, siehe Seite 40). Dann rühren Sie die Pilze, die Karotten und die Erbsen unter und verteilen die Mischung zwischen den beiden ausgestanzten Teigböden.

Teigböden ohne Deckel sind ideal, um Reste aufzubrauchen. Wenn Sie Obstbäume oder anderweitig die Gelegenheit haben, Äpfel, Pflaumen, Pfirsiche oder Aprikosen zu pflücken, können Sie daraus eine Tarte Tatin machen.

Mit selbst hergestelltem Käse überbackene Zwiebel- oder Lauchpies schmecken wunderbar, wenn man sie warm serviert. Und eine Quiche aus den Eiern der eigenen freilaufenden Hühner mit rohem oder besser noch geräuchertem Schinken aus eigener Herstellung ist einfach unschlagbar.

SCHNELL GEMACHTE PASTETEN-SNACKS

Schnell gemachte Pasteten eignen sich wunderbar für ein Frühstück oder eine Zwischenmahlzeit zum Mitnehmen. Hier ein Tipp: Wenn Sie eine Pastete aus Schnellblätterteig machen, etwa Flunder oder Würstchen im Schlafrock, fetten Sie das Backblech nicht ein, sondern feuchten Sie es an. Die verdampfende Feuchtigkeit macht die Kruste etwas zarter.

Das folgende Rezept ist für Pasteten mit einer Art Mogel-Blätterteig. Sie sind schnell und einfach zubereitet und krümeln nicht so, wie echter Blätterteig. Und sie sind wesentlich leichter als Gebäck aus Mürbeteig.

> 225 g einfaches Mehl,
> plus etwas zum Bestäuben
> 175 g kalte Butter
> Ein wenig eiskaltes Wasser
> 4 Streifen Bacon
> 4 dünne Scheibchen Käse
> 2 Tomaten (wenn gewünscht)

Sieben Sie das Mehl in eine Rührschüssel. Reiben Sie die Butter dazu und rühren Sie die Mischung mit einem Messer vorsichtig um, damit die Butterstückchen sich noch nicht auflösen. Rühren

Sie nach und nach ein wenig eiskaltes Wasser unter, bis sich ein fester Teig bildet. Decken Sie die Schüssel mit Frischhaltefolie ab und
stellen Sie sie für 30 Minuten in den Kühlschrank. Heizen Sie den
Backofen vor auf 200 °C (Gas: Stufe 6).

Nehmen Sie den Teig aus dem Kühlschrank und rollen Sie ihn
auf einer mit Mehl bestäubten Oberfläche aus. Schneiden Sie ihn in
Quadrate von ca. 15 x 15 cm. Belegen Sie jedes der Quadrate diagonal mit einem Bacon-Streifen, einem Scheibchen Käse in der Mitte
und wenn gewünscht noch mit einer Tomatenscheibe. Dann falten
Sie die Ecken über dem Käse in der Mitte zusammen. Legen Sie die
Pasteten auf ein Backblech und backen Sie sie im vorgeheizten Ofen
15 Minuten lang.

Glutenfreier Pastetenteig

Das Problem bei glutenfreien Pasteten ist meistens, dass der Teig
krümelig ist und nach nichts schmeckt. Dieses Rezept ist dafür die
Lösung, sodass sogar Paare, bei denen einer an Glutenintoleranz leidet und der oder die andere nicht, wie es ja oftmals der Fall ist, beide
das Gleiche essen können, was für diejenigen, die keinen Weizen
vertragen, eine wahre Seltenheit ist!

115 g Maisgrieß

115 g Reismehl

115 g Kartoffelmehl

1 ½ TL Xanthan

1 Prise Salz

185 g kalte Butter, in Flocken

1 Ei

Sieben Sie den Maisgrieß, das Reismehl, das Kartoffelmehl, das
Xanthan und das Salz in eine Rührschüssel. Geben Sie die Butter
hinzu und mischen Sie sie mit den Fingerspitzen unter, bis die Mischung die Konsistenz von Brotkrumen hat. Schlagen Sie das Ei mit

200 ml Wasser auf und geben Sie es unter stetigem Rühren hinzu, sodass ein fester Teig entsteht. Möglicherweise brauchen Sie dafür nicht die ganze Flüssigkeit. Formen Sie den Teig mit den Händen zu einem Stück. Wickeln Sie ihn in Frischhaltefolie und legen Sie ihn für 15 Minuten in den Kühlschrank, bevor Sie ihn weiterverarbeiten.

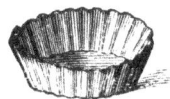

PASTA

Hier nun auch noch ein paar Worte zum Thema Pasta, denn sie selbst zu machen, ist eigentlich für jeden Selbstversorger ein Muss. Wenn Sie das Grundrezept richtig beherrschen, versuchen Sie sich an Ravioli, gefüllt mit selbst gemachtem Weichkäse nach Ricotta-Art (Ideen zum Thema Käseherstellung siehe Seite 120) und blanchiertem gehackten Spinat. Servieren Sie sie mit frisch gemahlenem Muskat darüber, in selbst gemachter Tomatensauce mit einer knusprigen Scheibe Brot dazu.

Kinder lieben es, den Teig für ihre Nudeln selbst auszurollen, und auch die, die gar keine Pasta mögen, essen sie dann doch, weil sie sie selbst gemacht haben.

Handgemachte Pasta

Handgemachte frische Pasta gart in Sekundenschnelle. Geben Sie sie einfach in kochendes Wasser, und wenn das Wasser wieder brodelt und die Pasta oben schwimmt, ist sie auch schon fertig. Sie lässt sich auch wunderbar trocknen und hält ewig, wenn man sie richtig luftdicht aufbewahrt. Verwenden Sie das, was Sie in Ihrem Garten ernten, um die Pasta zu färben: Spinat für leuchtendes Grün, Rote Bete für Rot oder frische Kräuter für gesprenkelte Farben. Dann müssen

Sie aber weniger Eier nehmen, damit der Teig nicht zu dünnflüssig wird.

> 100 g Pastamehl (Type 00)
>
> 1 Ei + 1 Eigelb, geschlagen

Schütten Sie das Mehl auf eine saubere Oberfläche und formen Sie in der Mitte eine Mulde. Geben Sie das geschlagene Ei und Eigelb hinein und mischen Sie es mit den Händen unter das Mehl. Wenn der Teig sich festigt, kneten Sie ihn wie einen Brotteig, bis er elastisch ist. Wickeln Sie ihn in Frischhaltefolie und stellen Sie ihn für 10 Minuten in den Kühlschrank. Danach rollen Sie ihn mit einer Pastamaschine oder einer Teigrolle aus. Wenn die Pasta ausgerollt und in die gewünschte Form gebracht worden ist, sollte sie mit Mehl bestäubt werden und eine halbe Stunde lang trocknen, bevor sie mit etwas Salz in reichlich Wasser gekocht wird.

Variante

Wenn Sie den Pastateig in der Brotmaschine machen wollen, geben Sie die Zutaten in die Maschine und stellen Sie auf »Teig«. Lassen Sie die Maschine die Arbeit machen, aber stellen Sie sie aus, bevor der Teig aufgeht. Legen Sie den Teig in den Kühlschrank wie bei handgemachter Pasta.

•

KAPITEL DREI

Die Heimische Meierei

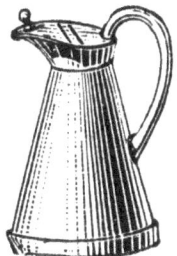

D IE KÜCHE ZEITWEILIG IN einen milchverarbeitenden Betrieb zu
verwandeln, ist anschaulich, macht Spaß und bringt ungeheure Zufriedenheit. Und es ist nicht einmal halb so aufwändig, wie es scheint.
Je nachdem, was man vorhat, reichen schon eine Schüssel und ein
Holzlöffel – wenn man nicht gerade Käse nach Cheddar-Art herstellen will, wofür man dann das gesamte Equipment und allen zur
Verfügung stehenden Platz braucht. Ob Sie nun einen erfrischenden Milchshake oder einen gesunden Joghurt machen oder ein ganzes Küchenregal mit spektakulärem Hart- und Weichkäse für Familie
und Freunde füllen wollen, dieses Kapitel ist ein Leitfaden für das Wesentliche, was Sie über Milchverarbeitung und Käseproduktion wissen sollten, ohne jeglichen Schnickschnack. Denn als Selbstversorger
sollte man auch über Kenntnisse in der Milchverarbeitung verfügen.

Ein wichtiger Aspekt der Selbstversorgung ist nämlich eine ausgewogene Ernährung, und Milch, Sahne, Käse und alles, was sich
daraus machen lässt, sind schmackhafte Lieferanten von Kalzium,

Proteinen, Fetten und anderen wichtigen Nährstoffen, die der Gesundheit dienen. Seit wir Menschen zum zweiten Mal ein Tier domestizierten (das erste Mal war es der Hund, aber niemand kam auf die Idee, Käse aus Hundemilch herzustellen), haben wir Milch verwendet und uns etwas einfallen lassen, um sie in ihrer ursprünglichen Form zu nutzen oder weiterzuverarbeiten.

Von den Römern, die in Milch badeten, bis zu den Franzosen, die die Festigkeit von Käse (ganz zu schweigen von dessen Geruch) in ungeahnte Höhen trieben, haben Milch und Käse Tradition überall auf der Welt und sind heutzutage beliebter denn je.

Milchverarbeitung ist in erster Linie eine Wissenschaft und – wenngleich auch eng damit verbunden – in zweiter Hinsicht eine Kunst, die jeder, ganz gleich in welchem Teil der Welt, erlernen und verfeinern kann. Hat man sich die Grundkenntnisse erst einmal angeeignet, kann man darauf zurückgreifen, um Käse jeglicher Art herzustellen, etwa in der Art von Cheddar, Edamer, Ricotta, Feta, Brie, Hüttenkäse oder Stilton (ein Blauschimmelkäse). Doch zunächst muss man die Grundlagen wirklich beherrschen. Um ebendiese Grundlagen geht es in diesem Kapitel, veranschaulicht anhand von ein bis zwei Beispielen für einfache, auf das Wesentliche beschränkte Rezepte jeder Schwierigkeitsstufe, angefangen bei den einfachsten Verfahren, um Sahne herzustellen, bis hin zur Bewältigung größerer Herausforderungen, etwa der Produktion eines gelungenen Hartkäses. All das kann man in der eigenen Küche bewerkstelligen. Und all das beginnt mit Milch.

Das meiste an Equipment, was man für Milchverarbeitung im kleinen Rahmen braucht, findet sich, wenn man gerne kocht, bereits in der Küche, zum Beispiel Töpfe, Pfannen und Schüsseln, ein Mixer oder solche Dinge wie Schneebesen, Messbecher und Siebe. Das einzige, was man dabei streng beachten muss, ist Folgendes: Alles, was man im Zusammenhang mit Milch verwendet, muss grundsätzlich absolut sauber und steril sein, auch die Arbeitsplatte und andere Oberflächen, denn Milch reagiert mit Bakterien und wird sehr schnell schlecht. Für die Produktion von Hartkäse braucht man dann noch weiteres Equipment (siehe Seite 121).

MILCH

Jedes Säugetier produziert Milch, um seine Jungen zu ernähren, vom Elefanten bis zum Maulwurf, aber die Milchwirtschaft entstand mithilfe derjenigen Säugetiere, die am einfachsten zu domestizieren waren, also mit Ziegen, Schafen, Büffeln und Kühen. Dabei stehen Kühe heutzutage im Vordergrund. Kuhmilch besteht aus Millionen winziger Partikel aus Butterfett, die im Durchschnitt 12,5 Prozent der Milch ausmachen und durch das Spannungsverhältnis so voneinander entfernt gehalten werden, dass sie sich gleichmäßig in der wässrigen Lösung verteilen. Bei der Verarbeitung von Milch zu Sahne, Butter, Joghurt oder Käse tut man also eigentlich nichts anderes, als in unterschiedlichen Verfahren die Fettkügelchen vom Wasseranteil der Milch zu trennen und zusammenzubringen.

Die Qualität des Butterfetts bestimmt jedoch, wie gut Ihre Milchprodukte werden. Je cremiger die Milch, desto mehr Fett ist darin enthalten. Kuhmilch hat einen durchschnittlichen Fettanteil von 66 kcal auf 100 g. Der Fettanteil menschlicher Milch ist im Vergleich dazu höher, er liegt bei etwa 72 kcal pro 100 g. Der Fettanteil der Kuhmilch und auch die Farbe stehen in direktem Zusammenhang damit, was die Kühe zu fressen bekommen. Die Milch von Kühen, die auf Frühlingswiesen weiden, enthält mehr Fettkügelchen, die zudem auch größer sind (was die Milch dickflüssiger macht), und sie hat diese wunderbar cremig gelbliche Farbe, die durch die Grünpigmente des im Gras enthaltenen Karotins entsteht. Dadurch ist sie ideal für die Herstellung von Butter, aber weniger geeignet für die Produktion von Hartkäse.

Ziegenmilch wird weniger durch solche Faktoren beeinflusst. Die Butterfettpartikel sind in der Regel kleiner und machen einen geringeren Anteil aus, nur etwa 11 Prozent. Die Milch ist also etwas magerer – sie enthält nur 61 kcal auf 100 g – und von der Farbe her weißer, da Ziegen Karotin nicht verwerten können. Viele Menschen, die Kuhmilch nicht vertragen, kommen mit Ziegenmilch gut zurecht.

Schafsmilch hat einen deutlich höheren Anteil an Butterfett, bis zu 17 Prozent. Von daher ist sie bestens geeignet für die Produktion von Käse (denken Sie nur an Feta, Manchego und Ricotta), aber da Schafe wesentlich kleiner sind als Kühe, geben Sie bei einem Melkvorgang auch dementsprechend weniger Milch. Deshalb ist Schafskäse mitunter eine recht teure Angelegenheit und etwas schwieriger zu bekommen.

Aber, und jetzt kommt ein großes Aber, wenn man als Selbstversorger leben möchte, empfiehlt es sich, auch eine eigene Kuh oder Ziege oder ein eigenes Schaf zum Melken zu haben. Dazu braucht man natürlich auch ein Stück Land und muss sich über alles Mögliche Gedanken machen, was dazu gehört, etwa Zeit und Aufwand. Dafür wird man dann aber auch reich belohnt! Für alle anderen von uns gibt es ja noch den Supermarkt, den Bioladen oder vielleicht ein gut sortiertes Feinkostgeschäft. Auch vor tiefgefrorener Milch zur Herstellung von Milchprodukten brauchen Sie nicht zurückzuschrecken. Das funktioniert nämlich prima, denn Milch lässt sich sehr gut einfrieren.

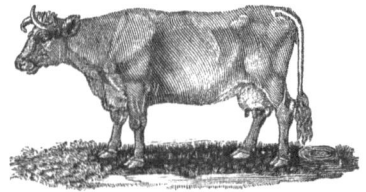

SAHNE

Für diejenigen, die eine eigene Kuh haben, ist die Herstellung von Sahne ganz einfach: Man schüttet Milch, die mindestens 2 bis 3 Tage alt ist, in einen großen Topf und lässt sie über Nacht bei Raumtemperatur stehen. Bis zum nächsten Morgen hat sich eine weiche Schicht Sahne darauf gebildet, die man vorsichtig abschöpfen kann, am besten mit einer Schöpfkelle. Wenn man eine ruhige Hand hat, kann man stattdessen auch mit dem Griff eines Löffels ein kleines Loch (etwa so groß wie eine Münze) an der Seite in die Sahneschicht stechen und die Flüssigkeit vorsichtig abschütten, sodass die Sahne übrig bleibt. Mit welcher Methode spielt keine Rolle, die Flüssigkeit ist jedenfalls halbentrahmte Milch, und die festere Schicht ist die Sahne. Das funktioniert allerdings nur mit Milch, die nicht homogenisiert wurde (wodurch die Milch zu einer Emulsion wird, bei der sich die Sahne nicht von der Flüssigkeit trennt), deshalb funktioniert es mit Milch aus dem Supermarkt leider nicht.

Wenn Sie Sahne nicht für ein Essen, sondern zur Weiterverarbeitung brauchen, haben manche Supermärkte mittlerweile auch dafür geeignete Sahne im Sortiment, die einen höheren Fettanteil (und eine cremig gelbliche Farbe) hat, sodass man hervorragend Butter daraus gewinnen kann. Nehmen Sie jedoch keine Sahne mit synthetischen Zusatzstoffen. Die können Sie sich zwar in den Kaffee schütten, aber zur Weiterverarbeitung eignet sie sich nicht.

BUTTER

Butter ist eigentlich nichts anderes als zu lange geschlagene Sahne. Wenn es Ihnen schon einmal passiert ist, dass Sie Sahne zu lange geschlagen haben und eine körnige Flüssigkeit dabei herauskam, dann waren die kleinen Körner die Butter und die Flüssigkeit die Buttermilch. Sie hatten es also schon fast geschafft! Sie hätten einfach weiterschlagen müssen, um noch mehr Butterpartikel zu produzieren und sie zu einem Klumpen Butter zusammenzudrücken.

In den Zeiten, als es solche »Gadgets« wie Mixer noch nicht gab, war das Buttern die Aufgabe von Milchmägden. Oftmals fingen sie schon im Morgengrauen damit an und gossen die Dickmilch (das ist der Rahm, der sich über Nacht auf der Milch abgesetzt hat) in ein Butterfass, worin sie dann stundenlang gestampft oder geschlagen wurde. Heute schütten wir einen Becher Sahne der Doppelrahmstufe in den Mixer und lassen ihn gerade einmal so lange laufen, bis wir auf dem Handy den nächsten Song ausgewählt oder eine Textnachricht abgeschickt haben.

(Wenn Sie das Ganze einmal testen wollen, nur um zu sehen, wie es funktioniert, hier eine Methode, für die sich meine Nichte und mein Neffe immer wieder begeistern können: Legen Sie ein Marmeladenglas mit dem dazugehörigen Deckel für etwa 15 Minuten in eine Schüssel mit kochend heißem Wasser, um es zu sterilisieren. Dann nehmen Sie es heraus und lassen es abkühlen. Füllen Sie das Glas zur Hälfte mit Doppelrahmsahne. Schrauben Sie den Deckel fest darauf, wickeln Sie das Glas in ein Küchentuch und schütteln Sie es wie wild. Es dauert ein Weilchen, aber irgendwann hören Sie dann das typische *D-däng* der kleinen Butterklumpen, die gegen das Glas schlagen.)

Bevor Sie mit dem Buttern anfangen, vergewissern Sie sich, dass die Sahne schon ein paar Tage alt ist. Wenn Sie die Sahne kaufen, nehmen Sie die Doppelrahmstufe und buttern Sie sie erst an dem Tag oder um den Tag herum, an dem das Mindesthaltbarkeitsdatum abläuft. Das macht Ihnen die Arbeit leichter und ergibt mehr Sahne mit umso besserem Geschmack. (Viele Läden setzen den Preis für frische Sahne herunter, wenn sie sich dem Mindesthaltbarkeitsdatum nähert. Also kaufen Sie sie dann, denn das ist billiger und funktioniert wie gesagt besser.) Aus 750 ml Sahne der Doppelrahmstufe (also mit einem Fettanteil von mindestens 30 Prozent) können Sie etwa 225 g Butter und 300 ml Buttermilch machen. Wichtig ist, dass Sie die Sahne über Nacht bei Zimmertemperatur offen stehenlassen, damit sie reifen kann – dabei handelt es sich um einen natürlichen Prozess, bei dem Bakterien auf die Laktose (den Milchzucker) in der Sahne wirken. (Bei industrieller Sahneherstellung wird ein sogenannter »Starter« beigegeben. Dachten Sie etwa, die Butter in den Kühlregalen wäre ohne Zusatzstoffe zustande gekommen? Weit gefehlt! Ein Grund mehr für eigene Herstellung.)

Schütten Sie die Sahne in eine Rührschüssel und setzen Sie den Schneebesen in den Mixer ein. Bevor Sie den Mixer einschalten, decken Sie die Schüssel mit einem Stück Küchenrolle oder mit einem absolut frischen Küchenhandtuch ab. Denn ja, es wird spritzen! Beginnen Sie auf mittlerer Stufe und achten Sie darauf, wann Sie merken und hören, dass die Butterklumpen gegen die Schüssel schlagen. Denn dann müssen Sie auf die niedrigste Stufe schalten. Hierbei handelt es sich nämlich um den Prozess, in dem die Bestandteile der Sahne in fest (Butter) und flüssig (Buttermilch) getrennt werden, und das wird nur ein paar Minuten dauern. Sobald dieser Vorgang sich in Gang setzt, werden Sie es daran merken, dass sich das Spritzen in der Schüssel nach einer dünneren Flüssigkeit anhört und schneller vonstattengeht. Das geschieht dadurch, dass die Butterfettkugeln, die die Sahne sonst zähflüssiger machen, sich absetzen (Buttermilch ist fast so dünnflüssig wie Wasser).

Dann müssen Sie den Mixer auf niedrige Stufe stellen, ihn aber noch ein paar Minuten lang eingeschaltet lassen, um sicherzugehen, dass sich die gesamte Butter in den Schlingen des Schneebeseneinsatzes abgesetzt hat. Erst dann schalten Sie ihn aus. Schaben Sie die Butterklumpen von den Schlingen des Schneebesens, formen Sie sie zu einem Klumpen und halten Sie sie unter kaltes Wasser, während Sie sie in den Händen hin- und herdrehen. Dann haben Sie fast reine Butter, an der aber immer noch ein wenig Buttermilch haftet. Diese müssen Sie so gut wie möglich entfernen, denn sie wird viel eher schlecht und könnte die Butter verderben. Deshalb legen Sie die Butter auf ein Holzbrett, nehmen zwei Holzlöffel oder Butterspachtel und schlagen damit auf die Butter, um so viel wie möglich der restlichen Buttermilch davon zu trennen. Dabei werden Sie sehen, dass in der Butter kleine Taschen mit milchiger Flüssigkeit aufplatzen. Waschen Sie die Butter noch einmal ab, formen Sie sie vorsichtig wieder zu einem Klumpen und wiederholen Sie diese Prozedur, bis die gesamte Flüssigkeit abgeflossen ist.

Sie können die Butter so verwenden, wie sie ist, oder Meersalz daruntermischen, auf 225 g etwa eine Messerspitze oder ganz nach Geschmack. Um die Butter streichfähiger zu machen, geben Sie sie noch einmal in eine Rührschüssel und mixen sie auf niedriger Stufe mit 100 ml mildem Olivenöl, bis sie cremig wird. Dadurch vergrößert sich die Menge und durch die Zugabe ungesättigter Fettsäuren reduziert sich im Gesamtverhältnis der Anteil der weniger gesunden gesättigten Fettsäuren.

Wenn Sie gewürzte Butter haben wollen, versuchen Sie es mit folgenden Varianten: Geben Sie für Steaks Estragon hinzu oder Blauschimmelkäse, um Filets damit zu füllen, Zitronenthymian für Hühnchen, Zitronenthymian und Knoblauch für Hähnchen nach Kiewer Art oder gehackte und pürierte Anchovis für Lamm.

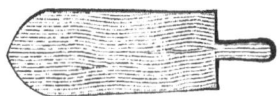

Buttermilch

Da der Fettanteil der Milch beziehungsweise der Sahne beim Buttern weitgehend abgeschöpft wurde, ist die Flüssigkeit, die übrig bleibt, praktisch fettfreie Buttermilch mit nur noch einem Drittel der Kalorien normaler Milch, aber einem nach wie vor hohen Gehalt an Kalium, Vitamin B12 und Kalzium. Sie hat einen leicht säuerlichen und dennoch angenehmen Geschmack. Verwenden können Sie sie folgendermaßen: Trinken Sie sie gekühlt, oder verwenden Sie sie für ein Müsli, für Kartoffelpüree, für Scones oder Sodabrot, oder für die Herstellung von Käse nach Ricotta-Art.

Geklärte Butter (Ghee)

Geklärte Butter wird deshalb gern zum Kochen verwendet, insbesondere in der Indischen Küche, weil alle störenden Stoffe abgeschieden wurden, die beim Kochen sonst verbrennen und bitter schmecken würden, sodass man geklärte Butter wesentlich stärker erhitzen kann als normale Butter. Man kann sie beispielsweise als Basis für ein ausgezeichnetes Curry-Gericht verwenden, aber auch ebenso als »Versiegelung« für eine selbst gemachte Pastete, damit sie keine Luft zieht und länger frisch bleibt.

Um Butter zu klären, geben Sie ungesalzene Butter in eine Kasserolle und erhitzen sie langsam, bis sie schmilzt. Passen Sie aber auf, dass sie nicht zu kochen beginnt. Die Butter wird sich in zwei Schichten teilen: eine klare Schicht oben und eine milchige Schicht darunter. Gießen Sie die klare Schicht vorsichtig ab in ein anderes Behältnis, und da haben Sie dann Ihre geklärte Butter.

JOGHURT

Die erste Erfahrung mit kontrollierter Fermentierung unter der Verwendung lebender Kulturen ist für Neulinge im Bereich der Milchverarbeitung oftmals die Herstellung von Joghurt in der eigenen Küche. Es mag überraschend klingen, aber die gesunde Wirkung von Joghurt kommt nicht allein durch die vielen guten Nährstoffe, sondern auch daher, dass Joghurt so leicht verdaulich ist und die Nährstoffe ebenso leicht absorbiert werden.

Um Joghurt mit Lebendkulturen herzustellen, braucht man, paradoxerweise, erst mal Joghurt mit Lebendkulturen, und zwar 2 TL als Starter, und dann noch 1,2 Liter Milch (entrahmt, halb entrahmt oder Vollfett). Ob man Ziegen-, Schafs- oder Kuhmilch nimmt, spielt keine Rolle, denn es funktioniert mit allen, wobei der Joghurt bei höherem Rahmanteil umso cremiger wird.

Erhitzen Sie die Milch in einer Kasserolle auf 38-49 °C, um etwaige Bakterien abzutöten. Dann gießen Sie sie in eine luftdicht verschließbare Flasche mit großer Öffnung, geben zwei Teelöffel Joghurt mit Lebendkulturen dazu und rühren das Ganze gut um. Verschließen Sie die Flasche und lassen Sie sie über Nacht (oder 10-12 Stunden) stehen. Am nächsten Morgen geben Sie den jungen Joghurt in eine Schüssel, bedecken ihn mit einem Teller und stellen ihn für eine paar Stunden in den Kühlschrank, damit er andickt. Dann ist er fertig und Sie können ihn essen oder ihm noch etwas Geschmack geben. Sie können ihn auch in ein Curry-Gericht rühren oder als Zutat für Naanbrot verwenden.

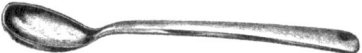

Wenn Sie ein paar Mal Joghurt selbst gemacht haben, können Sie für den nächsten immer ein paar Löffel von dem vorherigen aufheben, damit Sie nicht immer wieder neuen als Starter kaufen müssen. Alternativ dazu können Sie auch im Bioladen einen Starter kaufen. Solche Lebendkulturen bestehen im Wesentlichen aus guten Bakterien, womit man die schlechten, schädlichen Bakterien, die möglicherweise auf die Milch einwirken, eliminiert, sodass sich nur noch die guten vermehren. Diese gesunden Bakterien wirken auf die Laktose in der Milch und wandeln sie um in Proteine, durch die die Milch dann zu Joghurt wird, der gewissermaßen eine Mischung aus Quark und Molke ist.

Alle Joghurts, die aus Lebendkulturen gemacht werden, sind probiotisch. Sie bewirken eine gesunde Darmflora oder helfen ihr, sich zu regenerieren (besonders nach der Einnahme von Antibiotika), beugen Infektionen des Magen- und Darmtrakts vor und stärken das Immunsystem sowie die Abwehrkräfte.

Joghurt mit Geschmack

Alles an Obst, ob frisch oder aus der Dose, lässt sich verwenden, um Joghurt Geschmack zu geben. Aber Beerenobst, etwa Erdbeeren, Himbeeren oder schwarze Johannisbeeren, sind natürlich kaum zu toppen, wenn man sie mit einem umgedrehten Löffel zerdrückt und in den Joghurt rührt. Den Joghurt zu rühren, birgt allerdings die Gefahr, dass er wieder in seine Bestandteile aus Quark und Molke zerfällt. Also rühren Sie ihn nur vorsichtig um und versuchen Sie, die Früchte eher unterzuheben, wenn Sie den Joghurt aromatisieren wollen. Wenn die Bestandteile sich dann doch trennen, schütten Sie die flüssige Molke ab und stellen Sie den Joghurt noch einmal in den Kühlschrank, damit er abkühlt und wieder stockt. Weitere Zutaten, die Sie verwenden können, sind Honig, Nüsse, Müsli, Rosinen und Sultaninen, oder wenn Sie einen Dip daraus machen wollen, Avocados.

Frozen Yoghurt

Um diese gesunde Alternative zu Eiscreme herzustellen, gibt es zwei Methoden: Bei einer muss der Joghurt geschüttelt werden, wofür Sie sich am besten eine Eismaschine anschaffen. Bei der anderen wird der Joghurt tiefgefroren. Bei dem folgenden Rezept wird der Joghurt tiefgefroren, aber beide Methoden funktionieren gleich gut, sowohl für Frozen Yoghurt als auch für Eiscreme.

Tiefgefrorener Frozen Yoghurt

Für dieses Rezept brauchen Sie eine keimfreie, flache Bratform. Eine Bratform deshalb, weil sich die Masse auf eine größere Fläche verteilt und dadurch schneller einfriert, sodass sich so gut wie keine Eiskristalle bilden. Und das Metall ist in dem Fall ein wunderbarer Kälteleiter, was den Prozess zusätzlich beschleunigt. Hier noch ein praktischer Tipp: Frieren Sie die Form schon einmal ein, bevor Sie den Joghurt hineingeben

Gießen Sie 600 ml gekühlten Joghurt in die bereits gefrorene Form und stellen Sie sie für 10 Minuten wieder ins Gefrierfach. Dann nehmen Sie sie wieder heraus, gießen den Joghurt in ein Mixgerät und mixen ihn glatt. Danach geben Sie ihn wieder in die Form und stellen diese zurück ins Gefrierfach. Diesen Vorgang wiederholen Sie alle 10 Minuten, und zwar innerhalb von 1 ½ Stunden. Nach dem vorerst letzten Mixvorgang süßen Sie den Joghurt mit ein wenig Honig und geben ein paar Früchte, Nüsse oder Samen aus einer Vanilleschote hinzu. Dann mixen Sie ihn noch einmal, bis er glatt ist. Anschließend geben Sie ihn wieder zurück in die Form, bedecken ihn mit Frischhaltefolie, damit sich keine Eiskristalle bilden, und stellen ihn wieder ins Gefrierfach, bis er gefroren ist. Voilà: Frozen Yoghurt!

KÄSE

Geduld ist eine Zier,
drum eigne an sie dir.
Kaum eine Frau hat sie,
ein Mann erlernt sie nie.
(VERFASSER UNBEKANNT)

Wenn Sie richtig guten Käse herstellen wollen, brauchen Sie leider mehr als nur ein bisschen Geduld, denn damit Käse das charakteristische Aroma bekommt, muss er Monate, manchmal sogar Jahre lang reifen. Das gilt insbesondere für Hartkäse. Aber wenn Ihnen das gelingt, Mannomann, dann werden Sie wirklich reich dafür belohnt!

Zum Glück brauchen aber nicht alle Käsearten so lange. Quark oder Frischkäse kann man nämlich im Handumdrehen machen, und diese abgespeckte Einführung in die Kunst der Käserei zielt in erster Linie auf maximalen Geschmack und Effekt bei möglichst minimalem Aufwand ab. Die goldene Regel bei der Käseherstellung lautet: einen Schritt nach dem anderen machen, es langsam angehen lassen und sich erst dann an kompliziertere Käsesorten heranwagen, wenn man die Grundlagen beherrscht.

Mit diesem Teil des Kapitels ist es so wie in der Fahrschule, wo man zunächst lernt, mit Bremse, Gas oder auch Kupplung umzugehen. Dann kann man das Auto schon mal fortbewegen, aber ein wirklich guter Autofahrer wird man erst, wenn einem die Feinheiten in Fleisch und Blut übergehen. Bei der hohen Kunst der Käserei geht es auch um Feinheiten, und bis man sie beherrscht, dauert es Jahre. Jetzt aber nehmen Sie sich einfach die Freiheit und geben Sie Gas, um leckeren, erstklassigen Käse in Ihrer eigenen Küche herzustellen.

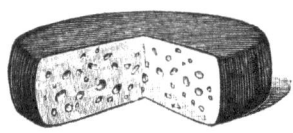

AUSSTATTUNG FÜR DIE KÄSEHERSTELLUNG

Ein bisschen an speziellem Equipment braucht man schon, wenn man Käse herstellen möchte, vor allem für Hartkäse, etwa ein Thermometer, ein Streichmesser (Palettenmesser) zum Schneiden von Quark oder Frischkäse und einen Wasserbadtopf. Wenn Sie noch keinen Wasserbadtopf haben, brauchen Sie zumindest zwei Töpfe, die ineinander passen, und zwar so, dass der kleinere mit den Griffen auf dem Rand des größeren steckt und innen rundherum noch Platz ist. Den äußeren Topf kann man dann bis zum Rand mit Wasser füllen und es zum Kochen bringen, sodass sich der innere Topf nur durch dieses Wasserbad erhitzt und die Milch, die man dort hineingibt, gleichmäßig erwärmt wird, damit sie nicht anbrennt. Alternativ dazu, wenn auch nicht ganz ideal, können Sie die Milch bei niedriger Hitze in nur einem Topf erhitzen, aber dann müssen Sie sie die ganze Zeit im Auge behalten, damit sie nicht anbrennt oder überkocht. Sie werden auch eine Käsepresse brauchen, um möglichst viel Flüssigkeit aus dem Käse herauszupressen, und Käseformen. (Eine Käsepresse kann man ganz einfach selbst bauen, sie funktioniert genauso gut wie eine gekaufte. Zeichnung siehe Seite 127. Auch Käseformen kann selbst machen oder improvisieren. Aber man bekommt sie auch in gut sortierten Haushaltsgeschäften oder im Internet.)

Grundzutaten

- **Milch:** Pasteurisierte Milch ist immer geeignet, ob von Kühen, Ziegen oder Schafen und Vollfett oder halbentrahmt. Generell gilt aber die Regel: Je mehr Fettgehalt, desto cremiger der Käse.

- **Starter:** Das sind Lebendkulturen harmloser Bakterien. Meist sind es Lactobazillen-Starter in flüssiger oder getrockneter Form, die man in Fachgeschäften, gut sortierten Naturkostläden oder im Internet kaufen kann.

- **Lab:** Das ist ein Gerinnungsmittel. Es sorgt dafür, dass sich die Milch in die Bestandteile Quark und Molke trennt. Und auch das bekommt man in Fachgeschäften, gut sortierten Bioläden oder im Internet. (Normalerweise stammt das Lab aus der Magenschleimhaut junger Tiere. Wenn Sie vegetarischen Käse machen wollen, müssen Sie also nach einem alternativen Produkt fragen.)

- **Salz:** Feinkörniges Meersalz und hochwertige Salzflocken

Quark und Hüttenkäse

Quark und Hüttenkäse sind Weichkäsearten, die weder gepresst werden noch reifen müssen und noch einen hohen Anteil an Feuchtigkeit enthalten. Man kann sie aus jeder Art von Milch herstellen, auch aus Ziegen- oder Schafsmilch, und je höher der Fettgehalt, desto cremiger wird das Resultat. Quark beziehungsweise Hüttenkäse aus entrahmter oder halbentrahmter Milch enthält wenig Fett, was diese beiden Käsearten sehr beliebt bei Figurbewussten macht.

Diese Art von Käse ist wahrscheinlich der am einfachsten herzustellende der Welt, und der vielseitigste, denn man kann ihn kalt essen, zum Beispiel zu einem Salat, verfeinert mit gehackten Kräutern wie Schnittlauch oder Basilikum, oder Cannelloni oder Ravioli damit füllen. (Wie wäre es mit total ausgefallenen Selbstversorger-Ravioli, gefüllt mit selbst gemachtem Hüttenkäse, Brennnesseln oder Spinat und ein wenig Muskatnuss?) Da Hüttenkäse auf der gleichen Herstellungsmethode basiert wie der indische Paneer kann man ihn auch mit gerösteten Gewürzen verfeinern und sehr gut als Füllung für Naanbrot verwenden. Wenn man Quark oder Hüttenkäse für etwa 6 Stunden leicht presst, sodass er an Feuchtigkeit verliert, kann man ihn schneiden. Und dann kann man ihn in eine Frischhaltedose legen und mit Olivenöl, Rosmarin und Knoblauch marinieren, was ihn auch länger haltbar macht.

Grundrezept für Quark oder Hüttenkäse

> 2,5 l nicht-entrahmte Milch
> Saft von 1 unbehandelten Zitrone

Gießen Sie die Milch in eine Kasserolle und erhitzen Sie sie bis zum Siedepunkt, dann nehmen Sie sie vom Herd. Geben Sie den Saft der Zitrone hinzu und rühren Sie gut um. Die Mischung wird sich dann in Quark und Molke trennen. Legen Sie ein Musselintuch in ein Sieb, gießen Sie die Mischung hinein und lassen Sie die Molke abtropfen. Was in dem Musselin übrig bleibt, ist der Hüttenkäse. Um ihn zu kompaktem Quark zu formen, schlingen Sie die Zipfel des Tuchs umeinander und pressen Sie die Masse aus oder legen Sie sie für einige Stunden bis zu einem Tag in eine Käsepresse. (Je länger Sie die Masse in der Presse lassen, desto fester wird sie.) Dann müsste sie soweit sein, dass Sie sie schneiden können.

Variante
Wenn Sie Käse in der Art von Mascarpone haben wollen, nehmen Sie anstelle der Milch Sahne der Doppelrahmstufe und lassen sie 2 Minuten lang sieden, bevor Sie die Molke abtropfen lassen.

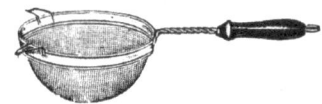

Knusprig verfeinerter Quark
Dieses Rezept ist ein echter Renner. Man kann es als Dip nehmen oder als knusprig proteinhaltiges Topping für vegetarische Curry-Gerichte verwenden.

> 225 g feiner Hartweizen- oder Maisgrieß
>
> ½ TL gemahlener Koriander
>
> ½ TL gemahlener Kreuzkümmel
>
> ½ TL Chilipulver
>
> 3 EL einfaches Mehl
>
> 1 Ei, geschlagen, mit 2 EL Wasser
>
> Fester Quark aus 1 Liter Milch, ca. 24 Stunden lang gepresst (siehe Seite 123) und in kleine Würfel geschnitten
>
> 1 EL Sonnenblumen- oder Erdnussöl

Geben Sie den Hartweizen- oder Maisgrieß und die Gewürze in eine flache Schüssel und vermischen Sie alles. Geben Sie das Mehl und das geschlagene Ei getrennt in zwei tiefe Teller, tauchen Sie die Quarkwürfel in das Mehl und dann in das geschlagene Ei. Dann geben Sie sie in die Gewürzmischung und rühren diese gut um, sodass die Gewürze an allen Seiten der Würfel haften. Erhitzen Sie das Öl in einer Pfanne und braten Sie die gewürzten Würfel unter stetigem Wenden, bis sie von allen Seiten goldbraun und knusprig sind. Nehmen Sie sie mit einem Pfannenwender heraus und lassen Sie sie auf einem Küchentuch abtropfen. Servieren Sie sie heiß oder kalt.

Weichkäse

Weichkäse, wie zum Beispiel Rahmkäse, wird in vieler Hinsicht mit den gleichen Methoden hergestellt wie Hartkäse, allerdings mit dem Unterschied, dass man ihn nur abtropfen lässt, er lediglich kurz oder gar nicht gepresst wird und nicht reifen muss. Die Herstellung von Weichkäse ist also wesentlich einfacher und schneller als die von Hartkäse, denn man kann ihn direkt essen. Er eignet sich sehr gut als Dip oder Brotaufstrich, man kann ihn zum Kochen verwenden und sogar für einen Käsekuchen. Rahmkäse wird traditionell aus Rahm gemacht, aber Sie können das Rezept auch abwandeln und nicht-entrahmte Milch verwenden, oder sogar Tofu, wenn Sie veganen, fettfreien Käse haben wollen.

Rahmkäse

Dieses Rezept ist für Rahmkäse aus nicht-entrahmter Milch. (Wenn die Milch auch nicht pasteurisiert ist, müssen Sie sie zunächst auf 30 °C erhitzen und dann auf Zimmertemperatur abkühlen lassen.)

1,2 l nicht-entrahmte pasteurisierte Milch

¼ TL flüssige Starter-Kultur oder eine Messerspitze trockene Starter-Kultur

3 Tropfen Lab

1 Prise feinkörniges Meersalz

Gießen Sie die Milch in eine Kasserolle und erhitzen Sie sie auf Zimmertemperatur. Dann rühren Sie die Starter-Kultur und das Lab unter. Dabei müssen Sie 5 Minuten lang kräftig rühren.

Decken Sie die Mischung ab und lassen Sie sie etwa 18-20 Stunden bei Zimmertemperatur stehen. Danach müsste sie aussehen wie Joghurt. Legen Sie ein Musselintuch in einen Durchschlag und geben Sie die Mischung mit einem Löffel hinein. Binden Sie die Zipfel des Tuchs mit einer Schnur zusammen und hängen Sie es zum Abtropfen über Nacht oder für mindestens 12 Stunden auf. (Sie können es an den Wasserhahn hängen. Das funktioniert prima.) Dann öffnen Sie diesen improvisierten Beutel, rühren die Masse mit einem Löffel um und hängen sie für weitere 12 Stunden zum Abtropfen auf.

Wenn die Flüssigkeit abgetropft ist, schaben Sie die Käsemasse aus dem Tuch in eine Schüssel und mischen Sie sie von Hand, bis sie glatt ist, unter der Hinzugabe von Salz oder Kräutern je nach Geschmack (zum Beispiel Schnittlauch). Kühl stellen und dann sofort essen!

Hartkäse

Nichts geht über einen guten Cheddar, und das folgende Rezept basiert auf einer Cheddar-Variante, ist aber dahingehend abgewandelt, dass man den Käse zu Hause in der Küche im Wasserbad selbst machen kann. Man kann ihn dann nach 2-3 Tagen essen oder wachsen, um ihn zu lagern und reifen zu lassen, bis er nach einigen Monaten seinen intensiven Geschmack erreicht hat. (Siehe Seite 121 für das nötige Equipment, das Sie dafür brauchen.)

Die Herstellung von Käse kann in vielen Schritten vonstattengehen, aber im Wesentlichen heißt das, man lässt die Milch drei Stadien durchlaufen: Fermentierung, Feuchtigkeitsentzug und Festigung. Die Fermentierung geschieht, wenn der Milch die Bakterienkulturen zugegeben werden, die sich sofort an den Michzucker (die Laktose) heranmachen und ihn umwandeln in Milchsäure. Als nächstes wird dem Käse die Flüssigkeit entzogen, indem man als Gerinnungsmittel Lab hinzugibt, wodurch sich der feste Bestandteil der Milch (Quark) vom flüssigen Bestandteil (Molke) trennt. Dann lässt man die Flüssigkeit abtropfen, und der Käse wird geformt, gepresst und schließlich gelagert, damit er sich festigt und reift.

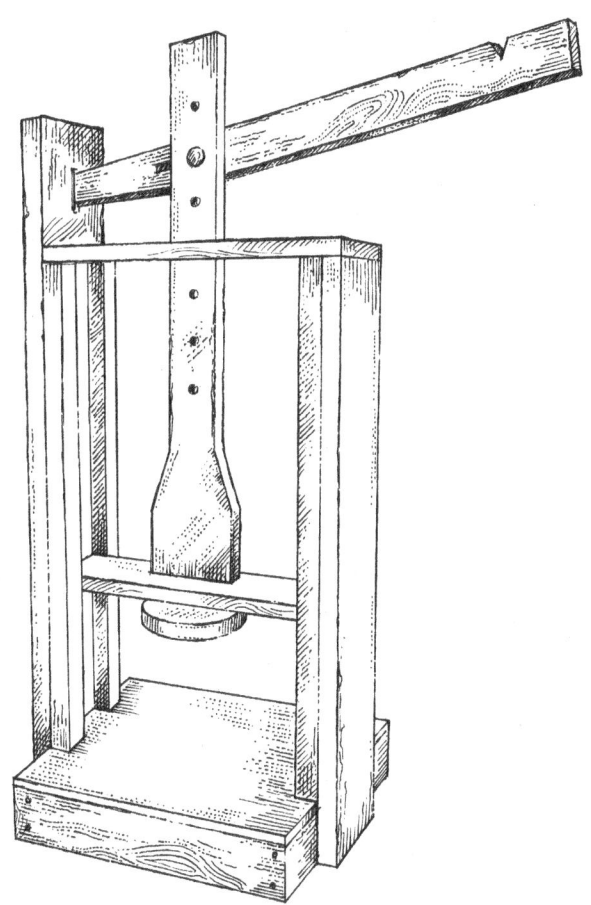

Eine einfache selbst gebaute Käsepresse

Mein Cheddar-artiger Käse

Dieses Rezept ergibt etwa 450 g Käse

> 5 l nicht-entrahmte pasteurisierte Milch
> 300 ml Sahne der Doppelrahmstufe
> 1 TL flüssige Starter-Kultur oder 1 Msp. trockene Starter-Kultur
> ½ TL Lab
> 2 TL Salzflocken

Mischen Sie die Milch und die Sahne im oberen Teil eines Wasser-
badtopfes und erhitzen Sie die Mischung auf 30 °C, und zwar unter
stetigem Rühren, damit sie nicht anbrennt. Nehmen Sie den Topf
vom Herd und geben Sie die Starter-Kultur in die Milch-Sahne-
Mischung. Verrühren Sie sie gut, decken Sie den Topf ab und stellen Sie ihn für etwa 1 Stunde an einen warmen Ort. Währenddessen
bringen Sie etwas Wasser in einem Kessel oder einem anderen Topf
zum Kochen und spülen einen Becher damit aus. Dann schütten Sie
so viel von dem Wasser in den Becher, dass der Boden bedeckt ist
und lassen das Wasser kalt werden.

Wenn die Stunde um ist, stellen Sie den Wasserbadtopf bei mittlerer Hitze wieder auf den Herd und nehmen den Deckel ab. Erhitzen Sie die Milch-Sahne-Mischung auf 32 °C. Verrühren Sie das Lab
mit dem sterilisierten Wasser in dem Becher und geben Sie es unter
vorsichtigem Rühren der Milch-Sahne-Mischung bei. Nehmen Sie
den Topf vom Herd, decken Sie ihn ein weiteres Mal ab und stellen
Sie ihn wieder an einen warmen Ort, diesmal für 1 ½ Stunden. In
diesem Zeitraum wird die Milch dann gerinnen.

Wenn die Zeit um ist, nehmen Sie den Deckel ab. Die Milch-
Sahne-Masse sollte nun fest sein. Nehmen Sie ein Streichmesser,
stechen Sie es am Rand des Topfes hinein und ziehen Sie es quer
durch bis zur gegenüberliegenden Seite des Rands. Wiederholen Sie
das mehrmals im Abstand von jeweils 1 cm, bis die gesamte Masse
aussieht wie ein linierter Bogen Papier (wobei der Bogen in diesem

Fall rund ist). Dann drehen Sie den Topf um ein Viertel weiter und wiederholen den gesamten Vorgang, sodass die neuen Linien die alten im 45-Grad-Winkel durchziehen und ein Muster aus Quadraten von je 1 cm Seitenlänge entsteht. Jetzt wird es kniffelig: Sie müssen das Streichmesser nämlich möglichst waagerecht durch die Käsemasse ziehen, sodass Sie am Ende lauter Würfel mit einer Kantenlänge von 1 cm haben. Anschließend stellen Sie den Wasserbadtopf wieder auf den Herd und erhitzen die Masse innerhalb der nächsten 45 Minuten sehr, sehr langsam auf 38 °C. Rühren Sie zwischendurch ab und zu vorsichtig um, damit die Käsewürfel nicht aneinander kleben.

Dann legen Sie ein Musselintuch in einen Durchschlag, stellen diesen in die Spüle und geben die Käsemasse vorsichtig in das Tuch. Schlingen Sie das Tuch um die Masse, binden Sie es oben so zusammen, dass es aussieht wie eine Kugel, und lassen Sie das Ganze für mindestens 15 Minuten so stehen. Anschließend reiben Sie den Käse vorsichtig mit den Salzflocken ein. Kleiden Sie eine Käseform mit einem anderen Musselintuch aus und legen Sie den Käse hinein (mit den Händen). Stellen Sie die Form in eine Käsepresse, und zwar für etwa eine halbe Stunde bei 1,8 kg Druck.

Danach nehmen Sie den Käse aus der Form und wickeln ihn aus dem Tuch. Dann drehen Sie ihn um, wickeln ihn wieder ein und legen ihn bei 3,6 kg Druck wieder in die Presse, aber diesmal für 12 Stunden. Anschließend nehmen Sie ihn wieder heraus, wickeln ihn aus und reiben ihn mithilfe eines kleinen Zipfels des Tuchs vorsichtig mit einer leichten Salzlösung ein. Dann legen Sie ihn für 3 Tage auf ein Bambustischset und drehen ihn zwei Mal am Tag um, bis er eine harte Rinde bekommen hat und eine hellgelbe Färbung annimmt. Nun ist der Käse fertig und Sie können ihn essen oder in Wachs tauchen und reifen lassen.

Und wenn Ihnen das Ausprobieren dieser Käse-Rezepte Spaß gemacht hat, machen Sie weiter und eignen Sie sich noch mehr an.

Es gibt großartige Bücher und tolle Internetseiten mit Rezepten für alle bekannten und weniger bekannten Käsesorten, die darauf warten, ebenfalls ausprobiert zu werden.

EISCREME

Im Wesentlichen gibt es zwei Arten von Eiscreme: zum einen auf Sahnebasis und zum anderen auf der Basis von Eigelb, also einer Crème Anglaise (Rezept siehe Seite 133). Man *könnte* diese beiden Eiscremearten natürlich ohne Eiscrememaschine machen, ebenso wie man sich selbst zahnärztlich behandeln *könnte*. Aber das ist nichts für schwache Nerven, denn es ist mit einer Menge Arbeit verbunden, und dass etwas dabei herauskommt, was Kinder in Begeisterung versetzt, ist nicht vollkommen unmöglich, aber doch sehr schwierig. Elektrische Eiscrememaschinen sind relativ günstig zu bekommen, und nach einem Sommer hat sich die Investition wahrscheinlich schon amortisiert, weil der wöchentliche Posten auf dem Supermarkt-Bon wegfällt. Im Sinne echter Selbstversorgung gibt es aber auch noch eine andere Möglichkeit …

Die handbetriebene Eiscrememaschine

Erinnern Sie sich noch an die arme Milchmagd, beziehungsweise an das Butterfass? Eine handbetriebene Eiscrememaschine ist genau das Gleiche, nur kälter. Wenn man Eiscreme aufschlägt, bekommt sie eine leichtere, lockerere, cremigere Konsistenz, weil sie während sie gekühlt wird, stetig gemischt wird. Außerdem besteht nicht die Gefahr, dass sich Eiskristalle bilden, weil eine vollständige Emulsion entsteht.

Handbetriebene Eiscrememaschinen kann man im Internet kaufen oder auch in Geschäften mit größerem Sortiment. Aber wenn man erst mal verstanden hat, nach welchen Prinzipien solche Geräte funktionieren – die tatsächlich ziemlich ausgeklügelt sind –, ist es ganz einfach, sich selbst so einen Apparat zu bauen.

Man denkt immer, man müsste das Spülbecken mit Eiswürfeln füllen, einen Metalltopf mit der Eiscrememischung hineinstellen und wie wahnsinnig rühren, bis die Mischung fest wird. Aber das funktioniert nicht, und es kann auch gar nicht funktionieren, weil die Eiswürfel in der Spüle nicht kälter sind, als 0 °C, was der Temperatur entspricht, bei der Wasser gefriert. Das ist aber nicht kalt genug, damit Eiscreme gefriert. Was wir also tun müssen, ist, das Eis in der Spüle noch weiter herunterkühlen, und das kriegen wir hin, indem wir Salz dazugeben. Das Salz bringt das Eis natürlich zum Schmelzen, aber dabei wird die Temperatur auf den Schmelzpunkt von Salzwasser sinken, und der liegt bei etwa -2 °C. Das ist kalt genug, um Eiscreme gefrieren zu lassen. Als nächstes steht man aber vor dem Problem, dass wenn man diese magischen -2 °C in der Spüle erreicht hat, es darin aber nicht lange genug so kalt bleibt, damit das Ganze funktioniert, weil das Spülbecken selbst sich durch die Atmosphäre wieder erwärmt. Was man nun also braucht, ist ein Behälter aus einem Material, das kein Wärmeleiter ist, und das beste Material dieser Art ist Holz.

Um eine Eiscremeapparatur zu bauen, nehmen Sie also eine Holzkiste, kleiden sie mit einem schwarzen Müllbeutel aus (sicherheitshalber doppelt), füllen die Kiste zur Hälfte mit Eiswürfeln, messen etwa ein Drittel der Eismenge in Salz ab und verrühren das Ganze. Dann geben Sie Ihre Eiscrememischung in einen Metalltopf und stellen den Topf in die Kiste mit Eis. Achten Sie aber darauf, dass kein Salzwasser in den Eiscremetopf spritzt. Nehmen Sie einen Holzlöffel und amüsieren Sie sich 20–30 Minuten damit, die Mischung stetig vom Rand in die Mitte umzuwälzen, bis sie fest wird.

Natürlich können Sie sich auch eine Eiscrememaschine kaufen und ein kühles Glas selbstgekelterten Weißwein schlürfen, während

Sie sich ansehen, wie die Maschine die Arbeit für Sie erledigt. Aber das macht doch nicht mal halb so viel Spaß, oder?

Eiscreme auf Sahnebasis

Mit diesem Rezept machen Sie feste Eiscreme, die gute alte Löffel-abrechen-Eiscreme (die man erst mal für eine halbe Stunde im Kühlschrank »wärmen« muss, wenn man sie aus dem Gefrierfach holt). Denn trotz ihres hohen Anteils an Rahm lässt sie sich sehr gut mit einer Handapparatur umwälzen und ist genau richtig für die klassischen, beliebten Geschmacksrichtungen Erdbeere, Vanille, Schokolade, Banane oder auch Orange.

300 ml Sahne
300 ml Sahne der Doppelrahmstufe
280 g Honig oder Puderzucker
½ TL Vanilleextrakt

Gießen Sie die Sahne in einen Topf und erwärmen Sie sie bei schwacher Hitze, bis sie am Rand kleine Blasen wirft. Geben Sie den Puderzucker und das Vanilleextrakt hinzu und rühren Sie die Zutaten unter, bis sie sich auflösen. Dann nehmen Sie die Mischung vom Herd und lassen sie abkühlen.

Wälzen Sie sie in einer handbetriebenen Eiscremeapparatur oder in einer Eiscrememaschine um und stellen Sie sie in den Kühlschrank oder frieren Sie sie ein (wie den Frozen Yoghurt auf Seite 119).

Eiscreme auf Eigelbbasis

Für softere Eiscreme, wie man sie heutzutage eher hat und die Sie mit Toffee- oder Kekssplittern oder sogar mit den Splittern von einem Schokolade-Ei verfeinern können, probieren Sie zunächst aus, wie man eine Eiercreme macht. Dafür braucht man ein Eigelb. Vor Jahren wurde Eiscreme auf der Basis von Eigelb grundsätzlich aus rohen Eiern hergestellt, aber das war, bevor uns der Zusammenhang zwischen rohen Eiern und Salmonellen klar wurde. Heutzutage geht man dieses Risiko nicht mehr ein, besonders wenn man Eiscreme für Kinder macht. Also besteht der Trick darin, die Eiercreme zu erhitzen, damit etwaige Salmonellen abgetötet werden.

600 ml nicht-entrahmte Milch

2 Eigelb

1 EL Streuzucker

125 ml Sahne der Doppelrahmstufe

Erhitzen Sie die Milch in einer Kasserolle, bis sie beginnt zu sieden, dann nehmen Sie sie vom Herd. Geben Sie die Eier und den Zucker in eine Schüssel und schlagen Sie die Mischung glatt. Dann gießen Sie nach und nach unter stetigem Rühren die Milch hinzu. Wenn die Milch sich mit den anderen Zutaten vermischt hat, schütten Sie die Mischung wieder in die Kasserolle und erhitzen sie wieder unter stetigem Rühren, bis sie so weit angedickt ist, dass sie an einem Löffel hängen bleibt. Nehmen Sie die Mischung vom Herd und lassen Sie sie abkühlen.

Schlagen Sie die Sahne in einem anderen Gefäß, bis sie fest ist, und heben Sie sie in die abgekühlte Eiercreme unter. Wälzen Sie sie in einer handbetriebenen Eiscremeapparatur oder in einer Eiscrememaschine um, aromatisieren Sie sie und frieren Sie sie ein.

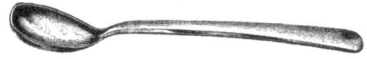

Milchshakes

Darüber, was ein richtig guter Milchshake ist, gehen die Meinungen auseinander – ob halb Eiscreme, halb Milch oder Joghurt gemixt mit Früchten (auch bezeichnet als Smoothie). Im Grunde genommen läuft es auf eine einzige Frage hinaus: Wollen Sie dekadent sein oder ernährungsbewusst?

Aber jeder sollte sich auch mal ein bisschen spätabendliche Dekadenz zugestehen, und dafür brauchen Sie nichts weiter als einen Schlag Eiscreme und einen Schluck Milch, und vielleicht noch ein paar Erdbeeren oder ein bisschen Kakaopulver. Alles zusammenmixen. Köstlich!

•

KAPITEL VIER

Die Heimische Brauerei

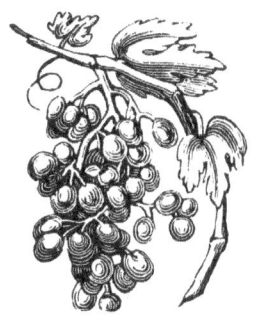

Aus fast allen essbaren Früchten, Beeren, Blüten und Wurzelgemüsen kann man Wein oder Bier herstellen – was recht praktisch ist. Von Heckenwein über »Turbomost« bis hin zu Honigmet und Bier, all das kann man selbst herstellen und Freunde daran teilhaben lassen. Auch dann, wenn man sich ein Bierbrau- oder Winzer-Set anschafft, ist jedes Glas Bier und jede Flasche Wein immer noch billiger als ein einfacher Schokoriegel. Wenn Sie die Grundlagen, die ich Ihnen in diesem Kapitel kurz erklären werde, erst einmal beherrschen, können Sie die ausgetretenen Pfade durchaus verlassen und mit all dem experimentieren, was Ihr Garten so hergibt oder Sie sammeln können – was das Ganze dann noch billiger macht. Und wenn Sie sich dennoch ein Starter-Set kaufen wollen, wird Sie auch das nur einen Bruchteil dessen kosten, was Sie sonst für Bier oder Wein ausgeben würden. Wenn Sie das Equipment nämlich erst einmal haben – sehen Sie sich im Internet auch nach gebrauchten Sets um –, kostet Sie jedes Gläschen so gut wie gar nichts mehr. Der Kostenpunkt ist jedoch nicht der Hauptgrund, warum immer mehr Leute Bier oder Wein selbst herstellen. Noch wichtiger ist der Geschmack. Der Geschmack ist es nämlich, was dazu geführt hat, dass Bier selbst brauen und Wein selbst keltern nicht mehr als etwas gelten, was nur bärtige »Körnerpicker« in irgendwelchen Gartenhütten betreiben, sondern zu einem schicken, trendigen Hobby geworden ist, das immer mehr in Mode kommt, weil es ganz einfach geht, Spaß macht, Kosten spart und darüber hinaus auch noch richtig gut schmeckt.

So gut wie jedes Bier und jeden Rot- oder Weißwein kann man nachmachen, und das mit vorzüglichen Resultaten. Ob es ein kühler, spritziger Chablis ist, ein vollmundiger Merlot oder ein erfrischendes Lagerbier – all das können Sie in Ihrer eigenen Küche selbst herstellen. Mittlerweile ist das nämlich ganz leicht, und zwar in besserer Qualität als je zuvor. Das Equipment ist nicht mehr so sperrig und die Rezepturen wurden perfektioniert. Zur stetigen Verbesserung von Bier und Wein aus Eigenproduktion hat wohl, wie man zugeben muss, auch das Internet beigetragen, weil die Leute dadurch leichter Informationen austauschen können. Bei so etwas wie Löwenzahnwein oder Brennnesselbier weiß man mittlerweile, worauf es ankommt. Die Rezepte wurden optimiert und die Ergebnisse damit auch. Met, Cidre und Birnenmost sind etwas nicht Alltägliches und schmecken einfach nach mehr.

Gesetzliche Bestimmungen

Abgesehen von wenigen Ausnahmen (einigen »trockenen« Staaten in den USA zum Beispiel) ist es absolut legal, Bier und Wein selbst herzustellen, der Verkauf ist jedoch *illegal*, weil man keine Steuern dafür zahlen würde. Wenn Sie aber nur für den eigenen Konsum produzieren und niemandem Geld für Ihr Selbstgebrautes abnehmen, können Sie das ruhig machen – allerdings mit der Ausnahme, dass Sie *keine alkoholischen Getränke destillieren* dürfen. Das hat weniger steuerliche als vielmehr gesundheitliche Gründe. Denn als Amateur kann es einem durchaus passieren, dass man unwissentlich genau die Art von Alkohol produziert, der gesundheitsschädlich und tatsächlich gefährlich sein kann.

Für den Anfang

Das Gute an der heimischen Herstellung ist ja, dass man sie einfach in der eigenen Küche betreiben kann. Als erstes sollten Sie sich entscheiden, wozu Sie eher neigen: Bier oder Wein? Und wenn man noch keine Erfahrung damit hat, ist es vermutlich besser, erst mal den üblichen Ansprüchen zu genügen, anstatt etwas ganz Besonderes produzieren zu wollen.

Wenn Sie gerne Rotwein mögen, versuchen Sie es erst mal mit einem einfachen Tafelwein. Das geht recht schnell und Sie werden mit dem Ergebnis zufrieden sein. Mit etwas Anspruchsvollem sollten Sie lieber noch warten, bis Sie etwas Erfahrung gesammelt haben. Sie müssen ja auch nicht sofort einen Chateauneuf-du-Pape anvisieren. Was Erfahrung angeht, ist es hierbei nämlich genauso wie mit der Käseherstellung: Man sollte es erst mal mit einem Ricotta probieren und sich dann zu einem Cheddar oder Brie hocharbeiten. Wenn Sie sich diesbezüglich jedoch schon auf einem höheren Level befinden, finden Sie in diesem Kapitel vielleicht noch die eine oder andere Anregung, zum Beispiel Met, Cidre oder Birnenmost herzustellen oder vom Weinkenner zum Bierliebhaber zu werden (oder umgekehrt).

In diesem Kapitel geht es um die grundlegenden Methoden und Prozesse bei der Herstellung von Rot- oder Weißwein, Bier, Met, Cidre und Birnenmost, und zwar unter dem Aspekt der Selbstversorgung. Denn wenn man die Gelegenheit hat, kann man natürlich auch die Zutaten selbst produzieren, etwa die Äpfel für den Cidre, die Birnen für den Most oder den Honig für den Met. Wenn Ihnen solche Zutaten nicht aus Eigenproduktion zur Verfügung stehen, können Sie sie entweder kaufen, oder besser noch, gegen die Produkte eintauschen, die Sie herstellen wollen, zum Beispiel mit jemandem, der einen Obstgarten oder Bienenstöcke hat. Bis auf wenige Dinge, wird das meiste an Ausrüstung wahrscheinlich schon in Ihrer Küche bereitliegen. Und wenn noch das eine oder andere fehlt, können Sie es bestimmt gebraucht oder neu bei den entsprechenden Händlern im Internet bestellen.

BIER BRAUEN

Im Mittelalter war es so gefährlich, Wasser zu trinken, dass alle nur Wein oder Bier tranken – ein erwachsener Mann schätzungsweise 4 bis 5 Liter am Tag. Zum Frühstück fing man erst mal mit einem halben Liter an und das setzte sich dann den ganzen Arbeitstag lang fort. Da mittlerweile zum Glück mehr Wert auf sauberes Wasser gelegt wird, ziehen heutige Arbeitgeber allerdings nüchterne Mitarbeiter vor, da sie der Ansicht sind, dass die Leute mehr leisten, wenn sie nicht herumtorkeln.

Bier kann man ganz einfach zu Hause selbst brauen. Gegenüber Wein hat es den Vorteil, dass die einzelnen Prozesse schneller ablaufen und es nach ein paar Tagen fertig ist – es sei denn, man möchte ein ganz exquisites Bier, das man ein Jahr oder noch länger reifen lassen muss. Die beiden Hauptunterscheidungskriterien sind obergärig und untergärig. Obergäriges, etwa Weizen, Kölsch und Alt, geht am einfachsten und schnellsten, weil die Hefe oben schwimmt und der Gärungsprozess ziemlich schnell abläuft. Bei Untergärigem, wie Pils, Lager oder Schwarzbier, ist es umgekehrt. Da schwimmt die Hefe unten und die Gärung dauert länger, bei niedrigeren Temperaturen. Für Obergäriges nimmt man Hopfen, der oftmals sogar wild wächst oder sich im Garten an einem Baum hinaufrankt – den könnten Sie also sammeln.

UTENSILIEN FÜR EIN EINFACHES OBERGÄRIGES ODER UNTERGÄRIGES BIER

Gäreimer

Rührstange aus Plastik

Sterilisator

Bierflaschen mit Kronkorken und Flaschenverschließer oder gereinigte Flaschen mit Bügelverschluss

Biersiphon aus Plastik

Braumischung nach Wahl

Untergäriges Bier mit einem Brauset brauen

Mit einem Brauset kann man kinderleicht 20 bis 25 Liter Bier brauen. Man bringt einfach 3,5 Liter Wasser zum Kochen, gießt es durch den Biersiphon in den Gäreimer und füllt den Eimer mit der Braumischung und dem dazugehörigen Zucker bis zu der Markierung auf. Das ist alles. Dann lässt man das Ganze stehen, bis es fertig ist, und lädt 40 bis 50 Leute ein, um es zu trinken. Wenn man die Anleitung befolgt, kann man damit kaum etwas falsch machen.

Es gibt verschiedene Mischungen mit leichten Unterschieden, und wenn Sie den Bogen erst mal raushaben, können Sie daraus Ihre eigene kreieren. Wenn Sie anfangen, damit zu experimentieren, brauchen Sie die fertigen Mischungen eigentlich gar nicht mehr, sondern können sich auch direkt die entsprechenden Zutaten für Ihre eigene Mischung kaufen.

Obergäriges Bier brauen

Bei obergärigem Bier sind die Varianten so vielfältig wie bei Wein. Deshalb fängt man am besten mit einem Grundrezept an und verändert es dann je nach Geschmack. Bevor Sie das Bier in Flaschen abfüllen, müssen Sie den Biersiphon und die Flaschen mit einer speziell dafür geeigneten Lösung sterilisieren. Nehmen Sie dicke Glasflaschen mit Deckeln, die ein »lebendiges« Bier aushalten, und lassen Sie sich bloß nicht dazu verleiten, benutzte Kronkorken noch einmal zu verwenden, denn dabei funktioniert der Flaschenverschließer nicht immer. Gereinigte Flaschen mit Bügelverschluss sind natürlich immer gut.

Grundrezept für obergäriges Bier

Mit dieser Methode geht man einen Schritt weiter als mit einer Braumischung, sodass man eventuell noch ein paar zusätzliche Utensilien kaufen muss. Wenn das Wasser aus Ihrem Hahn ein wenig metallisch oder nach Chlor schmeckt, müssen Sie es zunächst mit einer Prise Salz abkochen, damit der Geschmack des Biers nicht beeinträchtigt wird. Wenn Sie ein vollmundigeres Bier haben wollen, erhöhen Sie den Anteil an Malzextrakt um etwa die Hälfte. Lassen Sie dieses Bier drei Wochen lang gären, dann können Sie es trinken. Sie können es aber auch reifen und samtiger werden lassen, wenn Sie es einige Monate lang gären lassen (vorausgesetzt, Sie können so lange widerstehen).

> 25 g Hopfen (etwas mehr oder weniger, je nachdem wie mild
> oder stark das Bier werden soll)
> 450 g Malzextrakt
> 225 g gekörnter Zucker
> Saft von ½ unbehandelten Zitrone
> 1 Prise Salz
> 1 gehäufter TL trockene Bierhefe
> 8-9 TL Streuzucker

Stellen Sie einen kleinen Teil des Hopfens erst mal beiseite und geben Sie die größere Menge mit 3,5 Litern Wasser in einem Topf und lassen Sie das Ganze eine Stunde lang sprudelnd kochen. Füllen Sie einen anderen Topf mit 1,2 Litern Wasser, geben Sie das Malzextrakt und den Zucker hinzu und lassen Sie die Mischung bei niedriger Hitze köcheln, bis der Zucker sich vollständig aufgelöst hat. Das ist dann die sogenannte Bierwürze. Wenn der Hopfen eine Stunde lang gekocht hat, seihen Sie das Wasser durch einen Durchschlag ab in die Bierwürze und lassen Sie das Ganze erkalten. Gießen Sie anschließend 600 ml Wasser durch den Durchschlag über den trockenen Hopfen in die Bierwürze, um noch mehr Geschmack herauszuholen. Geben Sie den Zitronensaft, das Salz, die Hefe und den Hopfen, den Sie zuvor beiseite gestellt hatten, hinzu und rühren Sie die Zutaten um, bis sich alles gut vermischt hat. Decken Sie die Mischung ab und stellen Sie sie für 3 Tage an einen warmen Ort.

Schöpfen Sie mit einer Schöpfkelle den Schaum ab und lassen Sie die Mischung für weitere 5 Tage stehen. Dann rühren Sie sie kräftig um. Anschließend warten Sie 24 Stunden, bis sich der Bodensatz wieder gesetzt hat, bevor Sie das Bier in Flaschen abfüllen, und zwar bis höchstens 2,5 cm unter der Öffnung. (Vielleicht reicht das Bier gar nicht, um alle Flaschen bis oben hin zu füllen.) Geben Sie in jede Flasche 1 TL Zucker (in die, die nicht ganz voll sind, natürlich dementsprechend weniger, und verschließen Sie sie.

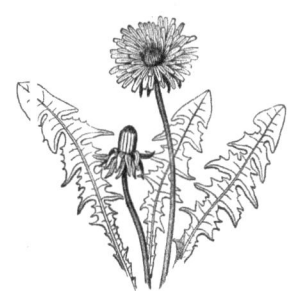

Bier aus gemischten Blättern

Als echter Selbstversorger macht man Bier natürlich aus allem, was man so findet. Bevor sich Hopfen als Geschmacksgeber durchsetzte, wurde aus allen Pflanzen und Blättern, die zur Verfügung standen, ein leichtes Bier gebraut. Das folgende Rezept ist eine Abwandlung der ältesten Bierrezeptur, die es gibt. Sie ist für ein leichtes, erfrischendes Getränk – ideal für einen warmen Sommernachtmittag. Wenn Sie nicht alle Blätter sammeln können, reicht es auch, wenn Sie nur Löwenzahn- und Brennnesselblätter nehmen.

¼ Eimer gemischte Blätter, zum Beispiel die folgenden: Brennnesseln, Löwenzahn, Hopfen, einen oder zwei junge Fichten- oder Tannenzweige und ein kleiner Sauerampfer.

25 g Weinstein (als Treibmittel)

700 g Streuzucker

¼ TL Trockenhefe

Waschen Sie die Blätter und lassen Sie sie abtropfen. Geben Sie sie in einen großen Topf, füllen Sie sie auf mit 6 Litern Wasser und lassen Sie sie 15 Minuten lang kochen. Dann seihen Sie die Flüssigkeit ab, sodass keine Blätter oder etwaige Zweige mehr darin enthalten sind. Gießen Sie die Flüssigkeit zurück in den Topf und bringen Sie sie erneut zum Kochen. Reduzieren Sie die Hitze soweit, dass die Flüssigkeit nur noch köchelt, geben Sie den Weinstein und den Zucker hinzu und rühren Sie um, bis sich beides richtig aufgelöst hat. Nehmen Sie den Topf vom Herd und lassen Sie die Mischung ein wenig abkühlen. Wenn sie lauwarm ist, geben Sie die Hefe dazu und verrühren sie. Legen Sie ein Küchentuch darüber und lassen Sie das Ganze 4 Tage lang stehen. Dann schöpfen Sie mit einer Schöpfkelle den Schaum ab, aber so vorsichtig, dass Sie das Bier unter der Schaumoberfläche nicht aufrühren. Füllen Sie es durch einen Siphon in Flaschen ab, sodass der Bodensatz zurückbleibt. Dann kühl stellen und trinken!

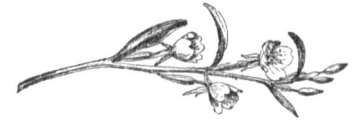

WEIN HERSTELLEN

Wein selbst herzustellen ist nicht schwer, schließlich wird es seit 6000 Jahren praktiziert. Mit so viel Übung sollten wir es eigentlich ganz gut können, und so ist es ja auch. Mit den Zutaten, die man im Internet oder in speziellen Geschäften bekommt, und den entsprechenden Anleitungen, können die Resultate sich durchaus sehen lassen. Damit kann man flotte, stylische Rot- und Weißweine produzieren, und wenn Sie auf Nummer sicher gehen wollen, nehmen Sie ruhig eine solche Mischung.

Viele Weine kann man jedoch vollständig selbst herstellen, und sobald Sie angefangen haben, damit zu experimentieren, wird es überhaupt erst interessant. Wenn Sie zu den Leuten gehören, die kein Problem damit haben, das neue Spezialgericht auf der Speisekarte zu bestellen, in einer mexikanischen Bar einen Schluck aus einer Schnapsflasche zu nehmen, auf deren Boden ein Wurm oder ein Skorpion schwimmt, oder Brennnesselsuppe zu kochen *und* sie sogar zu probieren, dann sollten Sie tatsächlich in Erwägung ziehen, Wein aus allem zu machen, was sich dafür anbietet.

Was genau ist Wein?

Wein ist eine Kombination aus vier Dingen: Wasser, Zucker, Süße und Geschmacksgebern. Der Zucker kommt in Wasser, das Ganze wird erwärmt und bildet dann einen wunderbaren Nährboden für die Hefe. Diesen Prozess nennt man Fermentierung oder auch Gärung.

Die Ausgewogenheit eines guten Weins hat viel mit dem Verhältnis von Zucker und Hefe zu tun: Zu viel Zucker heißt, die Hefe kann ihn gar nicht vollständig aufnehmen, und dann wird der Wein zu lieblich, also süß wie Sirup. Zu wenig Zucker bringt den gegenteiligen Effekt: Der Wein wird zu trocken, also zu sauer, und schmeckt obendrein auch noch nach Hefe. Wenn man die richtige

Menge Zucker nimmt, wandelt die Hefe die Hälfte davon um in Alkohol und den Rest in Kohlensäure, die dann verfliegt.

Als Geschmacksgeber für Wein werden überwiegend Trauben verwendet, aber es gibt zahlreiche Alternativen, die Sie ausprobieren können. Landweine mit Früchten, Beeren, Wurzelgemüsen oder Blüten als Geschmacksgeber sind erstaunlich gut, und wenn Sie ein wenig Übung darin haben, werden Sie Ihnen so gut gelingen, dass sie mit vielen der kommerziellen Weine locker mithalten können, oftmals sogar noch besser schmecken.

Prinzipien der Weinherstellung

- Den Geschmack geben Pflanzen/Gemüse/Blüten/Beeren.

- Den Geschmacksgebern werden Zucker und Hefe beigegeben und dann beginnt die Gärung.

- Nach etwa 10 Tagen wird die Flüssigkeit abgeseiht in eine Ballonflasche mit Gärspund (Luftsschleuse), wo sie dann ein paar Wochen lang munter weitergärt.

- Der Wein (die klarere Flüssigkeit) über dem Bodensatz wird umgefüllt in eine andere Ballonflasche und wieder stehengelassen, bis sich ein Rest an Bodensatz bildet.

- Wenn das geschehen ist, ist der Wein fertig und wird in Flaschen abgefüllt.

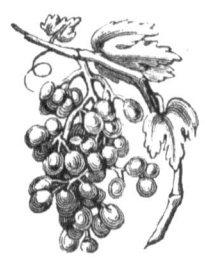

ZUBEHÖR

Großer Topf

Trichter

Ballonflaschen

Gärspund

Musselintuch

Vorbereitung

Bevor Sie mit irgendetwas anfangen, ist das Wichtigste, alles um Sie herum so zu arrangieren, dass Sie gut damit arbeiten können. Alles, was Sie benutzen, müssen Sie in eine Sterilisierlösung legen, üblicherweise 1 Campden-Tablette (schwefelbasiertes Sterilisierungsmittel) auf 4-5 Liter Wasser (und vielleicht noch einen Teelöffel Zitronensäure dazugeben, wenn Sie welche im Haus haben), damit sich keine Bakterien ansiedeln und Ihnen den Wein verderben. Sterilisieren Sie Ihr Zubehör bevor und nachdem Sie es benutzen, spülen Sie die Flaschen und Korken damit. (Flaschen zum Sterilisieren in den Backofen zu legen oder in kochendes Wasser zu tauchen, sollten Sie vermeiden, denn das ist nicht einmal halb so effektiv wie eine Lösung auf Schwefelbasis.)

Anfangen

Landweine beziehen ihren Geschmack aus ländlichen Produkten. Aber das heißt nicht, dass Sie dafür auch auf dem Land leben müssen. Wenn Sie ein Bauernbrot backen wollen, müssen Sie ja auch nicht auf einem Bauernhof wohnen. Sie brauchen lediglich Bezugsquellen für die richtigen Zutaten. Im Idealfall beziehen Sie sie aus Ihrem eigenen Gemüsegarten oder sammeln sie. Wenn beides nicht geht, können Sie sie natürlich auch kaufen, vielleicht von einem Bauernstand auf dem Markt. Dann haben Sie immerhin das Gefühl, dass Sie ländliche Zutaten verwenden. Aber wenn auch das nicht möglich ist, tut es ein Einkauf im Bioladen oder Supermarkt natürlich auch.

Für Marmelade oder Chutneys sind Obst und Gemüse aus zweiter Wahl durchaus angebracht, aber für die Herstellung von Wein dürfen Sie nur erste Wahl verwenden und müssen alles aussortieren, was Druckstellen hat oder nicht mehr ganz frisch scheint. Gemüse wie Karotten, Kürbis, Kartoffeln, Pastinaken oder Erbsenschoten müssen sauber geschrubbt und zerkleinert werden, bevor man sie gemäß dem jeweiligen Rezept aufkocht. Auch Blätter von Brennnesseln, Petersilie, Kohl oder Salat müssen zunächst gesäubert und zerkleinert werden.

Holunder- oder Löwenzahnblüten ergeben sehr feine, milde Weine, manchmal viel zu fein, sodass bei einigen Rezepten getrocknete Früchte wie Rosinen oder auch ein Spritzer Zitronensaft zugegeben wird, um dem Wein mehr Körper und Charakter zu verleihen. Wenn Sie Ihrem Wein das wunderbare Bouquet von Blüten geben wollen, können Sie es extrahieren, indem Sie die Blüten über Nacht in Wasser einweichen, bevor Sie mit dem eigentlichen Vorgang beginnen.

Im März, wenn die Säfte in den Bäumen aufsteigen, können Sie Birken etwa 1,2 Liter Saft abzapfen. Das dauert nicht einmal einen Tag lang. Aber es ist wichtig, dass Sie die Wunde dann auch wieder verschließen, sonst würde der Saft weiter fließen und der Baum könnte sterben. Aus Birkensaft kann man jedenfalls Birkenwein herstellen.

Wein auf die Schnelle

Das folgende Rezept ist perfekt, wenn man gerade erst damit anfängt, Wein selbst herzustellen. Denn schneller als mit diesem Rezept geht es eigentlich nicht, und man bekommt damit einen guten Tafelwein mit ca. 8 Vol.-% Alkohol. Natürlich ist dieser Wein sehr jung und hatte noch nicht genug Zeit, um zu reifen und seinen Geschmack vollständig zu entfalten, aber schon beim ersten Schluck werden Sie freudig überrascht die Augenbrauen hochziehen. Je länger Sie ihn dann noch stehenlassen, desto besser wird er. Lagern Sie ihn für eine Woche an einem kühlen Ort, bevor Sie ihn trinken. Oder lassen Sie ihn 6-8 Monate reifen.

450 g Streuzucker
225 g getrockneter Malzextrakt
600 ml Trauben-, Ananas- oder Cranberrysaft
1 TL Allzweck-Weinhefe

Erhitzen Sie 2 Liter Wasser langsam in einen großen Topf, während Sie den Zucker einrühren. Lösen Sie den Malzextrakt in einem anderen Topf in 150 ml lauwarmem Wasser auf. Rühren Sie den Fruchtsaft unter und gießen Sie die Flüssigkeit in eine Ballonflasche. Lösen Sie die Hefe in 3 EL warmem Wasser auf und geben Sie sie der Flüssigkeit bei. Gießen Sie 2,25 Liter Wasser hinzu (bis zum Flaschenhals). Schütteln Sie die Mischung gut durch, stecken Sie den Gärspund auf die Flasche und stellen Sie sie zum Gären an einen warmen Ort.

In den folgenden zwei Wochen schwenken Sie die Ballonflasche einmal am Tag, damit der Bodensatz aufsteigt in den Körper des Weins. Dann filtern Sie den Wein durch ein Musselintuch, das Sie in einen Trichter legen. Anschließend gießen Sie ihn wieder in die Ballonflasche, stecken den Gärspund auf und lassen den Wein für ein paar Tage an einem warmen Ort stehen. Wenn der Gärungsprozess abgeschlossen ist und keine Bläschen mehr aufsteigen, füllen Sie ihn in Weinflaschen ab und verkorken ihn.

Rosenblütenwein

Dieser Wein hat ein etwas reicheres Bouquet, ist mit seiner sommerlich blumigen Note dabei aber dennoch wunderbar leicht. Nach der

Abfüllung in Flaschen braucht er etwa sechs Monate, bis man ihn trinken kann. Aber das Warten lohnt sich. Wenn Sie die Geduld aufbringen, lagern Sie ihn 2 Jahre lang, dann ist er am besten.

1 kg Streuzucker
2,75 l Rosenblüten
Saft von 1 unbehandelten Zitrone
1 TL Allzweck-Weinhefe

Mischen Sie den Zucker in einem großen Topf mit 4,5 Liter Wasser und bringen Sie das Ganze zum Kochen. Geben Sie die Blütenblätter hinzu und dann den Zitronensaft. Nehmen Sie den Topf zum Abkühlen vom Herd. Wenn die Mischung nur noch lauwarm ist, rühren Sie die Weinhefe ein. Legen Sie ein sauberes Küchentuch darüber. In der folgenden Woche rühren Sie die Mischung einmal am Tag um und bedecken sie anschließend wieder. Danach seihen Sie sie durch ein Musselintuch in eine Ballonflasche mit Gärspund und stellen sie zur weiteren Gärung für etwa 6 Wochen an einen warmen Ort. Danach füllen Sie den Wein ab in eine andere Ballonflasche mit Gärspund und lassen ihn 6 Monate lang stehen, bevor Sie ihn in Flaschen umfüllen.

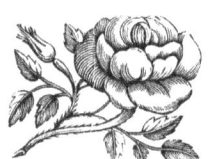

Marmeladenwein

Gibt es eine bessere Art, alte Marmelade zu verwerten, als Wein daraus zu machen? Also sehen Sie sich einmal an, was Sie da noch so in den Regalen Ihrer Vorratskammer oder im Küchenschrank haben und vermutlich nicht mehr essen werden, weil es so lange dort gestanden hat, dass sich schon der Zucker absetzt. Solcher Wein sollte ein Jahr reifen, und er hält jahrelang.

6-7 Gläser Marmelade

1 EL Trockenhefe

1 EL Streuzucker

Schütten Sie die Marmeladen in einen Gäreimer, füllen Sie sie auf mit 4,5 Litern kochendem Wasser und verrühren Sie alles zu einer gleichmäßigen Mischung. Lassen Sie die Mischung auf Körpertemperatur abkühlen. Mischen Sie die Hefe mit dem Zucker und ein wenig warmem Wasser, um sie zu aktivieren. Dann rühren Sie sie gut in die Mischung ein. Decken Sie die Mischung ab und stellen Sie sie für 3-4 Tage an einen warmen Ort. Danach füllen Sie sie durch einen Weinsiphon um in eine Ballonflasche mit Gärspund (achten Sie darauf, dass Sie all die kleinen Frucht- und Schalestückchen erwischen). Lassen Sie die Mischung 6 Wochen lang gären, und dann füllen Sie sie um in eine saubere Ballonflasche mit Gärspund und lassen sie noch einmal stehen, bis sich der restliche Bodensatz abgesetzt hat und der Wein zu einer klaren Flüssigkeit geworden ist. Füllen Sie ihn durch den Weinsiphon ab in Flaschen.

Wein aus Erbsenschoten

Einen solchen Wein kann man auch aus anderen Gemüsen machen, zum Beispiel aus Pastinaken oder Roter Bete. Nehmen Sie einfach die gleiche Menge an Gemüse, ansonsten bleibt die Vorgehensweise dieselbe. Lagern Sie den Wein mindestens 6 Monate lang, besser noch ein Jahr. Aber trinken Sie ihn innerhalb von 3 Jahren.

2 kg Erbsenschoten

Dünn abgeschälte Schale und Saft von 2 unbehandelten Zitronen

Dünn abgeschälte Schale und Saft von 2 unbehandelten Orangen

1 kg Streuzucker

¼ TL Tannin (Gerbsäure)

1 TL Hefenährsalz

1 TL Allzweck-Weinhefe

Bringen Sie 4,5 Liter Wasser zum Kochen und geben Sie die Erbsenschoten und die Schalen der Zitrusfrüchte hinein. Reduzieren Sie die Hitze und lassen Sie das Ganze 30 Minuten lang köcheln. Nehmen Sie die Mischung vom Herd und lassen Sie sie auf Körpertemperatur abkühlen. Geben Sie die restlichen Zutaten in einen anderen Topf oder in einen Gäreimer. Seihen Sie die Erbsenmischung in die Zuckermischung und verrühren Sie beides, bis der Zucker sich aufgelöst hat. Dann füllen Sie die Mischung in eine Ballonflasche mit Gärspund. Lassen Sie sie je nach Temperatur etwa 6 Wochen stehen, bis der Gärungsprozess abgeschlossen ist. Dann füllen Sie den Erbsenwein ab in Flaschen.

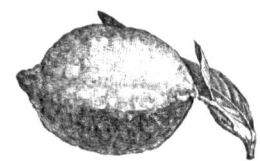

Holunderblütenwein

In einem Abschnitt über Landweine, darf natürlich zum guten Schluss eine Hommage an die Königin der Landweine nicht fehlen: Holunderblütenwein. Lassen Sie diesen Wein mindestens 3 Monate lang reifen, bevor Sie ihn trinken, oder – wenn Sie so viel Geduld aufbringen – 6 Monate lang. Dann ist er am besten.

425 ml Holunderblütenrispen

225 g Rosinen

1,5 kg Streuzucker

Saft von 3 unbehandelten Zitronen

1 TL Allzweck-Weinhefe

1 TL Hefenährsalz

1 TL Trauben-Tannin

Bringen Sie 2,25 Liter Wasser in einem großen Topf zum Kochen und geben Sie die Holunderblütenrispen, die Rosinen, den Zucker und den Zitronensaft hinein. Gießen Sie die Mischung mit weiteren 2,25 Litern Wasser auf, rühren Sie sie gut um und lassen Sie sie abkühlen, bis sie nur noch lauwarm ist.

Geben Sie die Weinhefe, das Hefenährsalz und das Trauben-Tannin dazu. Decken Sie den Topf mit einem sauberen Küchentuch ab und stellen Sie ihn für den Gärungsprozess 4-5 Tage lang an einen warmen Ort. Seihen Sie die Mischung durch ein Musselintuch ab in eine Ballonflasche mit Gärspund und lassen Sie sie gären, bis keine Bläschen mehr aufsteigen.

Wenn der Wein zu einer klaren Flüssigkeit geworden ist, füllen Sie ihn um in eine saubere Ballonflasche mit Gärspund. Zwei Monate danach können Sie ihn in Flaschen abfüllen, um ihn an einem kühlen Ort zu lagern.

CIDRE

Wenn man Reinheit und Schlichtheit aus einem Glas trinken will, geht doch nichts über Cidre. Nach all den Rezepten für Bier und Wein, wo bestimmte Prozesse ablaufen und man dieses oder jenes tun und hinzufügen muss, kann man vermutlich kaum glauben, dass ein Getränk einfach nur aus dem Saft ausgepresster Äpfel besteht. Das kann doch nicht funktionieren, denkt man sich. Ohne Hefe? Und ohne Zucker? Wie soll das denn gären?

Die Antwort lautet: Mutter Natur war so freundlich, uns ein fertiges Brauereiset zur Verfügung zu stellen, nämlich den Apfel. Alles, was Sie brauchen, um Cidre herzustellen, ist bereits in der kleinen, kompakten Kugel enthalten. Die Zellen der Schale enthalten wilde Hefe, die mit der Süße des Apfels, also dem natürlichen Fruchtzucker, reagiert und ihn während der Gärung in Alkohol umwandelt. Ohne etwas hinzuzufügen, ohne etwas wegzunehmen. Wunderbar einfach.

Aber wo wäre denn der Spaß, wenn es dabei nicht doch ein paar Herausforderungen gäbe? Die größte Hürde ist, an den Apfelsaft zu kommen. Äpfel sind von sehr fester Konsistenz, deshalb braucht man ziemlich viel Druck, um sie auszupressen. Aus diesem Grund wurden Mostpressen oder spezielle Cidre-Pressen konstruiert. Solche Pressen kann man kaufen, aber sie sind nicht so leicht zu bekommen, und wenn doch, sind sie meistens zu teuer, als dass sich die Anschaffung lohnen würde. Also besteht die Lösung, wie so oft als Selbstversorger, darin, selbst eine solche Presse zu bauen. Sehen Sie sich dazu meine Zeichnung auf der nächsten Seite an, und auch die Apfelpressen bei www.cider.org.uk/millpress.htm.

Die nächste Herausforderung sind dann die Äpfel selbst. Denn die unterschiedlichen Apfelsorten geben auch einen unterschiedlichen Geschmack. Aus säuerlichen Äpfeln wird säuerlicher Cidre, und aus süßen Äpfeln wird süßer Cidre. Der beste Cidre besteht aus einer Mischung von beidem. Und einen halbtrockenen bis trockenen Cidre bekommt man, wenn man säuerliche und süße Äpfel im Verhältnis 2:1 mischt.

Wie man Cidre selbst herstellt

Wenn Sie einen Obstgarten haben oder sich ein solcher in Ihrer Nähe befindet, wo Sie Äpfel bekommen können, ist das natürlich die beste Möglichkeit. Wenn diese jedoch nicht gegeben ist, gehen Sie zu einem Stand auf dem Markt oder zu einem Obsthändler, wo es lose Äpfel gibt, denn das ist besser als abgepackte. Suchen Sie sich schöne, reife Äpfel aus und nehmen Sie keine mit vielen Druckstellen oder braunen Flecken. (Generell geht Fallobst natürlich.) Wenn die Äpfel für ein paar Wochen an einem kühlen Ort, etwa in einer Garage oder einer Scheune, gelagert werden, wird die Schale weicher. Aber waschen dürfen Sie sie vorher nicht, denn das stört die natürliche Hefebildung. Nach etwa zwei Wochen können Sie sie aufschneiden und den Saft herauspressen.

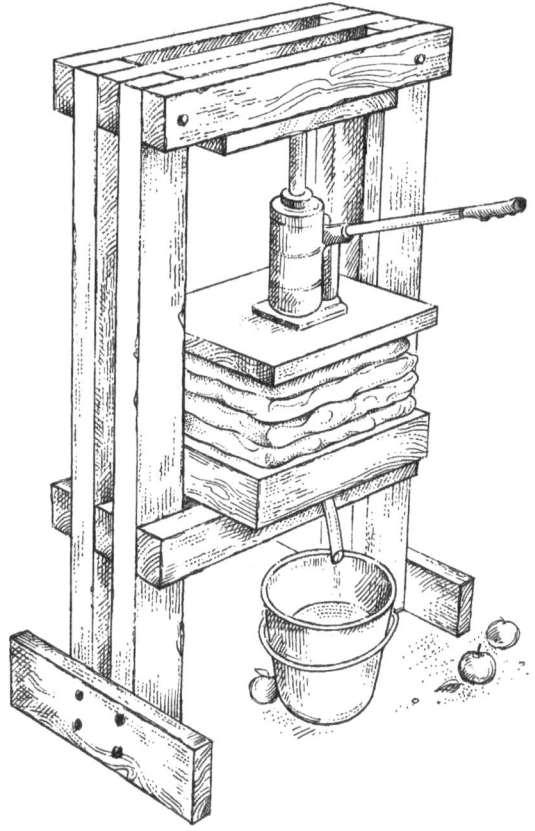

Eine mithilfe eines Wagenhebers selbst gebaute Cidre-Presse

Jetzt können Sie auch den PH-Wert ermitteln, um zu prüfen, ob genug Apfelsäure vorhanden ist. Lackmuspapier bekommt man in den meisten Apotheken, und Sie brauchen einen PH-Wert um 4 herum. Ist der Wert zu hoch, können Sie ihn durch die Zugabe von zusätzlicher Apfelsäure senken. Ist er zu niedrig, können Sie ihn mit Calciumcarbonat erhöhen (gibt es für die Herstellung von Wein als Pulver).

Traditionell kommt der Apfelsaft zur Gärung in Holzfässer, aber heutzutage ist es einfacher, ihn in einen Gäreimer oder in Ballonflaschen zu geben. Setzen Sie einen Gärspund darauf und lassen Sie den Saft gären. Sie können auch einen neuen Kunststoffmülleimer nehmen, wenn Sie ihn voll kriegen, aber dann müssen Sie darauf achten, dass der Kunststoff farbecht ist und Ihnen nicht den Cidre ruiniert.

Nach ein paar Tagen wird die wilde Hefe, die aus den Apfelschalen gepresst wurde, aktiv und setzt den Gärungsprozess in Gang. Lassen Sie den Eimer also erst mal ein paar Wochen stehen. Wenn keine Bläschen mehr aufsteigen, ist der Gärungsprozess abgeschlossen und Sie können den Cidre in Flaschen abfüllen. Steigen immer noch Bläschen auf, können Sie eine zerstoßene Campden-Tablette beigeben, um die Gärung zu beenden.

Im Gegensatz zu Wein oder Bier brauchen Sie sich über die Temperatur während der Gärung keine Gedanken zu machen. Wilde Hefe ist da nämlich unkomplizierter und gärt munter vor sich hin, solange keine Minustemperaturen herrschen. Die meisten Cidre-Hersteller lagern den Cidre in Außengebäuden, sodass sich der Säureanteil nach der Jahreszeit richtet. Cidre aus den wärmeren Monaten ist milder, und der aus den kälteren Monaten ein bisschen herber im Geschmack.

Lassen Sie den Cidre ein paar Monate lang reifen. Und dann stellen Sie ihn vor dem Trinken kalt. Er hält sich etwa ein Jahr lang.

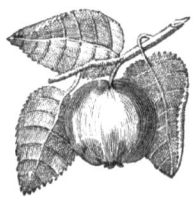

Turbo Cidre

Man kann Cidre auch aus gekauftem Apfelsaft machen und sich den Aufwand sparen, die Äpfel auszusuchen und auszupressen. Dabei müssen Sie allerdings bedenken, dass es sich bei gekauftem Saft um verarbeiteten Saft handelt, dessen chemische Zusammensetzung anders ist als bei frisch gepresstem, den man üblicherweise zur Herstellung von Cidre nimmt. Sie werden damit also nicht das gleiche Resultat erzielen wie bei echtem Cidre. Aber er heißt ja nicht von ungefähr Turbo Cidre, denn natürlich geht die Herstellung wesentlich schneller.

5 l Apfelsaft ohne Zusatz- und Konservierungsstoffe
Saft von 1 unbehandelten Zitrone
1 Tütchen schnellaufgehende Brothefe

Gießen Sie 4 Liter des Apfelsafts in eine Ballonflasche und geben Sie den Zitronensaft dazu. Lösen Sie die Hefe in ein wenig warmem Wasser auf, um sie zu aktivieren, und geben Sie sie der Mischung bei. Stecken Sie den Gärspund auf die Ballonflasche und stellen Sie sie an einen warmen Ort. Nach etwa 2 Tagen sollte der Schaum, der sich zunächst auf der Oberfläche bildet, verschwunden sein. Füllen Sie die Ballonflasche mit dem zuvor zurückgehaltenen Liter Apfelsaft so weit auf, dass die Flüssigkeit bis zum Flaschenhals reicht. Lassen Sie sie etwa 2 Wochen lang stehen. Dann füllen Sie den Turbo Cidre in zwei 2-Liter-Flaschen. Kalt stellen und trinken!

Birnenmost

Ähnlich wie Cidre wird Birnenmost aus vergorenen Birnen gemacht. Dafür gibt es bestimmte Mostbirnen, und die sind auch am besten geeignet, da Birnen zum Direktverzehr oft eine ziemlich milde Geschmacksnote haben, die beim Gären mitunter ganz verloren geht. Wenn Sie aber nur Birnen zum Essen zur Verfügung haben, besteht der Trick darin, ein paar davon zu schälen und die Schale für den Gärungsprozess dazuzugeben – die Schale einer halben Birne auf jeweils 4,5 Liter Birnensaft.

Ein weiteres Problem bei Birnen ist, dass, obwohl die Schale sehr viel natürliche Hefe enthält, das Birnenfleisch nur sehr wenig Stoffe beinhaltet, um die Hefe zu nähren. Deshalb gibt man am besten 1 TL Hefenährsalz auf je 4,5 Liter Birnensaft dazu. Bei allem Weiteren verfährt man genauso wie bei der Herstellung von Cidre.

MET

Offenbar die älteste Form des Brauens ist die von Met, also Honigwein. Um Met ranken sich viele wunderbare Geschichten, zum Beispiel, dass die Mönche, die ihn erfanden, eigentlich bloß Bienenwachs für Kerzen brauchten und dachten, die beste Verwendung für die Berge von Honig, die sie nun hatten, sei wohl, daraus einen Wein zu machen. Und der wohl netteste Brauch im Zusammenhang mit Met ist Überlieferungen zufolge, dass er bei Hochzeiten getrunken wurde und man dem glücklichen Brautpaar noch einen Vorrat für den ersten Monat der Ehe mitgab – woher der Begriff »Honeymoon« stammt.

Ähnlich wie bei anderen Getränken kann man Met nach einem einfachen Grundrezept herstellen, wobei er seinen Geschmack nur von dem Honig erhält. Doch auf dieser Basis kann man ihn verfeinern und ihm eine ganz persönliche Note geben, indem man Gewürze hinzufügt, etwa Zimt, Nelken, Muskat oder Ingwer, oder ihm eine fruchtige Note verleiht, etwa durch Orangen-, Zitronen- oder sogar Apfelschale.

Met

Honig enthält natürlichen Zucker, aber der Gehalt ist je nach Art des Honigs unterschiedlich hoch. Zur Herstellung von Met empfiehlt sich von daher ein heller, fester Honig, da er mehr Zucker enthält. Und im Endeffekt sieht das Getränk auch ansprechender aus als aus dunklem Honig. Met sollte für 2 Monate gelagert werden, bevor man ihn trinkt, und er hält sich ewig.

1,3–1,8 kg Honig
(je nachdem, wie süß Sie Ihren Met wollen)
Saft von 1 unbehandelten Zitrone
1 TL Allzweck-Weinhefe

Erwärmen Sie den Honig und lösen Sie ihn allmählich in 4,5 Litern Wasser auf, bis er sich vollständig damit vermischt hat. Dann geben Sie den Zitronensaft und die Weinhefe hinzu und füllen die Mischung in eine Ballonflasche mit Gärspund. Lassen Sie ihn 6 Wochen lang gären und füllen Sie ihn dann um in eine frische Ballonflasche. Wiederholen Sie das drei Mal, bevor Sie ihn in Flaschen abfüllen und reifen lassen.

Variante
Wenn Sie keinen festen, sondern nur flüssigen Honig zur Verfügung haben, nehmen Sie um ein Viertel mehr davon und dementsprechend weniger Wasser.

NATÜRLICHE SOFT DRINKS UND LIEBLINGSGETRÄNKE FÜR KINDER

Natürlich wäre es ganz toll, wenn unsere Kinder ausschließlich Wasser, Smoothies und Fruchtsäfte trinken würden. Aber durch all die verlockenden bunten Dosen mit sprudelnden, kohlensäurehaltigen Getränken müssen Sie da schon sehr, *sehr* viel Glück haben, und das ist eher unwahrscheinlich. Das Zweitbeste, was Sie also machen können, ist, ein paar gesündere, leckere, zusatzfreie Alternativen zu bieten, die man in Plastikflaschen oder Glaskrüge füllen und im Kühlschrank (oder in sterilisierten Flaschen außerhalb des Kühlschranks) bis zu 2 Monate lang aufbewahren kann. Dann wissen Sie wenigstens, was Ihre Kinder zu sich nehmen. Und die Erwachsenen profitieren auch davon, denn auch die trinken so etwas ganz gern!

Klassische Limonade

Saft von 5-6 unbehandelten Zitronen

3 EL Streuzucker

Gießen Sie 1,5 Liter Wasser in eine 2-Liter-Flasche und geben Sie den Zitronensaft dazu. Füllen Sie vorsichtig den Zucker hinein, drehen Sie den Deckel fest zu und schütteln Sie die Mischung kräftig. Füllen Sie die Flasche bis zum Flaschenhals auf und schütteln Sie die Mischung noch einmal. Wenn nötig, geben Sie je nach Geschmack noch Zitronensaft oder Zucker bei. Gekühlt oder mit Eiswürfeln trinken!

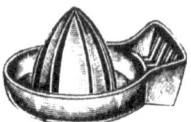

Holunderblütensirup

An einem heißen Sommertag ist Holunderblütensirup so erfrischend und belebend wie eine kühlende Dusche. Für Erwachsene geben Sie ihn in Sekt oder – wenn Sie etwas ganz Besonderes daraus machen wollen – in Champagner.

700 g Streuzucker

2,25 l Holunderblütenrispen in voller Blüte, nicht gepresst
    (siehe Erklärung zum Pflücken auf Seite 330)

Saft von 1 ½ unbehandelten Zitronen, die übrige Zitronenhälfte
    in Scheiben

1 unbehandelte Limone, in Scheiben

1 Zweig Minze

Geben Sie 2 Liter Wasser mit dem Zucker in einen großen Topf und erhitzen Sie es unter Rühren so lange, bis der Zucker sich aufgelöst hat und die Mischung zu Sirup wird. Nehmen Sie den Topf vom Herd und geben Sie die Holunderblüten, den Zitronensaft, die Zitronenscheiben, die Limonenscheiben und die Minze hinzu. Decken Sie die Mischung ab und lassen Sie sie 24 Stunden lang ziehen. Seihen Sie sie durch ein Musselintuch in eine 2-Liter-Flasche und stellen Sie sie kalt. Trinken Sie den Sirup verdünnt mit Wasser oder machen Sie daraus eine sommerliche Bowle mit frischen Früchten.

Schwarzer Johannisbeersirup

Diesen Sirup mischen Sie am besten mit Stillem Wasser oder mit Mineralwasser. Unverdünnt kann man auch Eiswürfel daraus machen und sie in Eiswürfelformen oder -beuteln für bis zu 3 Monate einfrieren. Anstelle von schwarzen Johannisbeeren kann man auch rote oder weiße Johannisbeeren nehmen, ebenso gut Brombeeren, Himbeeren oder Blaubeeren.

450 g schwarze Johannisbeeren
250 g weißen Streuzucker
250 ml Wasser
Saft und dünn geschälte Schale von 1 unbehandelten Zitrone

Geben Sie alle Zutaten bis auf die Zitrone mit 250 ml Wasser in einen Topf und erhitzen Sie die Mischung langsam bei stetigem Umrühren, bis der Zucker sich aufgelöst hat. Stellen Sie die Temperatur höher und lassen Sie den Sirup 5 Minuten lang einkochen. Geben Sie den Zitronensaft und die Schale dazu und lassen den Sirup weitere 5 Minuten einkochen. Nehmen Sie ihn vom Herd und lassen Sie ihn 10 Minuten lang abkühlen. Sterilisieren Sie eine Glasflasche und seihen Sie den etwas abgekühlten Sirup durch ein (nicht metallisches) Sieb in eine Karaffe. Aus der Karaffe gießen Sie ihn in die Flasche. Lassen Sie ihn richtig abkühlen, bevor Sie den Deckel auf die Flasche schrauben.

•

KAPITEL FÜNF

Natürliche Lösungen: Gesundheit, Kosmetik und Haushalt

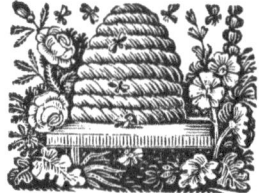

Zu WISSEN WELCHE PFLANZEN eine heilende, lindernde oder reinigende Wirkung haben, ist für ein Leben als Selbstversorger fast ebenso wichtig wie das Wissen, welche Pflanzen essbar sind und welche nicht. Pflanzen finden schon seit Menschengedenken Verwendung bei der Ernährung, Heilung oder Pflege und wurden vielfach in nahezu jedem Lebensbereich genutzt. Und da die Frage, wie man der Zerstörung der Umwelt entgegenwirken und einen gesünderen Lebensstil pflegen kann, zunehmend an Bedeutung gewinnt, wollen viele Menschen mehr über den ungeheuren Nutzen natürlicher Produkte erfahren. In diesem Kapitel geht es also um natürliche Alternativen im Sinne der Selbstversorgung anstelle der üblichen Produkte, die man sonst heutzutage üblicherweise im Haushalt benutzt: Haushaltsreiniger, Körperpflege- und Kosmetikprodukte sowie Arzneien gegen leichtere Beschwerden. Mit ein bisschen Kräuterkunde und ein paar Grundkenntnissen in Botanik und Chemie kann man eine ganze Reihe natürlicher Produkte herstellen, von Shampoos und Handcremes bis hin zu Deodorants, Gesichtsmasken und Badezusätzen. Für die im Folgenden beschriebenen Produkte braucht man kein Expertenwissen und auch kein spezielles Equipment, sondern bloß ein bisschen Einfallsreichtum und Entdeckerfreude. Die meisten Zutaten, die auf den folgenden Seiten zur Sprache kommen, sind naturbelassen. Viele davon kann man selbst anbauen oder im Bioladen kaufen. Manche stehen vielleicht schon in Ihren Küchenschränken.

NATÜRLICHE REINIGUNGSPRODUKTE

Es ist erstaunlich, was sich in den meisten Haushalten heutzutage an Reinigungsprodukten so ansammelt, von Desinfektionsmitteln, Geschirrreinigern, Möbelpolitur, Boden-, Glas- und Abflussreinigern bis hin zu Lufterfrischern, Teppichreinigern oder Weichspülern. Die Liste ist endlos. Viele dieser Produkte sind teuer und manchmal sogar schädlich für Mensch und Umwelt. Aber all das können Sie in den Müll werfen und durch nur fünf Naturprodukte ersetzen, die Sie möglicherweise schon im Haus haben: weißer (klarer) Essig, Natron (Backsoda), Weinstein, ein paar Zitronen und eine Flasche preisgünstiges Olivenöl. Das ist alles. Damit können Sie das ganze Haus von oben bis unten putzen, und dann ist alles blitzeblank und duftet frisch.

Diese fünf Dinge sind allesamt natürliche Produkte, aber dennoch sollten Sie sie erst an einer unauffälligen Stelle testen, um sicherzugehen, dass die jeweilige Oberfläche nicht entfärbt, zerkratzt oder anderweitig beschädigt wird. Und machen Sie sich keine Gedanken über den Essiggeruch, denn wenn Sie wirklich nur weißen Essig benutzen, und keinen Malzessig (der sehr streng riecht) wird der Geruch verfliegen, sobald der Essig getrocknet ist.

Die meisten der Reinigungsprodukte, die in diesem Kapitel beschrieben werden, enthalten Natron (Backsoda), was man gleichermaßen für ein natürliches Peeling nutzen kann. Auf verschwitzte, alte Gummihandschuhe können Sie also in Zukunft verzichten und stattdessen mit bloßen Händen putzen, aber spenden Sie ihnen anschließend Feuchtigkeit (siehe Seite 167). Natron ist ein erstaunliches Produkt. Es ist so harmlos, dass Sie sich sogar die Zähne damit putzen können, aber wenn Sie es in den Abfluss schütten, räumt es da so richtig auf.

Küchenreiniger

Weißer Essig ist ein natürlicher Allzweckreiniger, der sowohl desinfiziert als auch deodorisiert. Reinigen Sie Ihre Arbeitsplatte mit einer Mischung aus gleichen Teilen weißem Essig und Wasser und einem Spritzer Zitronensaft. Das wirkt antibakteriell und gibt einen angenehm frischen Duft. Einfach auftragen und abwischen. Für stärker verschmutzte Oberflächen wie Kochfeld, Backofen oder Mikrowelle geben Sie der Reinigungsmischung Backsoda (Natron) hinzu. Auftragen und mit einem Putztuch verreiben, bis sich die Ablagerungen entfernen lassen. Anschließend mit klarem Wasser nachwischen.

Für hartnäckige Verschmutzungen und Bratpfannen, nehmen Sie eine Zitronenhälfte, geben Backsoda darauf und benutzen sie als

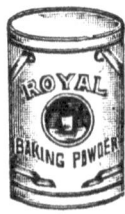

Scheuerschwamm, bis sich die Ablagerungen lösen. Anschließend klar nachspülen. Backsoda ist die selbstversorgerische Alternative zu herkömmlichen Scheuermitteln. Man kann es überall dort benutzen, wo man sonst Scheuermilch oder -pulver verwenden würde. In Verbindung mit Zitronensaft bekommt man damit so gut wie jegliche Art von Fett oder Schmutz weg. Diese Kombination ist auch ein wunderbar effektives Spülmittel: Geben Sie einen Teelöffel Backsoda und den Saft einer halben Zitrone in heißes Wasser und spülen Sie damit das Geschirr. Wenn Sie nicht umhinkommen, mit einem Fertigprodukt zu spülen, geben Sie nur die Hälfte der sonst üblichen Menge ins Spülwasser und einen Spritzer weißen Essig dazu. Dann wird das Geschirr umso besser sauber und das Spülmittel reicht länger. Damit das Spülbecken schön glänzt, geben Sie als natürliches Bleichmittel ein wenig Weinstein auf einen Lappen und wischen damit Spülbecken und Ausguss ab. Als Alternative zu herkömmlichem Waschmittel mischen Sie umweltfreundliches Waschpulver mit der gleichen Menge Natron und geben Sie als Weichspüler einen Spritzer weißen Essig in das entsprechende Fach der Waschmaschine.

Badreiniger

Für die tägliche Reinigung nehmen Sie eine Sprühflasche, gefüllt mit einer Lösung aus weißem Essig, Zitronensaft und Wasser (drei Viertel Wasser auf ein Viertel Essig plus ein Spritzer Zitronensaft). Zur Reinigung von Badewanne, Dusche und Fliesen (wo sich Hautfette, Seifenfett, Shampoo und möglicherweise Haarfestiger absetzen) vermischen Sie Natron und Essig oder Zitronensaft im Verhältnis 2:1 zu einer Paste. Geben Sie ein wenig davon auf einen Schwamm oder ein Reinigungstuch und wischen Sie die Oberflächen damit ab. Anschließend gut abspülen, damit keine Schmierflecken bleiben. Für die Reinigung der Toilette nehmen Sie eine Mischung im gleichen Verhältnis, aber aus Natron und Weinstein. Das ist ein kraftvoller Reiniger mit stark desinfizierender und desodorierender sowie auch bleichender Wirkung, wovon die Toilettenschüssel blitzblank wird. Geben Sie die Paste auf einen feuchten Lappen oder Schwamm und putzen Sie damit die Toilette. Dann waschen Sie den Lappen oder Schwamm gut aus und wischen noch einmal nach. Um Spiegel oder andere Glasflächen zu reinigen, nehmen Sie halb Wasser, halb weißen Essig in einer alten Sprühflasche. Sprühen Sie die Mischung auf und wischen Sie die Flächen ab. Wenn Sie sie ganz streifenfrei haben wollen, wischen Sie mit einem Stück zerknüllten Zeitungspapier nach.

Wenn das Wasser bei Ihnen einen hohen Härtegrad hat und sich Kalk an den Wasserhähnen oder am Duschkopf ablagert, tauchen Sie ein paar Blatt Toilettenpapier in Essig und legen Sie sie über Nacht auf die betroffenen Stellen. Am nächsten Morgen lässt sich der Kalk dann viel leichter entfernen. Um Schimmelflecken zu entfernen, mischen Sie eine halbe Tasse Natron mit einer halben Tasse Essig oder Zitronensaft und wischen Sie damit über die betroffenen Stellen. Wenn die Flecken nicht sofort verschwinden, lassen Sie die Mischung eine Weile einwirken oder wischen Sie zwei- bis dreimal darüber und lassen Sie die Mischung einziehen, bevor Sie die Stellen abspülen und nachwischen.

Als natürlichen Lufterfrischer im Badzimmer oder auch sonst irgendwo im Haus, füllen Sie eine Sprühflasche mit Wasser und ein paar Tropfen von einem ätherischen Öl aus Lavendel, Rosmarin oder Zitrone. Und eine kleine flache Schale mit Natron hinter der Toilette, absorbiert alle unangenehmen Gerüche, anstatt sie nur zu überdecken.

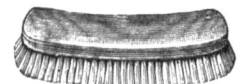

Metallreiniger

Wenn Sie einen guten Messingreiniger haben wollen, mischen Sie den Saft einer Zitrone mit Weinstein oder Natron, und zwar so, dass eine Paste entsteht. Dann tragen Sie die Paste auf den zu reinigenden Gegenstand auf und wischen sie mit einem sauberen Lappen wieder ab. Wie lange Sie die Mischung wirken lassen müssen, bis Sie sie wieder abwischen können, hängt davon ab, wie stark das Messing angelaufen ist.

Einen richtig guten Kupferreiniger haben Sie bestimmt schon im Küchenschrank. Denn dafür brauchen Sie nur einen Teelöffel Mehl und eineinhalb Teelöffel Salz in einer Tasse mit Essig zu mischen. Sprühen Sie die Gegenstände damit ein oder tragen Sie die Mischung auf, lassen Sie sie eine halbe Stunde einwirken und dann wischen Sie sie ab.

Zur Reinigung von Silber lassen Sie lauwarmes Wasser in eine Schüssel laufen, geben einen Teelöffel Natron und einen halben Teelöffel Weinstein hinein und legen ein Stück Alufolie dazu. Tauchen Sie das Silber hinein und reiben Sie es mit einem weichen Schwamm ab (Schwämme immer erst an einer kleinen Stelle ausprobieren). Für die Reinigung von Aluminium nehmen Sie Weinstein und mischen ihn mit Wasser zu einer noch leicht flüssigen Paste – und dann einfach auftragen und abwischen.

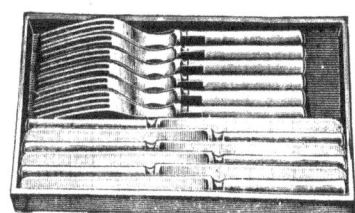

Allzweckreiniger

Als Allzweckreiniger für jeden Tag – für Fensterbänke, Türgriffe, Tischplatten und alles, was man sonst mal eben schnell mit einem

Lappen abwischt – mischen Sie eine kleine Tasse weißen Essig mit
ein paar Tropfen Olivenöl und einem Spritzer Zitronensaft. Damit
kann man auch sämtliche Holzflächen reinigen, sogar einen Holz-
fußboden.

Natron absorbiert viele der unangenehmen Gerüche aus Teppichen (sei es Erbrochenes, Zigarettenrauch, Hinterlassenschaften von
Haustieren oder verschüttete Currysauce). Entfernen Sie zunächst
so viel wie möglich von den Verschmutzungen und dann geben Sie
einen Teelöffel Natron in eine Tasse lauwarmes Wasser und tupfen
die betroffene Stelle damit ab. Um den ganzen Teppich von Gerü-
chen zu reinigen, streuen Sie trockenes Natron darauf und saugen
Sie es anschließend ab. Für die Reinigung von Fenstern und Spie-
geln siehe Seite 163.

HAUSGEMACHTE KOSMETIKPRODUKTE

Selbstversorgung heißt nicht, dass Sie nie wieder auf Ihr Äußeres
achten und kein Make-up tragen sollen, oder dass Sie sich das Haar
mit schmutzigem Spülwasser waschen und unter eiskaltem Wasser
ausspülen müssen. Es bedeutet vielmehr, dass Ihnen mehr Optionen zur Verfügung stehen, weil Sie nicht mehr darauf angewiesen
sind, was irgendwelche Läden oder Supermärkte im Angebot haben.
Sie können mit allem herumexperimentieren, was wild im Garten
oder »zahm« auf der Fensterbank wächst. Wenn Sie keinen Garten
haben oder sich nicht zutrauen, etwas, was dort wächst, zu verwenden, können Sie alle im Folgenden beschriebenen Zutaten auch im
Supermarkt oder Bioladen kaufen. Aber versuchen Sie ruhig auch
mal, etwas aus eigenem Anbau zusammenzumischen. Denn wofür auch immer man es braucht, macht die Herstellung natürlicher
Produkte aus Zutaten, die man selbst geerntet und verarbeitet hat,
viel zufriedener und ist auch viel effektiver. Gekaufte Produkte sind

nicht annähernd so frisch, rein und natürlich wie selbst gemachte. Sie können ja klein anfangen. Suchen Sie sich etwas aus, von dem Sie das Gefühl haben, es könnte funktionieren, und dann probieren Sie es einfach aus. Und darauf bauen Sie dann auf.

Anmerkung: Die im Folgenden beschriebenen Produkte sind unverfälscht und naturbelassen, aber testen Sie sie trotzdem erst auf Ihrer Haut, um sicherzugehen, dass Sie nicht auf irgendetwas allergisch reagieren. Streichen Sie ein wenig auf Ihr Handgelenk und beobachten Sie die Stelle für 24 Stunden. Wenn sich keine Reaktion zeigt, können Sie das Produkt bedenkenlos benutzen.

Hautpflege

Die Haut ist das größte Organ des menschlichen Körpers. Unter anderem spielt sie eine entscheidende Rolle beim Schutz gegen Infektionen und Krankheiten, indem sie zur Regulierung der Körpertemperatur beiträgt und da Rückstände zum Teil auch über die Haut ausgeschieden werden. Sie ist ein ebenso lebendiges Organ wie alle anderen auch und benötigt von daher Aufmerksamkeit und Pflege. Neben ausreichend Wasserzufuhr und gesunder Ernährung sind für den Schutz und die Pflege der Haut regelmäßige Reinigung und die Versorgung mit Feuchtigkeit am Wichtigsten. Ob Sie den ganzen Tag an der frischen Luft arbeiten oder in einem klimatisierten Büro sitzen, mit einem an Ihre speziellen Bedürfnisse angepassten Pflegekonzept werden Sie Ihre Haut gesund, straff und zart halten.

Handcremes

Für eine einfache, aber sehr wohltuende Holunderblütenhandcreme schmelzen Sie Schmalz (ausgelassenes Schweinefett) in einem Topf und geben einige Blütenköpfe von blühendem Holunder hinzu (aber nicht die ganzen Rispen mit Stängel) – von der Menge her so, dass das Schmalz gut damit gefüllt ist, aber nicht zu voll. Nehmen Sie dafür nur die frischen weißen Blüten, denn die, die schon gelblich werden, sind bereits leicht verblüht und entwickeln unter Umständen einen Geruch nach Katzenurin, den man in der fertigen Creme dann zwar nicht mehr riecht, während der Herstellung aber schon. Halten Sie den Schmalz eine Stunde lang flüssig, aber bei sehr niedriger Temperatur, damit er keine Blasen wirft. Dann seihen Sie ihn durch ein feines Sieb oder durch einen mit einem Musselintuch ausgekleideten Durchschlag. Geben Sie ein paar Tropfen eines ätherischen Öls hinzu, dessen Duft Sie gern mögen, und füllen Sie ihn ab in Flaschen.

Für etwas Anspruchsvolleres, wenn auch zugegebenermaßen weniger Selbstversorgerisches, stellen Sie ein wenig Bienenwachs oder Kakaobutter ins Wasserbad. Das Wasserbad machen Sie aus einem halb mit Wasser gefüllten Back- oder Bratblech, auf das Sie eine ebenfalls ofenfeste Form stellen und das Blech dann auf dem Kochfeld erhitzen. Wenn das Bienenwachs oder die Kakaobutter in der ofenfesten Form zu schmelzen beginnt, stellen Sie eine weitere ofenfeste Form in das Wasserbad. Geben Sie 2 Teelöffel Honig, 2 Teelöffel Mandelöl und das Öl von zwei Aloe-Vera-Blättern hinein. Diese Blätter sind sehr fleischig, und Sie brauchen sie nur anzuschneiden und den Saft (das Öl) herauszupressen. Vermischen Sie alles. Dann rühren Sie den Inhalt der zweiten Form nach und nach in das Bienenwachs oder die Kakaobutter. Füllen Sie die Mischung ab, solange sie noch warm und flüssig ist.

Gesichts- und Körpercremes

Gesichtscremes und Körperlotionen sind leichter und haben eine weniger feste Konsistenz als Handcremes. Und Sie lassen sich auf verschiedene Hauttypen abstimmten. Sie spenden der Haut Feuchtigkeit und Nährstoffe, indem sie ihr essenzielle Vitamine und Mineralien zurückgeben, die sie verliert, weil man sie ja tagtäglich strapaziert. Doch bei all den verschiedenen Hauttypen ist es zunächst wichtig, dass man erkennt, was die eigene Haut braucht, und sich das praktische Wissen aneignet, was die jeweiligen Ingredienzen bewirken, bevor man sich überlegt, welche davon man der Basiscreme hinzufügt. Im Folgenden finden Sie eine Liste von Zutaten (meist Ölen), mit denen Sie selbst gemachte Cremes anreichern können – und die Sie auch miteinander mischen können, um damit zu experimentieren, bis Sie die für Ihre Haut richtige Kombination gefunden haben. Für trockene Haut zum Beispiel könnte man der Basiscreme eine Kombination aus Ingwer, ein wenig Honig und etwas Lanolin beigeben und ausprobieren, wie sich die Haut damit anfühlt.

- Aloe Vera bei trockener Haut

- Aprikosenkernöl bei älterer Haut

- Avocadoöl spendet Feuchtigkeit und Nährstoffe

- Banane, zerdrückt, gegen Falten

- Benzoinöl zur Regeneration

- Erdbeersaft zur Regulierung der Talgproduktion

- Erdnussöl macht jede Haut zarter

- Geranienöl bei trockener, schuppiger Haut

- Honig wirkt antiseptisch und antibakteriell

- Ingweröl bei trockener Haut

- Joghurt versorgt die oberen Hautschichten mit Feuchtigkeit, wirkt aber auch feuchtigkeitsspendend von innen nach außen

- Kakaobutter als wasserfester Schutz

- Kamillenöl für alle Hauttypen, besonders gut bei trockener und überempfindlicher Haut

- Kokosöl als Feuchtigkeitsspender, gegen raue Haut

- Lanolinsalbe wirkt feuchtigkeitsspendend und lindernd

- Lavendelöl bei empfindlicher und normaler Haut

- Leichtes Sesamöl als Feuchtigkeitsspender

- Mandelöl bei empfindlicher Haut

- Myrrheöl als Feuchtigkeitsspender

- Natron zur porentiefen Reinigung

- Pfefferminzblätter wirken belebend

- Rosenblüten oder Rosenwasser bei trockener Haut

- Sandelholzöl als Feuchtigkeitsspender für normale Haut

- Sesamöl als natürlicher Sonnenschutz

- Süßes Mandelöl für die Versorgung mit Omega 3, bringt Linderung bei Allergien

- Traubenkernöl bei fettiger Haut

- Vitamin-E-Öl ist ein gutes Antioxidans

- Weizenkeimöl steckt voller Vitamine und Mineralien, wirkt hervorragend gegen verschiedene Hautprobleme, unter anderem bei sonnengeschädigter Haut

- Zaubernuss gegen Akne und Ekzeme

All diese Cremes basieren auf einer Grundlage, und zwar entweder Bienenwachs oder Kakaobutter oder Sheabutter. Schmelzen Sie die Basissubstanz im Wasserbad (siehe Seite 167). In einer anderen Schüssel, die Sie ebenfalls in das Wasserbad stellen (damit beide in etwa die gleiche Temperatur haben) vermischen Sie nach und nach die Ingredienzien. Für eine Tagescreme zum Beispiel könnten Sie mit ein paar Teelöffeln Avocadoöl als Feuchtigkeits- und Nährstoffspender anfangen und es mit ein paar Teelöffeln ebenfalls feuchtigkeitsspendendem Traubenkernöl mischen, was bewirkt, dass die Haut nicht glänzt.

Wenn es draußen sonnig ist, geben Sie einen Teelöffel Sesamöl als Sonnenschutz bei und vielleicht noch ein paar frische Minzeblätter als Beleber. Lassen Sie die Öle und die Minzeblätter eine halbe Stunde lang in der Schüssel ziehen. Dann nehmen Sie die Blätter heraus und gießen die verbleibende Ölmischung nach und nach unter stetigem Rühren der Grundsubstanz zu. Füllen Sie die fertige Creme ab, solange sie noch warm ist.

Parfümieren können Sie Ihre Creme mit ätherischen Ölen, Blüten, Blättern oder Blütenblättern: Kamillenöl ist gut für alle trockenen bis empfindlichen Hauttypen. Geranienblüten und Rosenwasser oder Rosenblütenblätter wirken hervorragend gegen trockene Haut. Lavendel und Sandelholz sind ideal für normale Haut. Bei all dem geht es darum, verschiedene Ingredienzien zu mischen, der Basiscreme beizugeben und auszuprobieren, bis Sie herausgefunden haben, was bei Ihnen am besten funktioniert. Der Faustregel nach gibt man 5 Tropfen ätherisches Öl auf ein Cremeglas von 100 ml sowie normales Öl zu einem Anteil von 1,5 bis 2 Prozent der Gesamtmenge der fertigen Creme. Bei Säften oder Honig sind es 1,5 bis 2 Teelöffel. Während Sie verschiedene Rezepturen ausprobieren, notieren Sie sich jeweils, welche Ingredienzien Sie miteinander gemischt haben und wie sie auf Ihre Haut wirken. Bedenken Sie, dass die einzelnen Stoffe je nach Jahreszeit und Wetterbedingungen oder aufgrund anderer Faktoren möglicherweise anders wirken. Im Sommer wird die Haut grundsätzlich fettiger, im Winter hingegen trockener und rauer. Auch Hormone können sich auf die Haut auswirken.

Trockene Haut

Bei trockener Haut probieren Sie es mit einer Kombination aus 2 Teelöffeln leichtem Sesamöl, einem Teelöffel Aprikosenkernöl und ein paar Tropfen Vitamin-E-Öl oder Ingweröl (für Letzteres zerkleinern Sie ein Stück frischen Ingwer und pressen das Öl – den Saft – aus). Davon brauchen Sie der Basiscreme nur eine kleine Menge von etwa einem Achtel Teelöffel beizugeben.

Fettige Haut

Bei fettiger Haut geben Sie der Basiscreme 2 Teelöffel süßes Mandelöl, einen Viertel Teelöffel Aprikosenkernöl, 1 TL frischen Erdbeersaft und eventuell noch ein paar Tropfen Benzoinöl bei.

Hautreiniger, Tönung, Peelings und Gesichtspackungen

Milder Kräuterreiniger: Geben Sie ein paar Fenchelblätter, einige Thymianzweige und einen Spritzer Zitronensaft in einen Becher kochend heißes Wasser. Tragen Sie die noch warme (aber natürlich nicht zu heiße) Flüssigkeit mit einem Watte-Pad auf die Haut auf. Abspülen nicht nötig.

Gesichtsmaske für trockene Haut: Mischen Sie Honig mit ein paar Tropfen Kamillenöl und tragen Sie die Mischung auf Ihr Gesicht auf. Lassen Sie sie 5 Minuten lang einwirken. Nachdem Sie sie abgewaschen haben, können Sie noch eine feuchtigkeitsspende Tönung auftragen.

Gesichtsmaske für fettige Haut: Mischen Sie Naturjoghurt, Honig und zerstampfte Erdbeeren. Tragen Sie die Mischung auf Ihr Gesicht auf und lassen Sie sie etwa 15 Minuten einwirken. Dann gründlich abspülen.

Gesichtsmaske für müde Haut: Pürieren Sie eine Gurke, sieben Sie den Saft heraus und vermischen Sie ihn mit 1 Teelöffel Honig zu einer dickflüssigen Paste. Tragen Sie die Paste auf Ihr Gesicht auf und lassen Sie sie 15 Minuten einwirken. Dann abwaschen und Feuchtigkeitscreme auftragen.

Gesichtsmaske zur Regeneration des natürlichen Kollagens: Pürieren Sie eine Avocado und eine Karotte miteinander und geben Sie die Mischung in eine Schüssel. Geben Sie ein Eiweiß und je drei Esslöffel Honig und Doppelrahmsahne hinzu und schlagen Sie die Mischung glatt. Die natürlichen Öle, Vitamine und Mineralien der Karotte und der Avocado werden die Haut tönen, die Sahne spendet Proteine und das geschlagene Eiweiß wirkt als natürliches Facelifting. Wenn Sie Ihre Haut kurzfristig nur straffen wollen, verschlagen Sie zwei Eiweiße, tragen sie auf die Haut auf und lassen sie 10 Minuten einwirken. Anschließend gründlich abspülen.

Gesichtsmaske gegen Falten: Zerstampfen Sie eine Banane mit einem Löffel Honig und reiben Sie die Mischung sofort in die Haut ein. Lassen Sie sie 15 Minuten einwirken, und nachdem Sie sie abgewaschen haben, können Sie ein Gesichtswasser oder eine Tönung auftragen.

Belebende Gesichtsmaske für jeden Hauttyp: Zerkleinern Sie eine Ringelblumenblüte, eine Kamillenblüte, eine Karotte und ein paar Haferflocken mit einem Pürierer. Geben Sie 1 Teelöffel Mandelöl hinzu. Tragen Sie die Mischung auf Gesicht und Hals auf und massieren Sie sie leicht in die Poren ein. Lassen Sie sie 10 Minuten einwirken. Dann abspülen.

Gesichtspeeling für trockene Haut: Haferflocken wirken wunderbar bei trockener Haut. Feuchten Sie Ihr Gesicht an, nehmen Sie eine Handvoll Haferflocken und verreiben Sie sie leicht. Anschließend abspülen, und dann können Sie noch eine feuchtigkeitsspende Tönung oder ein Gesichtswasser auftragen.

Gesichts- und Körperpeeling: Mischen Sie Milch und Zucker zu einer nicht allzu zähen Paste und reiben Sie Ihre Haut so fest damit ein, dass es kribbelt. Anschließend gründlich abduschen.

Gesichtswasser, um Ihr Gesicht wachzuklopfen: Zerkleinern Sie ein paar Minzeblätter in einer Schüssel mit Eiswasser und waschen Sie sich damit das Gesicht.

Grandiose Tönung für alle: Zerdrücken Sie eine Avocado und streichen Sie mit einer Gabel das Öl aus drei Aloe-Vera-Blättern darüber (die Blätter einfach aufschneiden und das Öl herauspressen). Mit einem Watte-Pad auftragen und abwaschen.

Haarpflege

Die im Folgenden beschriebenen Rezepturen waren über Generationen bewährte Mittel zum Haare waschen und pflegen, wurden dann aber in der zweiten Hälfte des 20. Jahrhunderts von kommerziellen Produkten verdrängt. Seit einiger Zeit jedoch erleben sie gewissermaßen ein Comeback, denn die Enkel und Großnichten oder -neffen derer, die davon abkamen, kehren heutzutage gern wieder zu solchen ursprünglichen Produkten zurück.

Haarpflegeprodukte sind erstaunlich einfach herzustellen und werden Ihr Haar mit natürlichen Ölen, Kräutern, Mineralien und Vitaminen anreichern und beleben. Alle Shampoos, ob selbst gemacht oder nicht, reinigen zunächst die Kopfhaut und wirken dann auf das Haar. Wenn Sie seit langem handelsübliche Haarpflegeprodukte mit chemischen Zusatzstoffen verwenden, werden Sie möglicherweise eine Übergangsphase erleben, bis sich die Kopfhaut von solchen Fremdstoffen gereinigt hat. (Es kann vorkommen, dass das Haar nach den ersten paar Malen Waschen mit natürlichen Produkten zunächst strähnig herunterhängt, während die Kopfhaut all diese Fremdstoffe absondert, aber das ändert sich bald, und nach häufigerer Anwendung sollten Ihre Haare in besserem Zustand sein als je zuvor!) Einer dieser Fremdstoffe ist vermutlich Sodium Lauryl Sulfat (SLS), eine schaumbildende Chemikalie, die in herkömmlichen Shampoos häufig verwendet wird. SLS ist einer der Zusätze, die man eigentlich vermeiden sollte, denn dass es Allergien hervorrufen kann, ist bekannt. Da selbst gemachte Produkte kein SLS enthalten, werden Sie also auch nicht schäumen. Das heißt aber *nicht*, dass sie nicht wirken, denn SLS in handelsüblichen Produkten dient lediglich dem optischen Effekt.

Und noch ein Hinweis zum Thema Wasser: Wenn das Wasser, das bei Ihnen aus dem Hahn kommt, kein Chlor enthält, ist das natürlich umso besser, aber das Geld für entmineralisiertes oder entionisiertes Wasser können Sie sich sparen. Wenn das Wasser aus dem Hahn gechlort ist, brauchen Sie es einfach nur abzukochen.

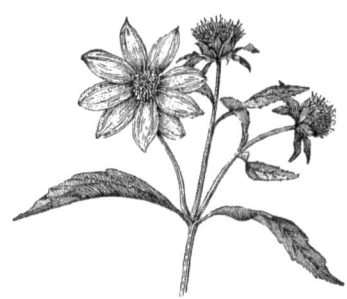

Shampoos

Der beste Ort, um sich ein wirklich gutes, einfaches Shampoo auszusuchen, ist der Kräutergarten. Rosmarin sollte auf jeder Wunschliste zur Haarpflege ganz oben stehen. Es ist das Richtige für jeden Haartyp: Es fördert das Wachstum, hilft, die Farbe zurückzugewinnen, und das selbst bei ergrauendem Haar, und kann sowohl bei normalem als auch bei trockenem wie auch bei fettigem Haar verwendet werden.

Um ein Shampoo daraus zu machen, lassen Sie 5 bis 7 Rosmarinnadeln in einer Tasse mit kochend heißem Wasser ziehen. (Wenn

Sie keinen frischen Rosmarin haben, können Sie auch einen Tee-
beutel aus dem Bioladen nehmen.) Geben Sie 1 Teelöffel Natron
sowie 2 oder 3 Tropfen Glyzerin hinzu und waschen Sie sich damit
die Haare wie mit herkömmlichen Produkten auch. Gut ausspülen
und dann in Form bringen. Sie können der Mischung auch 2 oder
3 Tropfen ätherisches Öl beigeben – Rosmarin selbst, Lavendel,
Minze oder Vanille sind diesbezüglich besonders angenehm.

Normales Haar
Bei normalem Haar ist Aloe Vera eine gute Alternative. Nehmen
Sie anstelle der Rosmarinnadeln einfach ein Aloe-Vera-Blatt und
machen Sie ansonsten alles so, wie bei der Rezeptur für das Ros-
marin-Shampoo.

Trockenes Haar
Waschen Sie trockenes Haar mit einem sehr milden Shampoo aus
Kamillentee, am besten aus frischen Blüten, wenn Sie welche zur
Verfügung haben. (Wenn nicht, nehmen Sie zwei Kamillenteebeu-
tel.) Gießen Sie sie in einem Becher auf mit heißem Wasser und lassen Sie es richtig abkühlen. Geben Sie einen Teelöffel Aloe-Vera-Öl
(Blätter aufschneiden und Öl beziehungsweise Saft herauspressen)
und einen Teelöffel Babyshampoo hinzu. Mischen Sie alles gut und
waschen Sie sich damit die Haare, aber nur einmal, bevor Sie sie
wieder ausspülen. Anschließend können Sie den auf Seite 177 beschriebenen Olivenölfestiger benutzen.

Fettiges Haar
Brennnesseln sind hervorragend bei allen Kopfhautproblemen, ganz
besonders bei fettiger Kopfhaut, denn sie wirken reinigend und klä-
rend. Gießen Sie 4 oder 5 frische Brennnesseln mit kochendem
Wasser auf und lassen Sie sie einige Minuten ziehen. Dann schütten
Sie das Wasser durch ein Sieb und fangen es auf. Geben Sie einen

Viertel Teelöffel Natron und ein paar Tropfen Teebaumöl hinzu, denn das wirkt wunderbar antibakteriell, antiseptisch sowie antifungal und auf gesunde Weise rückfettend für Haut und Haar. Minze und Rosmarin (als Blätter oder als Öl) wirken auch gut gegen fettiges Haar und zwei oder drei Tropfen ätherisches Öl aus Geranien oder Zitronen ebenfalls – entweder als Zusatz zu dem Nesselwasser oder als Alternative.

Haarspülungen und Festiger

Die beste Spülung für brünettes oder dunkles Haar ist ein Spritzer Apfelweinessig aufgegossen mit einer Tasse warmem Wasser. (Wenn Ihr Haar gefärbt ist, geben Sie 1 oder 2 Tropfen Rosmarinöl oder ein paar Rosmarinnadeln hinzu.) Das gibt dem Haar Fülle und Glanz wie nichts anderes. Für helleres oder blondes Haar nehmen Sie einen Spritzer Zitronensaft und verfahren Sie damit wie beschrieben.

Für eine leichte Allround-Spülung, die pflegend und kräftigend wirkt, schlagen Sie ein Ei mit einer Avocado oder einer Banane auf. Tragen Sie sie sofort auf das Haar auf und lassen Sie sie 15 Minuten einwirken, bevor Sie sie wieder ausspülen. (Das tut den meisten Haartypen gut, es sei denn, man hat extrem fettiges oder trockenes Haar.)

Normales Haar
Geben Sie etwas Naturjoghurt direkt ins Haar, lassen Sie ihn ein paar Minuten einwirken und spülen Sie ihn aus.

Trockenes Haar
Theoretisch müsste eine Spülung mit Olivenöl für trockenes Haar genau das Richtige sein, aber davon kann das Haar auch strähnig werden, weil Rückstände zurückbleiben. Deshalb mischt man am besten einige Tropfen Olivenöl in eine Basisspülung und gibt noch

Kräuter hinzu, die das Haar kräftigen, zum Beispiel Holunderblüten oder Rosmarin für trockenes dunkles Haar oder Ringelblumen für trockenes blondes Haar. Legen Sie die Blüten in das Öl, und zwar so viele davon, dass das Öl davon aromatisiert wird. Dann massieren Sie das Öl in Ihr Haar ein. Wenn Sie extrem trockenes Haar haben, können Sie zwei oder drei Tropfen ätherisches Öl aus Lavendel oder Sandelholz dazugeben.

Fettiges Haar
Die beste Spülung gegen fettiges Haar ist eine halbe Zitrone, ausgepresst in eine Tasse warmes Wasser. Ins Haar einarbeiten und ausspülen.

Natürliche Haarfärbe- und Tönungsmittel
Eine ganze Reihe natürlicher Tees kann man auch als Färbung oder Tönung verwenden – sie wirken nach und nach sanft auf die Haarpigmente. Je öfter man sie benutzt, desto intensiver ist der Effekt. Für einen solchen Tee geben Sie die Zutaten der unten folgenden Liste, die für Ihren Haartyp passend sind, in einen Becher kochend heißes Wasser und lassen es vollständig abkühlen. Waschen Sie Ihr Haar, spülen Sie es aus, und dann geben Sie den Tee ins Haar und spülen das Haar anschließend noch einmal aus.

Um blondes Haar aufzuhellen, nehmen Sie einen Tee aus Kamille (in jeglicher Form) oder aus einem Rhabarberstängel. Damit das Haar dunkler wird, nehmen Sie einen Tee aus Zimt, Salbei oder Lavendel). Für eine gewagte Tönung oder Strähnchen in hellem oder dunklem Haar nehmen Sie Tee aus Hibiskusblättern.

Behandlung von Haarproblemen
Für mehr Volumen, Spannkraft und Glanz bei stumpfem oder strähnigem Haar
Die folgenden vier Behandlungen wirken jeweils sehr gut:

- Verschlagen Sie ein rohes Ei mit einem Teelöffel Olivenöl, tragen Sie die Mischung gleichmäßig auf und lassen Sie sie eine Minute einwirken, bevor Sie sie abspülen.

- Mischen Sie Bier (aber kein Lager) und Shampoo zu gleichen Teilen. Waschen Sie sich damit das Haar wie mit einem normalen Shampoo.

- Geben Sie Ihrem Shampoo einen Teelöffel Teebaumöl bei.

- Pressen Sie eine halbe Zitrone in einen Becher heißes Wasser und nehmen Sie die Mischung als letzte Spülung – aber Vorsicht bei gefärbtem Haar, denn die Säure der Zitrone könnte die Farbe noch etwas kräftiger machen.

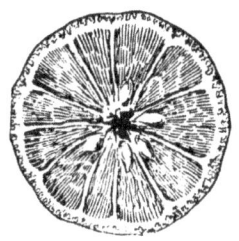

Für frisch gewaschenes Haar, das fettig aussieht
Reiben Sie Maismehl ins Haar und bürsten Sie es aus – das Maismehl absorbiert das Fett. Hilfreich, wenn man einen Hut trägt.

Gegen Schuppen und juckende Kopfhaut
Machen Sie zwei Aufgüsse, einen auf Wasserbasis und einen auf Ölbasis. Für den Ölaufguss vermischen Sie 2 Teelöffel Olivenöl, einen Teelöffel Palmöl, einen Teelöffel Kokosöl und ein paar Tropfen Teebaumöl. Massieren Sie die Mischung in die Kopfhaut ein und lassen Sie sie 15 Minuten lang einwirken. Spülen Sie sie anschließend mit dem Wasseraufguss – bestehend aus Brennnesseln, Salbei oder Thymianblättchen – aus.

Zur Unterstützung bei der Wiedergewinnung der natürlichen Haarfarbe bei grauem oder ergrauendem Haar
Gießen Sie Salbei oder Rosmarin mit heißem Wasser auf. Lassen Sie es abkühlen. Nehmen Sie es als letzte Spülung nach dem Waschen und Festigen.

Zum Auskämmen von Haarspray, Gel und anderen Produkten
Geben Sie Natron in Ihr Haar. Massieren Sie es leicht ein, und dann bürsten Sie es aus.

Um das Haar weich und geschmeidig zu machen (besonders gut bei störrischem, drahtigen Haar)
Geben Sie ein Zehntel Apfelessig auf neun Zehntel heißes Wasser und nehmen Sie es als Spülung.

Um starke Gerüche loszuwerden
Geben Sie Tomatensaft direkt ins Haar. Sorgfältig einmassieren und ausspülen.

Genereller Problemlöser
Lavendel tut jedem Haartyp gut, aber nicht jeder mag den Duft. Wenn Sie für eine der Rezepturen ein paar Tropfen Lavendelöl verwenden müssen, den Geruch aber nicht mögen, können Sie ihn mit ein paar Minzeblättern oder ein paar Tropfen Eukalyptusöl überdecken.

Vollbäder und Körperpflege

Jeder sollte sich den Luxus gönnen, nach einem langen Tag abzuschalten und ein Bad zu nehmen: das warme Wasser um sich herum und den Wasserdampf im Gesicht spüren, der Duft von ätherischen Ölen und Kräutern, das Knistern von Badesalz und vielleicht noch ein kühles Glas Wein in der Hand. Herrlich! Badezusätze selbst herzustellen ist ganz einfach und macht Spaß, und zu wissen, dass man die Mittel, mit denen man sich etwas Gutes tut, selbst gemacht hat, ist ein echtes Erfolgserlebnis. Selbst gemachte Pflegeprodukte eignen sich übrigens auch wunderbar als Geschenke.

Kräutersäckchen für ein Vollbad

Für einen einfachen aber großartigen Badezusatz, der die Haut porentief reinigt und sie zart und seidig macht, nehmen Sie eine Handvoll trockene Vollkornhaferflocken (die sehr gut sind für trockene oder schuppige Haut), einen Löffel Milchpulver, einen Löffel Natron und alle möglichen Kräuter, die Sie in die Finger kriegen: Salbei, Minze, Rosmarin, Thymian, Lorbeer, eine Zimtstange oder eine Vanilleschote. Zerstoßen Sie alles und mischen Sie es miteinander und geben Sie es in ein Musselintuch oder einen Strumpf. Binden Sie das Tuch oder den Strumpf mit einer Kordel (oder als Selbstversorger vielleicht selbst gezwirntem Garn) oben zu und lassen Sie das Säckchen sogleich ins Wasser fallen.

Badesalz

Epsomsalz (Magnesiumsulphat) ist der Hauptbestandteil bei selbst gemachtem Badesalz. Mit einem PH-Wert zwischen 6 und 7 ist es hautneutral, deshalb ist die Wirkung auf Ihre Haut nur marginal, auf das Wasser und die Muskeln aber *phänomenal*. Füllen Sie eine Müslischale zur Hälfte mit Epsomsalz und geben Sie je einen Teelöffel Natron sowie kristallines Meersalz hinzu.

Nehmen Sie ein hübsches ausgespültes Glas mit Deckel und füllen Sie es bis zu drei Vierteln (nicht bis ganz oben) mit der Salzmischung. Dann geben Sie einen Teelöffel vegetarisches Glyzerin sowie vier Tropfen Ihres bevorzugten ätherischen Öls hinein, drehen den Deckel fest zu und schütteln, bis die Salzkörner rundherum von Öl bedeckt sind. Ins Badewasser geben, sich zurücklehnen und entspannen!

Badeöl

Nehmen Sie ein natürliches Öl, etwa Haselnuss-, Sesam-, Avocado-oder Mandelöl. Sie können auch Babyöl oder Olivenöl verwenden. Wenn Sie Olivenöl nehmen, dass recht schwer ist, sollten Sie es zum Ausgleich mit ein wenig anderem Öl mischen, zum Beispiel mit Palmöl (5 ml Palmöl oder ein anderes Öl Ihrer Wahl auf 50 ml Olivenöl – anders gesagt: etwa ein Zehntel). Gießen Sie die Mischung in eine ausgespülte Flasche oder ein Glas und geben Sie Ihr bevorzugtes ätherisches Öl dazu: 4 Tropfen Eukalyptus zur Belebung oder 8 Tropfen Lavendel zur Regenerierung oder jeweils 4 Tropfen Salbei, Kamille und Rose für ein Kräuteröl, das pflegend und beruhigend wirkt.

Sprudelnde Badekugeln

Sie herzustellen macht Spaß und sie zu benutzen erst recht, wenn solche Badekugeln sich sprudelnd auflösen, ihren wohltuenden Duft entfalten und perlende Frische in Ihr Badewasser bringen. Sie sind ganz leicht zu fabrizieren, aber eine goldene Regel muss man dabei beachten: Sämtliche Schüsseln und Utensilien müssen absolut trocken sein. Sind sie das nämlich nicht, wird die chemische Reaktion schon beim Zusammenmischen der Ingredienzien stattfinden und wenn Sie die Kugeln dann ins Badewasser geben, passiert nicht mehr viel – ein echter Schlag ins Wasser!

Für Badekugeln brauchen Sie fünf Zutaten: 2 Esslöffel Natron, 2 Teelöffel Zitronensäure, 1 Teelöffel Maismehl, 2 Teelöffel Mandelöl und 6 Tropfen Ihres bevorzugten ätherischen Öls. Mischen Sie das Natron, die Zitronensäure und das Maismehl in einer trockenen Schüssel. In einer anderen Schüssel oder einer Tasse mischen Sie die Öle. Dann schütten Sie die Ölmischung in die erste Schüssel mit der trockenen Mischung und vermengen sie eine Minute lang. Diese Mischung verteilen Sie dann in einer Eiswürfelform – nur um sie zu formen, nicht um sie einzufrieren. Lassen Sie sie ein paar Stunden stehen, bis die Würfel eine feste Konsistenz haben. Dann können Sie sie in ein Säckchen füllen. Dieses legen Sie in ein großes Schraubglas, damit es keine Feuchtigkeit zieht.

Deodorants

Um als erstes die Frage zu beantworten, die Ihnen bestimmt auf der Zunge liegt: Ja, selbst gemachte Deodorants wirken. Und einer der überzeugendsten Gründe, sie tatsächlich selbst herzustellen, ist der, dass sie viel gesünder sind als gekaufte Deos. Die meisten handelsüblichen Deodorants funktionieren auf zwei Arten: als Antitranspirant, indem sie die Poren zusetzen, und als Deodorant, indem sie den Schweißgeruch neutralisieren. Aber um das zu gewährleisten, enthalten sie häufig Aluminium, und das kann vom Körper absorbiert werden. Darüber, was passiert, wenn sich Aluminium im Körper ablagert, gehen die Meinungen auseinander. Manche behaupten, es sammele sich im Gehirn, andere wiederum sagen, es lagere sich in den Lymphknoten ab und bei Frauen auch in den Brüsten. (Wenn Sie eine Frau sind und zudem auch noch schwanger, oder wenn Sie stillen, sollten Sie ein natürliches Deodorant also ernsthaft in Betracht ziehen.)

Bei einem selbst gemachten Deodorant erfüllt jede der Ingredienzen einen bestimmten Zweck: Natron absorbiert den Geruch, anstatt ihn bloß zu überdecken. Teebaumöl – was antibakteriell und antifugal wirkt – tötet die Bakterien, die den Geruch verursachen. Kokosöl beruhigt die Haut und spendet Feuchtigkeit. Maismehl bindet die Mischung, sodass man sie leicht auftragen kann. Und ätherische Öle sorgen für den Duft – Zimt für Frauen und Zeder für Männer sind beliebte Optionen, aber Sie können natürlich auch andere ausprobieren.

Um Deodorant herzustellen, füllen Sie eine Tasse zu einem Viertel mit Natron und geben die gleiche Menge an Maismehl hinzu. Mischen Sie so viel Kokosöl darunter, dass eine Paste entsteht. Geben Sie 4 Tropfen Teebaumöl dazu, und ein paar Tropfen ätherisches Öl. Alles gut vermischen – und fertig. Tragen Sie das Deodorant mit den Fingern oder einem weichen Tuch auf. Dieses Deo brennt nicht auf der Haut, nachdem man sich die Achselhöhlen rasiert hat, und es färbt auch nicht auf die Kleidung ab. Man kann es also überall auf die Haut auftragen.

Alternativ dazu können Sie einen »Deodorantstein« benutzen – das ist ein Kristall aus natürlichen Mineralsalzen, die denjenigen Bakterien entgegenwirken, die den Schweißgeruch verursachen. Deosteine sind allergenfrei und von daher bestens für sehr empfindliche Haut geeignet. Man bekommt sie im Internet oder in gut sortierten Bioläden.

Die Menstruationskappe

Die Menstruationskappe oder -schale wurde von Frauen für Frauen konzipiert. Sie ist sicher, umweltfreundlich und eine praktische Alternative zu Tampons oder Binden im Sinne der Selbstversorgung. Im Durchschnitt verbraucht eine Frau bei jeder Periode etwa 20 Stücke eines Hygieneartikels wie Tampons oder Binden, was sich im Lauf des Lebens auf mehrere Tausend summiert. Eine Menstruationskappe hingegen ist wiederverwendbar und hält mehrere Jahre. Sie sieht aus wie ein kleiner Gummibecher und besteht aus medizinisch tauglichem Material. Sie wird innerlich getragen, und zwar so, dass sie die Scheidenwände gewissermaßen abdichtet und das Menstruationsblut auffängt, anstatt es zu absorbieren wie Tampons. Nach ungefähr acht Stunden wird sie herausgenommen, gereinigt und wieder eingesetzt. Sie birgt auch weniger Gesundheitsrisiken, wie etwa ein toxisches Schocksyndrom, und trocknet im Gegensatz zu Tampons die Schleimhäute nicht aus. Der einzige Nachteil, von dem Frauen laut Umfragen berichteten, ist der, dass eine solche Kappe etwas blutverschmierter sein kann als Tampons oder Binden. Doch abgesehen davon scheint sie eine brauchbare

Alternative zu sein. Weitere Informationen darüber finden Sie im Internet.

HAUSMITTEL FÜR ALLTÄGLICHE BESCHWERDEN

Je mehr Wissen Sie sich über die Natur aneignen, desto mehr Verständnis werden Sie vermutlich auch dafür entwickeln, wie Körper und Geist von allem, was wir essen, riechen und berühren, beeinflusst werden, sowohl im positiven als auch im negativen Sinne. Diese Informationen kann man gezielt dazu verwenden, Einstellungen und Emotionen zu ändern und den Körper zu regenerieren und zu heilen. Wenn man krank ist und das Gefühl der Zerschlagenheit einen niederstreckt, gibt es erstaunlich viele natürliche Mittel, die solche Beschwerden lindern und einen wieder auf die Beine bringen. Auch wenn es sich dabei nicht um Medikamente handelt und sie die Beschwerden vielleicht nicht vollständig beheben, werden sie doch Besserung bringen.

Anmerkung:

1. Keines der im Folgenden beschriebenen Mittel kann ärztlichen Rat ersetzen. Wenn die Beschwerden anhalten, sollten Sie also einen Arzt aufsuchen.

2. Hausgemachte Mittel sollten nicht von Schwangeren eingenommen werden oder von Frauen, die schwanger sein könnten oder werden wollen.

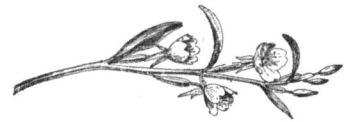

Mittel zum Einnehmen, Tees und Aufgüsse

Abgespanntheit: In solchen Phasen ist der Körper am anfälligsten für Krankheiten. Deshalb essen Sie zwei rohe Knoblauchzehen am Tag, um das Immunsystem anzukurbeln und Ihren Körper von innen heraus zu revitalisieren.

Atem, schlecht: Kauen Sie Gewürze oder Kräuter, etwa Kardamom, Fenchel, Petersilie (Letztere hilft auch gegen Knoblauchgeruch), Dill oder Anissamen, oder trinken Sie einen Tee aus Minzeblättern oder Bockshornklee.

Aufgebläht sein, Völlegefühl: Trinken Sie einen Tee aus Löwenzahnwurzel (auch bewährt als Blasentee) oder kauen Sie rohen Engelwurz beziehungsweise trinken Sie einen Tee daraus.

Blähungen: Essen Sie frische Ananas oder trinken Sie nach jeder Mahlzeit ein Glas Ananassaft.

Cellulitis: Tee aus Löwenzahnblättern hilft, die Rest- und Giftstoffe im Körper abzubauen, die als Ursache für Cellulitis gelten.

Darmträgheit: Machen Sie einen Aufguss aus Löwenzahnwurzel, Ingwer, Kletten-Klee und Lakritz (Süßholz). Verwenden Sie dieses Konzentrat als Tee, der zweimal am Tag getrunken werden sollte.

Erkältung: Trinken Sie einen Tee aus Holunderblütenextrakt und Ingwer. Auch die lindernde Wirkung einer kräftigen Hühnerbrühe ist nicht zu unterschätzen.

Erschöpfung: Ginsengtee oder -kapseln.

Halsschmerzen: Brombeertee in kleinen Schlucken trinken.

Husten: Als Schleimlöser: Karottensaft in kleinen Schlucken trinken. Gegen Reizhusten: Machen Sie eine Paste aus rohem Knoblauch, Zwiebeln und Honig. Lassen Sie sie über Nacht ziehen und dann nehmen Sie alle drei Stunden einen Löffel davon. Trinken Sie Holunderblütentee, um das Immunsystem zu stärken und der Infektion entgegenzuwirken.

Kater: Machen Sie einen Löwenzahntee und lassen Sie ihn abkühlen. Geben Sie ein paar Teelöffel davon mit einer Banane, etwas Honig und ein wenig Milch in einen Mixer. Pürieren und trinken.

Kopfschmerzen: Trinken Sie einen Tee aus Roter Bete, am besten aus roher, nicht aus gekochter (keine eingelegte Rote Bete verwenden).

Magenverstimmung: Äpfel, Karotten und roher Kartoffelsaft sind alle säurebindend.

Menstruationskrämpfe bei leichter Blutung: Trinken Sie einen Tee aus Blutbeeren (Schneeball), Frauenwurzel, Ingwer, Kamille und Amerikanischer Stachelesche

Mundfäule: Pressen Sie eine kleine, frische Zitrone in eine Tasse warmes Wasser und geben Sie ein paar Tropfen Teebaumöl dazu. Nehmen Sie das als Mundspülung.

Pilzinfektionen: Entgegen der allgemeinen Annahme hilft Naturjoghurt nicht. Aber ätherisches Teebaumöl und Thymian mit ein paar Löwenzahnblättern in einem warmen Bad möglicherweise schon.

Prämenstruelles Syndrom: Nehmen Sie einen oder zwei Tage bevor sich die Symptome normalerweise einstellen pro Tag 500 bis 1000 mg Nachtkerzenöl ein und nehmen Sie es bis zum zweiten Tag Ihrer Periode weiter. In extremen Fällen sprechen Sie mit Ihrem Arzt, er wird Ihnen möglicherweise zeitweilig eine höhere Dosierung empfehlen.

Übelkeit: Kauen Sie frischen Ingwer und trinken Sie ihn als Tee.

Wassereinlagerungen (auch geschwollene Knöchel): Trinken Sie Löwenzahntee und nehmen Sie verstärkt Gemüse mit harntreibender Wirkung zu sich (zum Beispiel Karotten, Zwiebeln, Gurken und Lauch).

Zahnschmerzen: Tränken Sie ein Wattepad mit Nelkenöl und legen Sie es auf den betroffenen Zahn, bis der Schmerz nachlässt.

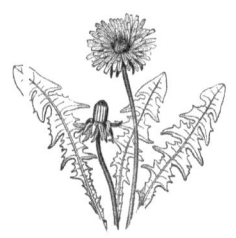

Salben zum Einreiben und Aromatherapie

Anmerkung: Testen Sie die im Folgenden beschriebenen Mittel immer erst auf einer kleinen Hautfläche, um sicherzugehen, dass Sie nicht allergisch darauf reagieren. Nehmen Sie ein Wattepad, tragen Sie eine kleine Menge der Salbe an der fleischigen Innenseite Ihres Oberarms auf. Warten Sie 14 Stunden und prüfen Sie die Stelle regelmäßig auf entzündliche Veränderungen. Wenn während dieser Zeit keine allergische Reaktion eintritt, können Sie die Salbe getrost großflächiger anwenden.

Blaue Flecken: Arnikasalbe, vorsichtig auf einer Prellung eingerieben, lässt die Entzündung abklingen und nimmt die Schwellung.

Brüchige oder eingerissene Nägel: Mischen Sie Teebaum- und Ringelblumenöl und reiben Sie Ihre Nägel damit ein.

Dermatitis (Entzündung mit Juckreiz, Rötung, Schwellung): Machen Sie einen Aufguss aus Ringelblumenblüten und Vogelmiere und tupfen Sie die betroffenen Hautpartien damit ein.

Ekzeme: Zerstoßen Sie eine oder zwei Vitamin-B-Tabletten in einem Mörser zu einem feinen Pulver, geben Sie ein wenig Weizenkeimöl, Olivenöl, Distelöl und Sonnenblumenöl hinzu. Vermischen Sie alles und tragen Sie es auf die betroffenen Stellen auf.

Erkältung: Geben Sie Eukalyptusöl und Nelkenöl in Ihr Vollbad.

Fieberbläschen: Zerreiben Sie eine Ringelblumenblüte in der Hand und streichen Sie sie direkt auf die Fieberbläschen.

Hämorrhoiden: Tragen Sie eine kalte Waschung aus Zaubernuss und Ringelblumenblüten auf.

Kopfläuse: Füllen Sie einen Eierbecher zur Hälfte mit unparfümierter Körperlotion und geben Sie folgende ätherische Öle hinzu: einen Tropfen Lavendel-, einen Tropfen Geranien- und zwei Tropfen Eukalyptusöl. Vermischen Sie alles, massieren Sie es in die Kopfhaut ein und lassen Sie es eine halbe Stunde einwirken. Kämmen Sie das Haar mit einem Läusekamm sorgfältig durch, bevor Sie es mit Shampoo waschen. Nachdem Sie es ausgespült haben, nehmen Sie als letzte Spülung eine Tasse warmes Wasser mit je zwei Tropfen Lavendel-, Geranien-, Eukalyptus- und Rosmarinöl, gemischt mit zwei Teelöffeln weißem Essig. An der Luft trocknen lassen.

Müde, brennende Augen: Legen Sie eine ganze Rosenblüte in eine Tasse mit kochend heißem Wasser und lassen Sie es auf Zimmertemperatur abkühlen. Betupfen Sie Ihre Augenlider direkt mit dem Rosenwasser.

Muskelkater: Geben Sie Rosmarinöl in ein heißes Bad. Reiben Sie sich, nachdem Sie sich abgetrocknet haben, mit Arnikasalbe ein.

Pilzinfektionen: Zerstoßen Sie eine Knoblauchzehe in einem leichten Olivenöl und mischen Sie beides zu einer Paste. Tragen Sie diese Salbe auf die betroffene Stelle auf und lassen Sie sie 10 bis 15 Minuten einwirken. Dann waschen Sie sie ab und geben eine lindernde Creme darauf, die aus einem halben Eierbecher von unparfümierter Körperlotion besteht, der Sie 2 Tropfen Myrrheöl, 2 Tropen Lavendelöl und 1 Tropfen Teebaumöl beigeben. (Diese Salbe kann man auch auf eine Slipeinlage auftragen.)

Rissige oder entzündliche Haut: Ringelblumenblüten, aufgegossen mit heißem Wasser, abkühlen lassen und dann die betroffenen Stellen vorsichtig mit einem sauberen Tuch zweimal am Tag einreiben.

Schlafstörungen: Spritzen Sie ein wenig Lavendelöl auf Ihr Kopfkissen.

Schwermut: Geben Sie vor dem Zubettgehen ein paar Kiefernnadeln, etwas Weidenrinde sowie etwas Lärchenrinde (die innere Schicht) in eine Tasse kochend heißes Wasser. Stellen Sie die dampfende Tasse auf Ihren Nachttisch oder auf eine Kommode, um den Raum damit zu aromatisieren. Aber nicht trinken!

Trockene Haut: Schneiden Sie ein Aloe-Vera-Blatt auf und reiben Sie den Saft direkt auf die betroffenen Stellen.

Verbrennungen: Schneiden Sie ein Aloe-Vera-Blatt auf und streichen Sie den Saft direkt auf die Brandwunde. Alternativ dazu können Sie auch eine Kompresse auflegen, getaucht in kalten Tee aus den grünen Blättern von Kreuzkraut (Jakobs-Greiskraut), aus Lavendelöl oder Kamillenblüten (in Geschäften erhältlich als Lotion) oder aus der Zaubernuss.

Verstopfte Nebenhöhlen: Um die Symptome bei Tag zu lindern, geben Sie ein paar Tropfen Eukalyptusöl auf ein Tuch und atmen den Duft ein. Für die Nacht geben Sie ein paar Tropfen des Öls auf Ihr Kopfkissen. Bei schlimmeren Beschwerden geben Sie das Öl in eine Schüssel mit kochend heißem Wasser und machen ein Dampfbad, indem Sie sich ein Handtuch über den Kopf legen und den Eukalyptusdampf inhalieren.

Wadenkrämpfe: Die Waden mit Arnikasalbe einreiben.

Wespen- oder Bienenstiche: Zerreiben Sie eine Ringelblumenblüte in der Hand und geben Sie sie direkt auf den Stich.

•

KAPITEL SECHS

Kunsthandwerk und Handwerkskunst

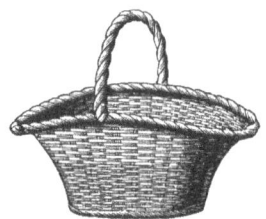

Bᴇɪ sᴇʟʙsᴛᴠᴇʀsᴏʀɢᴜɴɢ ɢᴇʜᴛ ᴇs natürlich zunächst einmal darum, etwas für den persönlichen Eigenbedarf herzustellen, aber es kann auch heißen, etwas Selbstgemachtes zu verschenken. (Und was könnte es Persönlicheres geben, als etwas, das man selbst gemacht hat und das ausdrückt, was einem wichtig ist). Es geht ja schließlich auch darum, nichts zu verschwenden, und um all diese Dinge, die sich aus sich selbst ergeben, geht es in diesem Kapitel. Wenn Sie Schafe haben, müssen diese geschoren werden, und wenn Sie sie geschoren haben, müssen Sie etwas mit der Wolle anfangen, sodass es naheliegend ist, etwas daraus zu stricken. Wenn Sie Bienen halten, haben Sie auch eine Menge Wachs, woraus Sie Kerzen machen können. Wenn Sie Bäume haben oder von irgendwoher gehacktes Holz für den Kamin beziehen, kommen Sie vielleicht auf die Idee, Holzlöffel oder Eierbecher aus den Resten zu schnitzen. Wenn Sie Schilf oder Weidenzweige übrig haben, können Sie einen Weidenkorb da-

raus flechten. Wenn Sie Stoffreste haben, können Sie einen Flickenteppich daraus machen ... Die Liste lässt sich endlos fortsetzen. Die
Grundmaterialen für all diese Dinge sind Nebenprodukte der Selbstversorgung – die Stücke und Reste, die das Leben als Selbstversorger
so mit sich bringt. Und wenn Sie sich nicht komplett selbst versorgen – weil Sie überhaupt kein Schaf haben, das Sie scheren könnten, und auch nicht vorhaben, sich eins zuzulegen –, aber dennoch
etwas Kunsthandwerkliches machen wollen, können Sie die nötigen
Materialien auch ganz einfach kaufen oder von einem Selbstversorgerhof beziehen.

Kunsthandwerkliche Stücke verschönern das Zuhause. Das sind
die Dinge, die Sie zum Lächeln bringen und Ihr Zuhause zu etwas
ganz Persönlichem machen, für Sie selbst und für Ihre Familie. Ob
Sie Selbstversorgung aufwändig oder bequem betreiben wollen, mit
einer Chili-Pflanze auf dem Fensterbrett in der Küche, einer kleinen Brauereianlage im Hinterzimmer oder einem Hof mit 8 Hektar
Land, wo Sie so viel Fleisch produzieren und Gemüse anbauen, dass
es das ganze Jahr über für die ganze Familie reicht, für ein bisschen
Kreativität gibt es immer eine Gelegenheit. Das kann eine Kerze
sein oder eine gestrickte Decke, ein geschnitzter Löffel oder ein ge-
flochtener Korb – wenn Sie es selbst hergestellt haben, ist es genau
das, was es zu etwas Besonderem macht.

KORBFLECHTEN

Korbflechten ist ein wunderbares Kunsthandwerk, in dem man vollkommen aufgehen kann. Also vergessen Sie für einen Nachmittag alles um sich herum, in dem beruhigenden Wissen, dass Sie am
Ende etwas Praktisches hergestellt haben, das noch jahrzehntelang
seinen Dienst erfüllen wird. Schon seit 12 000 Jahren flechten Menschen Körbe, um etwas darin zu lagern oder zu transportieren, ver-

mutlich sogar schon seit viel mehr Jahrtausenden, obwohl sich davon keine Spuren mehr finden, denn so lange halten die Körbe nun auch wieder nicht. (Aber man kann wohl behaupten, dass ein 12000 Jahre alter Korb, den man heute noch als solchen erkennen kann, auch nicht schlecht ist.)

Einer der Gründe, warum Körbe so lange halten, ist das Material. Man kann Körbe zwar aus allem flechten, was biegsam ist, aber frühere Korbmacher verwendeten festen Eichen-, Eschen- oder Nussbaumreisig. In Nordamerika werden traditionell die langen Nadeln (20-40 cm) der Sumpfkiefer verwendet. Heutzutage nimmt man meistens Schilfrohr oder Weidenruten, denn sie saugen sich schnell mit Wasser voll, wodurch sie biegsamer werden und leichter zu verarbeiten sind. Eichen- oder Eschenreisig, wie man ihn früher benutzte, braucht hingegen Tage, um so viel Wasser aufzunehmen, dass er biegsam wird. Wenn Sie dennoch mit solchen traditionellen Materialien arbeiten wollen, tun Sie das am besten draußen. Kochen Sie die Zweige auf einer transportablen Herdplatte oder einem Campingkocher, und lassen Sie sie abkühlen. (Das ist die einfachste Möglichkeit, sie biegsamer zu machen.) Und befeuchten Sie sie auch immer wieder, während Sie damit arbeiten, sobald Sie sie knacken hören oder merken, dass sie brüchig werden.

Wenn Sie jedoch nicht auf diesen traditionellen Materialien bestehen, können Sie den für Selbstversorger ebenfalls wichtigen Aspekt der Wiederverwendung ins Spiel bringen. Sie können nämlich alles Mögliche verwenden, was biegsam ist und sich in Streifen schneiden lässt – von alten Zeitungen oder Illustrierten über Leder und Jeans oder sogar Plastiktüten bis hin zu Kordeln, Wolle, Draht oder Seilen, Rosshaar, Holzfasern oder Stroh.

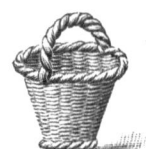

Techniken

Für das Korbflechten gibt es vier Techniken, die sich durch allerlei Verschönerungs- und Verfeinerungsmaßnahmen natürlich noch ausbauen lassen.

1. Einen **gewebten** Korb beginnt man mit einem Rahmen aus aufragenden Streben, um die ein biegsameres Material wie ein Schussfaden beim Weben abwechselnd innen und außen herumgezogen wird.

2. Bei einem **gezwirnten** Korb werden zwei oder mehrere biegsame Materialien zwischen den Streben miteinander verdrillt (umeinander gedreht).

3. Bei einem **gezopften** Korb werden die Materialstreifen ohne Rahmen so miteinander verflochten, dass ein Schachbrettmuster entsteht.

4. Bei einem **gewickelten** Korb (der kompliziertesten und schwierigsten, aber wohl auch schönsten Art) werden die Streifen aus biegsamen Material zu einer runden oder ovalen Schnecke gewickelt und mit noch weicheren, Streifen, die sich durch eine Nadel ziehen lassen, abgesteppt.

Beispiele für diese Techniken finden Sie auf der nächsten Seite.

Einen einfachen Korb flechten

Für den Boden und die Streben brauchen Sie 10 Streifen Schilf und ein paar Streifen zum Verweben, um den Rahmen zusammenzuhalten. Legen Sie fünf der Schilfstreifen auf eine flache Oberfläche, und zwar mit der rauen Seite nach oben (die glatte Seite ist die schönere, und die sieht man später von außen). Legen Sie die Streifen in gleichen Abständen aus, damit die Lücken für die Streifen zum Einweben gleich breit sind. Nehmen Sie die anderen 5 Streifen und

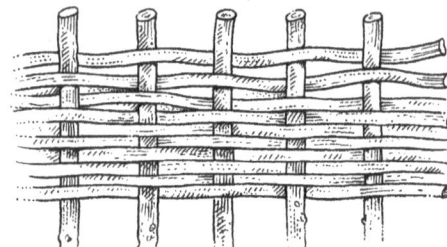

Die vier Haupttechniken
des Korbflechtens

gewebt

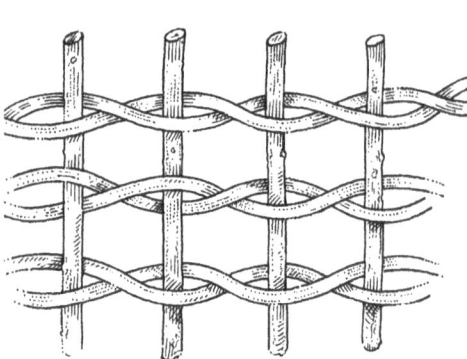

gezwirnt

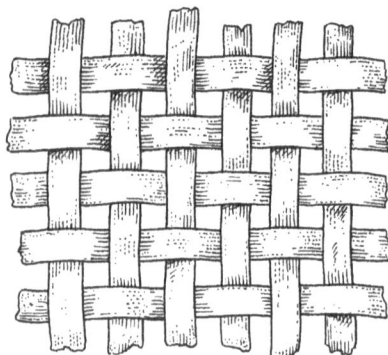

gezopft

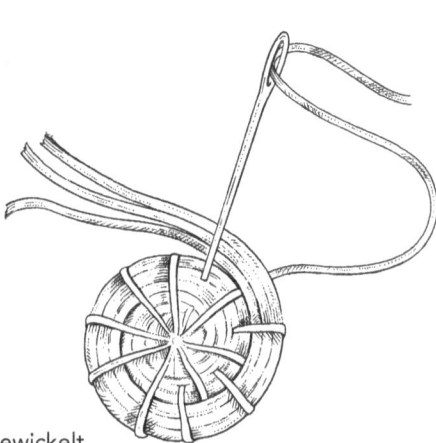

gewickelt

verweben Sie sie unter Beibehaltung der Abstände mit den ersten 5 Streifen, bis in der Mitte ein ordentlich und gleichmäßig gewebtes Rechteck entsteht. Das ist der Boden Ihres Korbs.

Die aus dem Rechteck herausragenden Streifen biegen Sie nach oben. Dann nehmen Sie einen Streifen und schneiden mit einem scharfen Messer einen vertikalen Schlitz hinein (ein bisschen länger als die Breite der Streifen zum Einweben), und zwar genau da, wo der Streifen gebogen wird. Ziehen Sie einen der Webstreifen durch den Schlitz – damit er nicht verrutscht, wenn Sie ihn weiter mit den Streben verweben. Nachdem Sie die zweite Reihe eingewoben haben, müssten die vertikalen Streben gerade stehen. Wenn sie nach innen zeigen, haben Sie den Webstreifen an den Ecken zu fest gezogen und müssen ihn ein wenig lockern. Wenn sie nach außen zeigen, ziehen Sie vorsichtig an dem Streifen, um ihn zu straffen, bis die Streben gerade stehen. Weben Sie weitere vier Reihen ein. Wenn Sie ans Ende Ihres ersten Webstreifens kommen, schneiden Sie einen Schlitz in eine der Streben (so wie zuvor) und ziehen das Ende des Streifens hindurch, damit man es nicht sieht. Den neuen Streifen ziehen Sie ebenfalls durch den Schlitz und verweben ihn weiter.

Ab jetzt halten Sie den entstehenden Korb vorsichtig oben mit einer Hand fest, wenn Sie die Streifen festziehen. Dann wird die Konstruktion kompakter und die Streifen halten besser. Stellen Sie den Korb auf eine glatte Oberfläche und prüfen Sie, ob der Boden flach aufliegt. Wenn der Korb wackelt oder schief steht, ziehen Sie vorsichtig an den mittleren Streben, bis sie höher aufragen als die an den Ecken – jetzt müsste der Korb fest auf den vier Eckstreben stehen und nicht mehr wackeln. Dann weben Sie weiter.

Wenn der Korb sechs oder sieben Reihen hoch ist, prüfen Sie noch einmal, ob die Streifen gleichmäßig und gerade verlaufen. Ziehen Sie an den vertikalen Streben, bis sie etwa 2,5 cm herausragen. Wenn das Schilf mittlerweile ausgetrocknet ist, befeuchten Sie es noch einmal, und dann biegen Sie die Streben nach innen und schieben die Enden hinter die horizontalen Streifen, sodass man sie auch von innen nicht sieht. (Dafür ist ein Schraubenzieher mitunter ganz hilfreich.)

Für den Rand wickeln Sie einen neuen Streifen (den »Randstreifen«) von außen um die oberste Reihe und vernähen ihn mithilfe eines dünneren Streifens, indem Sie Letzteren immer wieder über den Randstreifen und durch die nächste Lücke des Webstreifens darunter ziehen, sodass er Stich für Stich um den ganzen Rand gewickelt wird. So bleibt der Randstreifen dort, wo er hingehört.

Versuchen Sie es ein paar Mal mit dieser einfachen Technik, bis Sie genug Übung haben, um sich an etwas Größeres und Komplizierteres heranzuwagen. Je öfter Sie das machen, desto schneller werden Sie sich auch Schwierigeres zutrauen. Und glauben Sie bloß nicht, Sie müssten Ihre ersten, vielleicht nicht so gut gelungenen Versuche in den Müll werfen. Denn wenn erst mal nur flache Scheiben dabei herausgekommen sind, können Sie diese mit Scharnieren an den gelungenen Körben befestigen und als Deckel verwenden. Körbe mit Deckel eignen sich nämlich wunderbar für Geburtstags- oder Weihnachtsgeschenke, anstatt sie ihn Geschenkpapier einzupacken.

TROCKNEN UND GERBEN

In dem netten kleinen Paket, das wir als Körper bezeichnen, steckt exakt die Menge Öl, die nötig ist, um unsere eigene Haut zu gerben. Das gilt für alle Tiere, vom Fuchs bis zur Kuh, und dieses Öl befindet sich im Gehirn. Lecithin ist der natürliche Gerbstoff des Körpers. 20000 Jahre v. Chr. lösten die Menschen Gehirne von Tieren in Wasser auf, um damit die Tierhäute zu gerben. (Die Ureinwohner Amerikas praktizierten das sogar bis Ende des 19. Jahrhunderts.) Noch heute, im Zeitalter von Digitalisierung, Fortschritt, und so weiter hat diese traditionelle Methode Bestand, wobei wir einige der weniger hygienischen Aspekte natürlich optimiert haben. Um Tierhäute weicher zu machen, behandelten die Gerber im Mittelalter (und auch noch danach) sie mit einer Lösung aus Fäkalien, Urin und verrotteten tierischen Abfällen. Dann wurden die Häute weichgeklopft. Dazu kamen sie in ein riesiges Fass, wo stundenlang darauf herumgetreten wurde – so wie Winzer die Trauben zertraten. Ich gehe mal davon aus, dass die Gerber alle Männer waren und (um einen weiteren Schuss ins Blaue zu wagen) alle Junggesellen, zumindest bis Bäder und Seife erfunden wurden – von Chlorbleiche einmal ganz zu schweigen. Dass Gerbereien immer weit draußen vor den Städten lagen, hatte also seinen Grund, und der war durchaus nachvollziehbar.

Obwohl die Gerber oftmals die ärmsten Leute der Stadt waren, befanden sie sich gewissermaßen in erlesener Gesellschaft. In der Schöpfungsgeschichte steht nämlich, dass Gott für Adam und Eva Kleidung aus Tierhäuten anfertigte, bevor er sie aus dem Garten Eden vertrieb. Von den ledernen Sandalen der alten Ägypter bis zu den Lederjacken, ledernen Brieftaschen, Handtaschen, Stiefeln oder Bettvorlegern aus Schafsfell, die wir heute so kennen, ist Konservieren und Gerben von Tierhäuten, um Leder daraus zu machen, nicht wegzudenken.

Durch die Entdeckung bestimmter Chemikalien, vor allem Säuren, haben sich die Methoden dahingehend verändert, wie wir sie heute kennen. Heutzutage werden so gut wie alle Tierhäute unter der Verwendung von Chemikalien maschinell gegerbt. Tierhäute zu konservieren, funktioniert nach dem gleichen Prinzip wie das Konservieren von Fleisch, unter anderem unter Hinzunahme von Salz als Konservierungsstoff (sonst würde die Tierhaut verfaulen, sobald man sie dem Tier abzieht). Durch Gerben wird die chemische Struktur verändert, um die Tierhaut strapazierfähig und wasserfest

zu machen. Eine konservierte Tierhaut ist immer noch eine Tierhaut. Zu Leder wird sie erst durch Gerben.

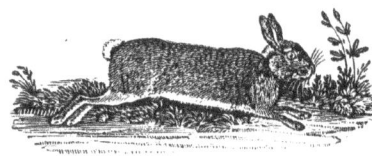

Kleine Tierfelle konservieren

Natürlich kann man Tierfelle mit traditionellen Methoden konservieren, indem man sie mit Fäkalien, Urin und verfaulenden Tierab-
fällen behandelt. Aber das wäre wohl doch etwas abschreckend und
eine echte Geruchsbelästigung, und darüber hinaus die beste Methode, sämtliche Freunde loszuwerden. Von daher bedient man sich
lieber einer weniger bedenklichen Alternative, und es gibt eine, die
immer noch natürlich ist und bei kleineren Fellen, etwa von Ka-
ninchen, Eichhörnchen oder anderen kleineren Tieren, gut funktioniert.

Um die besten Resultate zu erzielen, müssen Sie die Tierhaut
innerhalb einer Stunde, nachdem Sie sie dem Tier abgezogen haben, behandeln. Und das sollten Sie an einem kühlen, schattigen
Ort tun. Ziehen Sie die Haut vorsichtig ab, aber achten Sie darauf,
dass Sie sie nicht einreißen. Spannen Sie sie mit Heftzwecken auf ein
Holzbrett, mit der Fellseite nach unten und richtig straff. Nehmen
Sie eine Handvoll Tafelsalz und streuen Sie es auf die Haut, bis sie
vollständig davon bedeckt ist, und reiben Sie das Salz mit den Fingerspitzen ein. Wischen Sie das Salz mit einem in sauberem Wasser
getränkten Schwamm ab, bis es fast weg ist. Dann stellen Sie eine
Alaun-Lösung her: 1 Esslöffel Alaun auf etwa 600 ml Wasser. Tauchen Sie den Schwamm in den nächsten 3 Tagen alle 6 bis 8 Stunden in die Lösung und wischen Sie damit über die Tierhaut. Dann
lassen Sie sie für weitere 10 Stunden trocknen. Wenn die Haut tro-

cken ist, ziehen Sie die Heftzwecken heraus und rollen die Haut wie ein Zigarre schnell in eine Richtung zusammen, dann in die andere, immer wieder vor und zurück, bis sie sich weich und geschmeidig anfühlt. Dann ist sie fertig zur Verwendung.

KERZENHERSTELLUNG

Nichts wirkt so anregend für vertraute Gespräche und traute Zweisamkeit wie ein Raum, der in Kerzenlicht getaucht ist, und wenn das Licht von selbst gemachten Kerzen kommt, ist das der Beweis dafür, wie sexy Selbstversorgung sein kann. Schöne Kerzen kann man überall kaufen, aber praktisch jede davon könnte man eigentlich auch selbst machen. Man kann sie prima verschenken, als Marke Eigenproduktion verkaufen, selbst Freude daran haben (mit einem Bad bei Kerzenschein und einem Glas gekühltem Weißwein bei entspannter Musik) oder die Atmosphäre für einen romantischen Abend schaffen.

Kerzen herzustellen ist einfach. Jede Kerze ist nach einer von zwei Methoden hergestellt worden: erhitztes Wachs in eine Form schütten oder ein flaches Wachsblatt zu einer dicken Zigarre rollen. An Material braucht man nur Wachs und Docht, und wenn Sie das volle Programm wollen, noch parfümiertes Öl.

Wachs

Wachs kann man online bestellen oder in jedem Bastel- und Hobbyladen kaufen, aber die sparsame Variante ist die, alte Kerzenstummel zu sammeln und einzuschmelzen. Wachs basiert meistens auf Paraffin (ein Nebenprodukt der Ölraffination), und Kerzen aus Paraffin brennen nach innen. Im Gegensatz zu Kerzen aus Bienenwachs (die natürliche, aber mitunter recht teure Alternative), denn die tropfen. Sojawachs (gibt es seit 1992) ist eine natürliche, langlebige Alternative, die weniger rußt und sich immer größerer Beliebtheit erfreut. Andere naturbasierte Wachse sind zum Beispiel Palmwachs oder vegetarisches Wachs.

Dochte

Um Kerzendochte selbst zu machen, nehmen Sie eine feste Baumwollschnur, zum Beispiel eine Drachenschnur, und tauchen Sie für 20 Minuten in eine Lösung aus 2 EL Tafelsalz und 4 EL Borax (Natriumborat), aufgelöst in einer Tasse warmem Wasser. Dann nehmen Sie die Schnur heraus und hängen Sie für 5 bis 7 Tage zum Trocknen auf. Wenn sie ganz trocken ist, tauchen Sie sie in geschmolzenes Wachs, dann halten Sie sie hoch und lassen den größten Teil des Wachses abtropfen. Nach ein paar Minuten ist sie so weit abgekühlt, dass man sie hinlegen kann. Dann können Sie sie auf die Längen schneiden, die Sie brauchen, und heben den Rest für das nächste Mal auf.

Aromatisierte Öle

Ein paar Tropfen aromatisiertes Öl verleihen Ihren Kerzen eine therapeutische Wirkung. Aber achten Sie darauf, dass Sie natürliche, unverdünnte Öle verwenden. Kokosöl passt gut zu einem heiteren Sommerabend. Lavendel lässt Sie besser einschlafen (ist also unter allen Umständen zu vermeiden, wenn Sie einen romantischen Abend zu zweit planen, und lassen Sie auch keine Kerze neben dem Bett brennen, wenn Sie schlafen). Bergamotte wirkt stimmungsaufhellend, und Citronella (Zitronengras) ist ein natürliches Abwehrmittel gegen Fliegen.

Eine selbst gemachte Stumpenkerze

Kleine Milch-Tetra-Paks sind perfekte Gussformen für Stumpenkerzen. Reinigen und trocknen Sie den Tetra Pak und schneiden Sie ihn auf die Höhe der künftigen Kerze. Fixieren Sie den Docht in der Mitte des Bodens mit einem Tropfen Wachs (nur so viel, dass er hält). Wickeln Sie das obere Ende des Dochts um ein Essstäbchen (oder etwas Ähnliches) und legen Sie das Stäbchen so auf den Tetra Pak, dass auch das obere Ende des Dochts sich in der Mitte befindet. Erhitzen Sie das Wachs in einem Tiegel oder Topf, bis es geschmolzen ist und klarflüssig wird. Dann gießen Sie es in den Tetra Pak bis kurz unter den Rand und klopfen von außen dagegen, damit sich etwaige Luftblasen auflösen. Lassen Sie das Wachs abkühlen und vollständig fest werden, bevor Sie den Tetra Pak vorsichtig aufschneiden.

Für eine bunte Kerze, gießen Sie zunächst Wachs in einer Farbe in den Tetra Pak und wenn es sich verfestigt hat, aber noch nicht ganz hart ist, gießen Sie das Wachs in einer anderen Farbe darauf. Dadurch dass man die zweite Schicht auf die erste gießt, bevor diese sich vollständig verfestigt hat, verbinden sich die beiden Schichten, und an den Stellen, wo sie ineinanderlaufen, entstehen hübsche Farbschattierungen.

Eine selbst gemachte Bienenwachskerze ohne Erhitzen

Das ist genau der richtige Spaß für Kinder, denn das Wachs muss nicht erhitzt werden. Bienenwachs hat die Form von Platten, und wenn man selbst keine Bienen hält, bekommt man es meistens in den entsprechenden Geschäften. Legen Sie eine der Platten aus und dann den Docht entlang einer der Kanten darauf, und zwar so, dass er oben ein Stückchen heraussteht. Dann rollen Sie die Wachsplatte zu einem Zylinder – ob fest oder lose spielt keine Rolle. Danach brauchen Sie nur noch den Docht auf die gewünschte Länge zu schneiden.

Eine handgerollte Kerze

Ebenso wie bei einer Bienenwachskerze können Sie auch mit anderem Wachs verfahren: Nehmen Sie ein Tablett und legen Sie ein Stück Pergamentpapier darauf. Streichen Sie es glatt, sodass es keine Falten wirft. Klappen Sie die Kanten etwa 2 cm hoch (damit das Wachs nicht herausläuft). Es sollte ein Quadrat von etwa 30 x 30 cm sein. Erhitzen Sie das Wachs und gießen Sie es nach und nach auf das Papier. Jede Schicht wird sehr schnell trocknen. Wenn das Wachs abgekühlt ist, aber noch biegsam, schneiden Sie die Kanten des Quadrats gerade, damit die Kerze eine schöne Form bekommt (den Verschnitt können Sie wieder einschmelzen). Legen Sie einen Docht auf eine der Kanten und rollen Sie das Wachs zu einer Kerze wie oben beschrieben.

Eine Sandkerze

Füllen Sie eine Schüssel mit feuchtem Sand und drücken Sie mit einem Teelöffel eine leichte Mulde in die Mitte. Achten Sie darauf, dass sie so gleichmäßig wie möglich wird. Stecken Sie einen Docht hinein und befestigen Sie dessen oberes Ende an einem Essstäbchen, das Sie auf die Schüssel legen. Dann gießen Sie das heiße Wachs hinein. Lassen Sie es vollständig abkühlen. Anschließend nehmen Sie es aus der Sandkuhle, schneiden den Docht auf die gewünschte Länge und klopfen die Sandreste vorsichtig ab.

PAPIER SCHÖPFEN UND GRUSSKARTEN DARAUS MACHEN

Bis zur Industrialisierung im 19. Jahrhundert wurde Papier grundsätzlich Blatt für Blatt handgeschöpft. Das Wort »Papier« kommt von dem lateinischen Begriff *papyrus*, womit das Papier der alten Ägypter gemeint war: ein flaches Blatt, das aus den Fasern der Papyruspflanze gewebt wurde. Das heißt aber nicht, dass die Ägypter es auch selbst erfunden haben. Das waren nämlich die Chinesen, und noch heute kommen einige der schönsten Papiersorten aus China.

Papier selbst herzustellen, heißt in erster Linie recyceln: alte Zeitungen oder längst bezahlte Rechnungen nehmen und zerkleinern (eine Rechnung durch den Pürierer zu jagen, macht ungeheuer viel Spaß) und frische weiße Bögen daraus machen, die man wieder verwenden kann. (Bedenken Sie jedoch, dass Tinte und Druckerschwärze auch wieder durchkommen, also müssen Sie vielleicht etwas Bleiche in den Papierbrei geben.) Sowohl in Europa als auch in Amerika wird Papier bis zu 70 Prozent aus recyceltem Altpapier hergestellt. Dazu sammeln Papierhersteller alte Zeitungen und Illustrierte und unterziehen sie einem einfachen Prozess, den man auch in der Küche durchführen kann. Das Ganze wird allerdings ziemlich matschig – deshalb helfen Kinder dabei besonders gern mit! Aber nicht nur aus Holzfasern oder recyceltem Material kann man Papier machen. Manche, die Papier in größerem Stil herstellen, nehmen dafür Lumpen, Baumwolle oder sogar Elefantendung – wobei natürlich nicht klar ist, wie viele Selbstversorger einen Elefanten als Lieferanten haben.

Papier herstellen

ZUBEHÖR

Spülschüssel

Küchenmaschine oder Pürierer

Bütte (Erklärung siehe unten)

2 Küchentücher

Nudelholz

Bügeleisen

Wäschestärke

Das Wichtigste bei der Herstellung von Papier ist die Bütte. Dabei handelt es sich um den Rahmen, in den der Papierbrei gefüllt wird. Bütten kann man in Geschäften für Kunsthandwerksbedarf kaufen oder im Internet bestellen, und wenn Sie die Papierherstellung regelmäßiger betreiben wollen, lohnt sich die Investition. Wenn Sie jedoch nur ab und zu mal einen Bogen herstellen wollen, ist es günstiger, auch eine Bütte selbst zu machen.

Dazu nehmen Sie einen alten Bilderrahmen (die findet man häufig auf Flohmärkten oder Recyclinghöfen). Das Innenmaß des Rahmens sollte ein bisschen größer sein als das Blatt Papier, das Sie herstellen möchten, aber kleiner als die Spülschüssel. Dazu brauchen Sie dann noch ein feines Gewebe, zugeschnitten auf die Größe des Rahmens (am besten aus der Gaze, die man für Fliegengitter benutzt). Wenn Sie das Gewebe passend zugeschnitten haben, heften oder tackern Sie es an den leeren Bilderrahmen. Dann haben Sie Ihre Bütte.

Noch schneller geht es, wenn Sie sich einen Draht-Kleiderbügel zu einem Rechteck zurechtbiegen, und zwar so, dass der Haken an einer Ecke ist. Und darüber ziehen Sie einen Nylonstrumpf (oder das Bein einer Strumpfhose) von der einen Seite zu der Seite, wo der Haken ist, bis hinunter zum Fuß des Strumpfbeins. An der Ecke, wo der Haken ist, binden Sie das Strumpfband mit einem Stück Schnur richtig gut fest, damit es sich über den Bügel spannt wie bei einer Trommel. Das funktioniert zur einmaligen Benutzung recht gut, aber für mehr als einmal eher nicht.

Reißen Sie das Altpapier in Streifen und dann in kleine Schnipsel (etwa so groß wie eine Münze), um es für den Pürierer vorzubereiten. Als Daumenregel kann man sich merken: Für einen neuen Bogen A4-Papier braucht man zwei A4-Bögen Altpapier – wobei das natürlich auch davon abhängt, wie dick der neue Bogen werden soll. Füllen Sie die Spülschüssel zur Hälfte mit warmem Wasser und weichen Sie die Papierschnipsel etwa eine halbe Stunde lang darin ein. Dann lassen Sie sie in einem Sieb oder Durchschlag abtropfen. Füllen Sie die Küchenmaschine oder das Gefäß des Pürierers zur Hälfte mit Wasser und geben Sie etwas von dem Papierbrei dazu – aber nicht zu viel auf einmal, sonst würde es zusammenklumpen. Mixen Sie es, bis es mit dem Wasser zu einer glatten Mischung ohne Klumpen wird, und dann geben Sie nach und nach immer wieder etwas von dem Papierbrei hinzu.

Dann spülen Sie die Schüssel aus, in der Sie das Papier anfangs eingeweicht hatten, und füllen sie noch einmal zur Hälfte mit warmem Wasser. Legen Sie die Bütte unter Wasser auf den Boden der Schüssel und geben Sie etwas Wäschestärke in das Wasser, damit das Papier anschließend fest wird. Schütten Sie den mit Wasser verdünnten Papierbrei aus dem Pürierer hinein und schwenken Sie die Schüssel, damit sich der Brei gleichmäßig verteilt und setzt. Wenn Sie ein großes oder dickes Blatt machen wollen und noch mehr Papierbrei brauchen, mixen Sie noch mehr eingeweichte Schnipsel mit Wasser und geben Sie sie in die Schüssel, bis die Menge Ihnen richtig erscheint. Wenn nötig, schwenken Sie die Schüssel noch einmal und warten Sie, bis die Mischung sich gesetzt hat. (Wenn die Mischung noch nicht gleichmäßig genug verteilt ist, schwenken Sie die Schüssel ganz leicht.) Dann nehmen Sie die Bütte vorsichtig heraus und legen sie zum Trocknen auf den Rand der Schüssel. Wenn die Papiermasse abgetropft ist, drücken Sie mit den Fingerspitzen leicht darauf, um noch mehr Feuchtigkeit herauszupressen.

Legen Sie ein sauberes Küchentuch über die Bütte und stellen Sie einen großen Teller (oder eine Servierplatte) darauf. In dieser Schichtung (Bütte, Küchentuch und Teller) drehen Sie das Ganze um und legen Sie es auf eine glatte Oberfläche. Nehmen Sie die Bütte ab und ziehen Sie den Teller heraus, sodass der Bogen Papier nun zwischen dem Küchenhandtuch und der glatten Oberfläche liegt. Legen Sie das zweite Küchenhandtuch darauf und rollen Sie mit dem Nudelholz über das »Papiersandwich«, um so viel Wasser wie möglich hinauszupressen.

Nehmen Sie das obere Küchentuch herunter und lassen Sie das Papier ein paar Stunden lang trocknen. (Es soll aber noch nicht ganz durchgetrocknet sein, nur annähernd.) Dann bügeln Sie es mit einem auf niedrige oder mittlere Temperatur eingestellten Eisen, immer noch mit einem der Tücher darunter. Lassen Sie es anschließend 12 Stunden so liegen, dann können Sie das Papier von dem Handtuch lösen. Lassen Sie es für weitere 12 Stunden liegen, und dann ist das Papier fertig.

Wenn Sie ein unverbesserlicher Romantiker sind und das selbst gemachte Papier für einen Liebesbrief verwenden wollen, geben Sie, wenn Sie den Brief an eine Frau schreiben, ein paar Rosenblätter in den glattgemischten Papierbrei. Wenn er für einen Mann ist, nehmen Sie Stroh oder Kräuter.

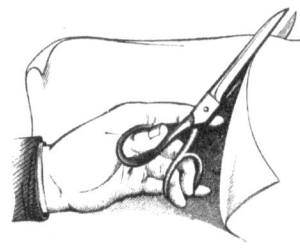

Eine Grußkarte

Schätzungen zufolge wird allein in England pro Jahr eine Unsumme von 1,5 Milliarden Pfund für Grußkarten ausgegeben. Solche Karten gibt es massenhaft, aber keine kann sich mit einer selbst gemachten messen – was wohl alle Eltern bestätigen werden, wenn sie zum ersten Mal von ihren Kleinen eine selbst gemachte Karte überreicht bekommen. Eine selbst gemachte Karte zu verschicken, ist um so vieles bedeutungsvoller als eine aus dem Laden. Deshalb sollten Sie das nächste Mal, wenn jemand Geburtstag hat, keine Karte kaufen (und schon mal gar nicht einfach eine E-Mail schicken), sondern selbst eine machen.

Dafür wäre es natürlich am besten, ein Blatt Ihres selbst geschöpften Papiers mitten auf ein gefaltetes Stück Pappe zu kleben und Ihren Gruß darauf zu schreiben. Alternativ dazu können Sie auch Schablonen oder Cliparts aus dem Computer ausdrucken oder, wenn es für einen Geburtstag sein soll, eine Montage erstellen – aus geschichtlichen Ereignissen, die an diesem Datum stattgefunden haben, oder aus berühmten Persönlichkeiten, die am gleichen Tag geboren wurden.

Wenn Sie aber mal etwas ganz anderes, etwas Besonderes machen wollen, versuchen Sie sich darin, eine Karte zu besticken. Dafür zeichnen Sie das Motiv auf einem Stück Papier vor (oder pausen es ab) und legen es auf die Karte. Stechen Sie mit einer Stecknadel in regelmäßigen Abständen um das Motiv herum Löcher in die Karte, sodass sie, wenn Sie das Papier wegnehmen, die Umrisse des Motivs zeigen. Dann sticken Sie im Steppstich oder im Zickzackstich die Umrisse nach.

HOLZ SCHNITZEN

Es mag allzu offensichtlich klingen, aber das erste, worüber Sie sich Gedanken machen müssen, wenn Sie etwas schnitzen wollen, ist das Holz. Der Unterschied zwischen Weichholz, wie beispielsweise Kiefer, und Hartholz, wie zum Beispiel Eiche, Buche oder Esche, besteht darin, dass das Schnitzen mit Weichholz zwar leichter ist, es aber nicht so lange hält und schön bleibt wie Hartholz. Sie müssen auch darauf achten, dass der Holzblock gut abgelagert ist (vor mindestens einem Jahr geschlagen, sodass er während der Verwitterung alle Jahreszeiten einmal durchgemacht hat) und natürlich, dass er unbeschädigt ist.

Wenn man mit Holz in seiner natürlichen Form arbeitet, ist es wichtig, der Maserung zu folgen, die bei Bäumen von unten nach oben verläuft, also nicht seitlich. Wenn Sie sich einen Baumstumpf einmal genauer ansehen, können Sie die Jahresringe erkennen. Versuchen Sie nicht, quer durch die Ringe zu schnitzen, denn dann wird sich das Holz verziehen und verbiegen. Richten Sie sich stattdessen nach der Maserung, also dem natürlichen Verlauf der Holz-fasern, sowohl dann, wenn Sie etwas aus einem Stück des Stamms schnitzen, als auch, wenn Sie etwas aus einem Ast schnitzen. Und nehmen Sie möglichst Holz aus der Mitte des Stamms oder des Asts, wo die Ringe am dichtesten beieinander liegen. Dann bekommen Sie ein sehr schönes Muster, und das Holz wird sich nicht verziehen und verbiegen.

Einer der schönsten Gegenstände, die Sie aus Holz schnitzen können, ist ein Löffel. Einen holzgeschnitzten Löffel in der Hand zu halten, fühlt sich ganz anders an als einer, der in Massenproduk-tion gefertigt wurde. Ein solcher Löffel ist stabil, massiv und ein-fach griffig, und wenn Sie etwas damit umrühren, liegt er gut in der Hand. Für jeden, der gern kocht, ist ein handgeschnitzter Löffel et-was ebenso Persönliches und Wichtiges wie das Lieblings-Messer.

Mitunter verbindet man Holzlöffel aber leider auch mit et-was Negativem, denn bei Wettbewerben werden sie manchmal als Trostpreis vergeben. In Wales jedoch galten reich verzierte, hand-geschnitzte Holzlöffel als Liebesbeweis und wurden von daher auch »Liebeslöffel« genannt. Der Ursprung des walisischen Liebeslöffels ist nicht genau bekannt, aber man braucht wohl nicht allzu viel Fanta-sie, um sich denken zu können, dass ein solches Geschenk Vertraut-heit ausdrückte. Praktisch betrachtet ist es ein Gegenstand, den die Frau an ihre Lippen führt, um davon zu essen, aber im übertragenen Sinne spricht daraus auch der Wunsch ihres Mannes, für sie zu sor-gen und sie zu behüten. Ein schöner Brauch. Die Symbole, die in den Griff geschnitzt wurden und die von Diamanten, Herzen, Kreu-zen bis hin zu Vögeln reichten, hatten (und haben noch immer) ihre ganz eigene Bedeutung.

Einen Holzlöffel schnitzen

Einen Löffel zu schnitzen, sei es nun ein Liebeslöffel oder ein prak-tisches Utensil zum Kochen, erfordert schon ein bisschen Zeit und

Mühe. Aber es lohnt sich, und wenn Sie die Grundform erst einmal fertig haben, können Sie bei jeder Gelegenheit daran weiterschnitzen – wenn Sie auf einer Parkbank sitzen, während Ihr Hund im Gebüsch herumstöbert, oder auf der Treppe hinter dem Haus oder sogar bei einem Lagerfeuer mit einem Korb Holzscheite zwischen den Knien.

UTENSILIEN

Bleistift

Laubsäge

Stanley-Messer (Teppichmesser/Cutter) mit ganz neuer Klinge

Meißelmesser (optional)

Schleifpapier – in unterschiedlicher Körnung von grob bis
sehr fein

Suchen Sie sich unter Beachtung der genannten Hinweise einen Klotz von etwa 30 cm Länge und mindestens 10 cm Durchmesser und hacken Sie ihn von oben bis unten mitten durch. Jetzt kommt der Moment, in dem sich zeigt, ob das Holz irgendwelche Makel hat, die die Qualität des Löffels beeinträchtigen könnten, zum Beispiel Verwitterungsspuren, Risse oder Schädlingsbefall. Wenn Ihnen irgendetwas dieser Art auffällt, lassen Sie den Klotz liegen und suchen Sie sich einen anderen. Wenn der gespaltene Klotz diesmal besser aussieht, messen Sie bei einer der Hälften von der Mitte aus etwa 4 cm ab (muss nicht ganz exakt sein) und hacken Sie diese Hälfte von dem Punkt aus noch einmal durch, sodass Sie ein dickes Brett haben (das Sie auch noch einmal von beiden Seiten auf Makel untersuchen).

Dann zeichnen Sie mit dem Bleistift die Umrisse des Löffels ein. Diese Form wird der Löffel am Ende dann auch haben, deshalb versuchen Sie, es so gerade und symmetrisch wie möglich hinzubekommen, und zwar, indem Sie entweder einen anderen Löffel als Vorlage nehmen und die Umrisse nachzeichnen oder indem Sie zunächst eine Schablone aus Pappe erstellen. In einem Schraubstock oder auf einer Werkbank sägen Sie den Löffelrohling mit der Laubsäge sorgfältig aus. Was dabei herauskommt, sollte schon die Form eines Löffels haben, wenn Sie von oben darauf schauen, aber natürlich noch in sehr dick – quasi das Löffel-Pendant zu einem Plateauschuh.

Ab jetzt geht es nur noch darum, das überflüssige Holz mit dem Stanley-Messer Stück für Stück zu entfernen. Aber bevor Sie damit anfangen, kleben Sie ein dickes Pflaster auf Ihren Daumen oder wickeln Sie zum Schutz ein Stück Leder darum. Dann fangen Sie mit der Rückseite des Löffels an und arbeiten sich an dem Stiel hinunter, bis er in etwa die richtige Form hat. Aber machen Sie sich nicht zu viel Gedanken darüber, ob er perfekt wird, denn am Ende werden Sie ihn mit dem Schleifpapier ja ohnehin noch glatt schleifen und abrunden. Wenn Sie bei der Rückseite der Aushöhlung angekommen sind, arbeiten Sie sich von außen nach innen vor, und achten Sie darauf, dass Sie genug Holz übrig lassen, damit die Aushöhlung im Verhältnis zum Stiel auch tief genug wird. Dann drehen Sie den Löffel um und schnitzen wieder am Stiel entlang abwärts. Wenn Sie ein Meißelmesser haben, um die Aushöhlung auszuschaben, umso besser. Wenn nicht, machen Sie mit dem anderen Messer weiter und bewegen Sie es so, als wäre es ein etwas ungeschickter Versuch ein hartgekochtes Ei auszulöffeln.

Wenn der Löffel so weit fertig ist und Sie mit Tiefe und Form der Aushöhlung zufrieden sind, nehmen Sie das Schleifpapier mit der gröbsten Körnung und fangen Sie damit an, den Löffel feinzuschleifen. Wischen Sie den Löffel zwischendurch immer wieder mit einem sauberen Lappen ab, und wenn Sie die gröbsten Schnitzer abgeschliffen haben, nehmen Sie das nächstfeinere Schleifpapier. Schleifen Sie mit der nächstfeineren Körnung jeweils länger als mit der gröberen vorher. Wenn der Löffel fein genug geschliffen ist, ölen Sie ihn ein wenig ein. Das schützt das Holz und hebt auch die

Maserung hervor. Soll der Löffel wirklich benutzt werden, nehmen Sie ein leichtes Olivenöl. Dient er nur der Dekoration, nehmen Sie Leinsamenöl.

Wenn Sie den Bogen erst einmal raushaben, werden Sie bestimmt gar nicht mehr aufhören wollen, denn Schnitzen hat eine geradezu therapeutische Wirkung. Und Sie können den Löffel ja noch verfeinern, indem Sie den Stiel oder sogar die Aushöhlung mit hübschen Ornamenten versehen. Mit der gleichen Methode können Sie auch Schüsseln, Kellen oder Eierbecher schnitzen. Wenn Sie Kinder haben, können Sie ihnen aus Holz in der richtigen Länge ganz besondere Zauberstäbe schnitzen, so wie der von Harry Potter, und sie mit Ornamenten versehen wie den Stiel des Löffels.

PYROGRAFIE

Auch bezeichnet als Brandmalerei oder Brandmarken, macht man sich bei der Pyrografie Feuer zunutze, um etwas zu schreiben oder zu zeichnen. Dabei handelt es sich um eine Kunst, die schon seit dem 1. Jahrhundert v. Chr. bekannt ist, die aber vermutlich noch viel älter ist. Vom Ursprung her geht es darum, einen Gegenstand zu individualisieren, etwa einen Holzlöffel (oder einen Zauberstab), indem man den Namen der Person einbrennt, der er gehört, oder des Handwerkers, der ihn geschaffen hat. Auf höchstem künstlerischem Niveau kann man damit wunderschöne Bilder zeichnen, in feinen Schattierungen und Strukturen, die sich mit keinem anderen Material so gut herausarbeiten lassen wie mit Holz.

Diese sehr alte Technik des Schreibens und Zeichnens wurde so weit verfeinert, dass es dafür mittlerweile ein bestimmtes Werkzeug gibt, das man kaufen und in die Steckdose stecken kann. Es sieht aus wie ein Mittelding aus einem dicken Füllfederhalter und einem Lötkolben. Alternativ dazu können Sie aber auch einfach einen echten Lötkolben benutzen, oder wenn Sie es auf die traditionelle Art machen wollen, ein Schüreisen mit scharfer Spitze nehmen und ins Feuer halten, um es zu erhitzen.

Mit Feuer schreiben

Mit Pyrografie können Sie Eierbecher oder Löffelstiele verzieren, ein Bild zeichnen, den Namen eines Hauses auf ein Schild einbrennen (oder den Namen eines Pferdes auf ein Schild, um es an die Stalltür zu nageln – vorausgesetzt, es ist nicht eins dieser Pferde, die alles anknabbern), oder eine Eigenkreation aus Holz signieren, wie es viele der angesehenen Kunsttischler einst machten.

Zeichnen Sie mit einem Bleistift zunächst genau vor, was Sie einbrennen wollen, und wenn Sie mit der Zeichnung oder Schrift zufrieden sind, nehmen Sie das Schüreisen und ziehen Sie mit der glühenden Spitze die Bleistiftlinien leicht nach. Je fester Sie aufdrücken, desto dunkler werden die eingebrannten Linien. Deshalb drücken Sie bei den Linien der Schrift oder Zeichnung, die Sie hervorheben wollen, fest auf, und bei den Schattierungen etwas leichter.

HEIMTEXTILIEN

Darunter versteht man alles, was das Zuhause verschönert und behaglicher macht. Von Kissen und Decken über Vorhänge und Jalousien bis hin zu Lampenschirmen und Sesselbezügen, sind Heimtextilien genau das, was ein Haus zu einem Zuhause macht. Und das Beste daran: Das meiste kann man selbst machen (eigentlich sogar alles, wenn man mit Nadel und Faden oder einer Nähmaschine und mit Stricknadeln oder einer Häkelnadel umgehen kann). Das heißt: Sie müssen nicht einen Haufen Geld für handgearbeitete Vorhänge oder Flickenteppiche aus einem trendigen Laden ausgeben. Sie machen sie einfach selbst.

Strickdecken

Solche Heimtextilien wie Strickdecken kann man ganz einfach selbst machen. Wenn Sie stricken können, können Sie auch ein Viereck stricken. Und wenn Sie ein Viereck stricken und nähen können, dann können Sie auch mehrere Vierecke zu einer Decke zusammennähen. Denn Strickdecken bestehen meistens aus zusammengenähten Vierecken. (Wenn Sie nicht stricken können, lesen Sie auf Seite 223 oder im Internet nach.) Von einer Babydecke über die Tagesdecke in einem Teenager-Zimmer mit den Simpsons, Harry Potter oder einem Popstar als Motiv bis hin zu einem Gefühl von ein bisschen Zuhause in einer Studentenbude, als Hochzeitsgeschenk für eins der Kinder oder einfach nur für sich selbst – alles fängt damit an, Maschen aufzunehmen und das erste Viereck zu stricken. Und wenn Sie eine schicke Tagesdecke hinbekommen haben, machen Sie sich an einen Überzug für eine Wärmflasche oder einen Überwurf für Ihr Sofa. Wenn Sie stricken können, ist alles (na ja, alles Gestrickte) möglich.

Patchwork-Quiltdecken

Nach einer gestrickten Decke erreichen Sie die nächsthöhere Stufe mit einer Patchwork-Quiltdecke, die gewissermaßen zwei Fertigkeiten in sich vereint: *Nähen* und *Steppen*.

Patchwork (zu einem Muster vernähte Stoffstücke) ist in Europa seit dem 12. Jahrhundert bekannt, aber vermutlich noch viel älter, und es hat seinen Ursprung im Orient. Beispielsweise trugen mongolische Krieger Unterwäsche aus zusammengenähten, gepolsterten Stoffstücken, die sie in den strengen Wintern unter ihren schweren Rüstungen warm hielt.

Der Charme einer selbst gemachten Patchworkdecke liegt auch darin, dass man so viele Stoffstücke wiederverwerten kann. Die einzige Einschränkung – besonders für Anfänger – ist die, dass die Stoffstücke zu 100 Prozent aus Baumwolle bestehen sollten, da andere

Stoffe häufig ausleiern. Die einzige Ausnahme ist Denim (Jeansstoff, der heutzutage oft Elasthan oder Lycra enthält), wobei durch den eng gewebten Fadenverlauf die Form erhalten bleibt. Wenn Sie viele Jeansstücke haben, die Sie zu Patchwork verarbeiten wollen, nehmen Sie jedoch nie die Knie – die erkennt man nämlich auf eine Meile Entfernung! Bestens geeignet sind Stoffstücke von alten Hemden und Stoffreste, die beim Schneidern anfallen.

Gesteppte Decken waren schon bei den alten Ägyptern beliebt, weil sie in den kalten Wüstennächten warmhielten. Eine Steppdecke ist gewissermaßen ein Sandwich aus einer oberen und unteren Stoffschicht und einer Wattierung dazwischen, die mit einfachen Stichen zusammengenäht werden, und zwar immer ein Stich von oben nach unten und der nächste dann von unten nach oben mit etwa 8 Stichen auf 2,5 cm.

Die untere Schicht, auch als Abbindung bezeichnet, besteht meist aus einem einzigen großen Stück Stoff, etwa aus gewalkter (mechanisch bearbeiteter) oder merzerisierter (chemisch bearbeiteter) Baumwolle oder Musselin.

Die obere Schicht kann aus Patchwork bestehen oder auch aus einem einzigen Stück Stoff. Eins der besten Bücher über Patchwork-Quilting ist *The Sampler Quilt Book* von Lynne Edwards. Darin sind auch viele verschiedene Muster für die einzelnen Stoffstücke abgebildet.

Eine selbst gemachte Patchwork-Steppdecke

Fangen Sie an mit einer Schoßdecke (der abgespeckten Version einer Tagesdecke) oder mit einer Babydecke oder vielleicht mit einer Picknickdecke, und arbeiteten Sie sich Stück für Stück zu etwas Größerem hoch, anstatt direkt mit einer Steppdecke in Kingsize-Format anzufangen und dann entmutigt aufzugeben (um die halbfertige Decke im Schrank verschwinden zu lassen, wo sie auf ewig liegen bleibt).

UTENSILIEN

Eine Schneidematte

Einen 45 mm Rollschneider (zur Not tut es auch eine
Schneiderschere, aber mit einer Schere kann man nicht so
genau arbeiten, weil man den Stoff anheben muss, um mit
einem der Scherenblätter darunter zu kommen)

Lineal

Nähmaschine

Bevor Sie die Stoffstücke zuschneiden und vernähen, stecken Sie sie
in die Waschmaschine – auch die Stücke, die noch ganz neu sind.
Das reinigt sie von dem Stoffabrieb, der vom Produktionsprozess
möglicherweise noch daran haftet, und beugt hoffentlich der Gefahr
vor, dass sie einlaufen, wenn Sie sie schon verarbeitet haben. Bügeln
Sie die Stoffstücke und legen Sie das erste auf die Schneidematte.
Schneiden Sie mit dem Rollschneider die gewünschte Form aus.
Ebenso schneiden Sie auch alle weiteren Stoffstücke zu, die Sie für
die Decke brauchen. Nähen Sie sie gemäß der Anleitung aus dem
oben genannten Buch zusammen (oder nach einer Anleitung aus
einem anderen Buch oder einer Website über Patchwork).

Sie können die Steppnähte aus der freien Hand machen (also einfach drauflos nähen) oder mit einer Vorlage arbeiten. Jedenfalls ist es
empfehlenswert, so präzise wie möglich aufzuzeichnen, wie die Decke im Endeffekt aussehen soll. So haben Sie ein Bild vor Augen, an
dem Sie sich während der Arbeit orientieren können. Wenn Sie mit
einer Vorlage arbeiten, kopieren Sie sie und legen Sie die Kopien
auf dem Patchwork aus, damit Sie sehen, wie genau die Steppnähte
verlaufen sollen. Dann nähen Sie mit der Maschine (oder wenn Sie
die Geduld aufbringen und versiert genug darin sind, mit Nadel und
Faden) durch das Papier hindurch. Später können Sie das Papier entfernen, sodass nur noch der gesteppte Stoff übrigbleibt – entlang der
Nähte lässt es sich ganz leicht abreißen.

Wenn Sie soweit sind, dass Sie die Schichten der Decke zusammennähen können, legen Sie die untere Stoffbahn aus Baumwolle oder Musselin aus. Dann legen Sie die Wattierung genau darauf. Und dann nehmen Sie das Patchwork mit den Steppnähten samt eingenähtem Papier und legen es darüber. (Die Faustregel lautet, dass die Patchwork-Schicht nicht ganz an die Kanten der Wattierung und der darunterliegenden Stoffschicht heranreichen sollte.) Steichen Sie die Patchwork-Schicht glatt und stecken Sie sie wie in Planquadraten an den beiden Schichten darunter fest, ausgehend von der Mitte. Dann können Sie anfangen (wieder in der Mitte), das Patchwork mit den beiden unteren Schichten zu vernähen, und zwar lieber mit Steppgarn als mit einem normalen Baumwollfaden, denn der wäre zu fest und würde mit der Zeit in den Stoff einschneiden und Löcher verursachen. Wenn Sie mit den Näharbeiten fertig sind, können Sie die Papierstücke abreißen und sich das hübsche Muster ansehen.

Zum guten Schluss können Sie die Decke säumen oder einfassen, indem Sie entweder einen Stoffstreifen auf die Kanten nähen oder den Überstand der unteren Stoffschicht und der Füllung nach oben klappen und umnähen. Als Highlight können Sie dann Ihren Namen an einer Ecke aufsticken, damit künftige Generationen sehen, wer die Decke gemacht hat, denn Patchwork-Quilts werden oftmals zu Familienstücken und über Jahrzehnte, manchmal sogar Jahrhunderte weitervererbt.

Selbst gemachte Flickenteppiche

Flickenteppiche entstanden in Zeiten der Not, etwa Anfang des 20. Jahrhunderts und während der beiden Weltkriege, um sie als Läufer oder Bettvorleger zu benutzen. Denn man konnte Sie einfach aus abgelegter Kleidung wie alten Unterhemden, Kleidern, Strumpfhosen oder Umstandskleidern anfertigen, also praktisch aus allem, was sich in Streifen schneiden lässt – die Anfänge des Recycelns. Die Unterlage war ursprünglich Sackleinen, aber mittlerweile nimmt man eher Segeltuch.

Es gibt viele verschiedene Methoden, und man kann sich nach allen richten, um einen Flickenteppich anzufertigen, aber die beiden gängigsten sind *Knüpfen* und *Häkeln*. Um einen Teppich zu knüpfen, nimmt man kurze Fetzen oder Fäden des Materials und schiebt jedes einzelne Ende mit einem spitzen, aber nicht scharfen Werkzeug von unten durch die Abbindung.

Bei gehäkelten Teppichen hingegen wird von der Oberseite aus gearbeitet, indem man Stoffstreifen an der Unterseite des Segeltuchs mit einer dicken Häkelnadel oder einer speziellen Flickenteppichnadel an die Oberseite zieht und im Kreuzmuster daraus Schlaufen häkelt. Das Ende jedes Streifens verbindet man mit dem nächsten, sodass der Teppich im Grunde aus einem einzigen langen Streifen besteht.

Wenn der Teppich fertig ist (mit welcher Methode auch immer), bestreichen Sie die Unterseite mit Latexleim, um die Stoffenden zu versiegeln. Sobald der Leim trocken ist, legen Sie den Teppich auf eine Unterlage – mit einer alten Tischdecke oder einem alten Bettlaken funktioniert das gut – und schneiden Sie die Kanten gerade. Dann vernähen Sie die Unterlage von Hand mit dem Teppich. Es macht nichts, wenn das Ganze ein bisschen selbst gemacht aussieht. Denn das soll es ja auch. Mein Flickenteppich liegt schon seit zwei Jahren vor dem Kamin und sieht nach regelmäßigem Waschen immer noch prima aus.

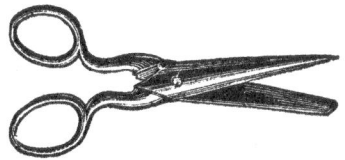

Selbst genähte Vorhänge

Manche Heimtextilien, wie zum Beispiel Vorhänge, sollten wieder mehr Beachtung finden. Im 17. und 18. Jahrhundert brauchte die britische Regierung dringend einen Grund, um mehr Steuern zu erheben, und natürlich hätte man am liebsten eine Einkommensteuer eingeführt, aber das galt damals als zu großer Eingriff in die Privatsphäre. So beschloss man stattdessen, das bewohnte Eigentum zu besteuern, und zwar mit einer allseits unbeliebten Abgabe, die sich nach der Anzahl der Fenster richtete. Um diese Fenstersteuer zu umgehen, mauerten viele Leute ihre Fenster zu, wodurch es in den Häusern wohl ziemlich dunkel war und düster aussah, denn es gab ja auch noch keinen elektrischen Strom. Von da an herrschte vermutlich eine steigende Nachfrage nach hübschen Vorhängen, hinter denen man die mit Backsteinen zugemauerten hässlichen Löcher verbergen konnte.

Heutzutage reicht die Auswahl bei allem, was man sich vor die Fenster hängen kann, von einlagigen Vorhängen mit simplen Schlaufen zum Aufhängen bis zu eleganten, gefütterten Gobelinkreationen. Außerdem gibt es alle möglichen Arten von Rollos, angefangen mit klassischen Rollrollos bis hin zu aufwändigen Stoffjalousien. Natürlich kann man Vorhänge oder Rollos kaufen, aber sie selbst zu machen, ist ein lohnenswertes Erfolgserlebnis. Denn einen Raum zu betreten, in dem schicke Vorhänge hängen, ist das eine, aber einen Raum zu betreten, in dem schicke Vorhänge hängen, die *Sie selbst kreiert haben*, ist etwas ganz anderes.

Weil Vorhänge eine so große Wirkung haben, können Sie, wann immer Ihnen danach ist, eine ganz andere Atmosphäre schaffen. Nähen Sie vier Vorhang-Sets und wechseln Sie sie mit den Jahreszeiten – nicht in allen Zimmern, aber in denen, wo es tatsächlich auffällt, beispielsweise im Schlafzimmer und im Wohnzimmer. Vorhänge auszutauschen kann zwar ein paar Stunden in Anspruch nehmen, aber der Effekt ist so auffallend, als hätten Sie den ganzen

Raum neu gestaltet, nur ohne den dafür nötigen Aufwand. Etwas so Auffälliges zu verändern, bewahrt auch auf wundersame Weise davor, sich festgefahren zu fühlen.

Wenn Sie den selbstversorgerischen Lebensstil tatsächlich auf den Bereich der Heimtextilien ausweiten wollen, wappnen Sie sich mit einem guten Buch, das die entsprechenden Anleitungen enthält, und legen Sie los mit etwas Einfachem. Ein einlagiger Vorhang ohne Faltenwurf ist für den Anfang das Sicherste, und wenn Sie den hinbekommen haben, können Sie sich an doppellagigen Vorhängen versuchen und dann an welchen mit Einlagestoff (damit sie einen schönen Faltenwurf bekommen und als wunderbarer Wärmedämmer fungieren). Sie können auch mit Mustern arbeiten, deren Motive sich in der Breite wiederholen und zusammenpassen, oder mit der großen Bandbreite an Volants experimentieren. Wenn Sie erst einmal angefangen haben, können Sie es bestimmt nicht mehr seinlassen.

Was Rollos betrifft, können Sie vorbereitete Sets für Rollrollos, Raffrollos oder Stoffjalousien kaufen. Und auch da gilt: Fangen Sie mit einem einfachen Rollrollo an, ehe sie sich an etwas Komplizierteres wie Raffrollos oder Stoffjalousien heranwagen.

SELBST GEMACHTE KLEIDUNG

Von 1964 bis 2006 war *Top of the Pops* für Popmusikfans eins der wöchentlichen Highlights. Bekannte Bands und Solokünstler mit Hits in den Charts traten vor Live-Publikum auf, und die Einschaltquoten waren hoch. Jahrelang war es die trendigste Sendung im Fernsehen, und die Zuschauer warteten gespannt auf die Music Acts – und auf neue Modeerscheinungen, denn da tanzten Menschen aus dem echten Leben zur Musik. Und einmal geschah Folgendes:

Wie jede Woche standen so illustre Gäste auf der Liste, dass man einen roten Teppich hätte ausrollen und Champagnerkorken hätte knallen lassen können. Die Bands auf der Bühne gaben alles und das Publikum tanzte, flirtete und posierte, was das Zeug hielt. Der nächste Song war eine Ballade, und um diesen Wechsel der Musikrichtung zu unterstreichen, machte die Kamera einen langen, langsamen Schwenk über das Publikum, und mittendrin saß eine Frau, die umwerfend aussah und strickte. *Und keiner fand das komisch.* An den coolsten und trendigsten Ort im ganzen Land, unter den Augen von Millionen von Zuschauern, hatte sie ihr Strickzeug mitgenommen. Nach dem Motto: »Mache mal eben den Ärmel für die Jacke fertig, die ich mir gerade stricke.« Als die Musik dann wieder schneller wurde, kam sie bestimmt so sehr in Fahrt, dass sie in drei Minuten Boogie-Woogie auch noch einen Pulli, ein paar Schals und einen Hut hätte stricken können. Stricken war damals einfach *in*.

Und jetzt, ein paar Jahrzehnte später, kommt Stricken wieder in Mode. Frauen, die mit dem Klappern der Stricknadeln ihrer Mütter und Großmütter aufgewachsen sind, fühlen sich magisch angezogen von Wolle-Läden und blättern mit Begeisterung in Anleitungen für Muster. Die Babys des 21. Jahrhunderts tragen in ihren ersten Monaten wieder handgestrickte Schühchen und schauen aus großen Augen unter warmen Wollmützchen in die Welt. Und die Modezeitschriften sind voll mit handgestrickten Pullovern und Jacken. Omas kratzige Strickjacke war gestern, der Stapel schrecklicher Weihnachtspullis auch. Denn heute geht es um freche, sexy Mode für das 21. Jahrhundert.

Jahrhundertelang haben Frauen ihre Kleidung selbst angefertigt, von handgestrickten Hüten und Schals bis zu selbst genähten Kleidern, Blusen und Röcken. Schneidern und Stricken sind in einem Selbstversorger-Haushalt unentbehrliche Fertigkeiten, denn zum einen fertigt man wunderbare Einzelstücke, und zum anderen ist es ideal, um alte Kleidung zu recyceln. Einen abgelegten Pullover können Sie einfach aufribbeln und ein neues Lieblingsstück daraus stricken.

Ob schick, sexy oder praktisch (oder alles zusammen), wenn Sie Ihre eigene Mode entwerfen, indem Sie sie selbst stricken oder nähen, geben Sie damit auf geniale Weise ein Statement ab, wer Sie wirklich sind und dass Sie nicht einfach nur »Sachen von der Stange« tragen. Ob Sie tagtäglich in Jeans und Pulli herumlaufen, weil Sie einen kleinen Hof bewirtschaften, oder einen schicken Rock mit Strickjacke fürs Büro brauchen, die eigene Garderobe selbst anzufertigen, ist absolut machbar.

Stricken

Stricken hat längst nicht mehr das Image von Großmüttern in Schaukelstühlen, aber auch noch nicht das moderner Frauen, die edle Kleidungsstücke kreieren. Dabei hätte Stricken wirklich etwas Besseres verdient, und wie es aussieht, findet es in der jetzigen Generation zumindest wieder Beachtung. Ende des 20. Jahrhunderts kam immer mehr High Street Mode auf, und die sollte dann jeder tragen. Aber mit Beginn des neuen Jahrtausends wurde die Mode wieder etwas bodenständiger – nicht mehr so überkandidelt und abgehoben, dass man sich manchmal fragen musste, wer das überhaupt anziehen sollte, sondern mehr lässiger Schick »wie für Zuhause«. Das Fernsehen sprang sofort auf den Zug auf und fachte den Trend weiter an. Es liefen immer mehr Sendungen über Stil, Mode und Inneneinrichtung, die für manche zu einem Muss wurden. Diese Einblicke in die Ansichten und Methoden von Modemachern und Stilikonen führte auch zu der Erkenntnis, dass man, um gut auszusehen, keinen dicken Geldbeutel braucht und auch nicht einen ganzen Tag lang shoppen gehen muss, sondern selbst etwas ganz eigenes kreieren kann. Und Stricken ist eine Möglichkeit, dies in die Tat umzusetzen.

Beim Stricken nimmt man erst mal auf einer Stricknadel Maschen von einem Knäuel oder einem endlos langen Faden auf und dann strickt man mit beiden Nadeln auf diese Maschen immer wieder neue Reihen aus Maschen, sodass ein Stoff entsteht, aus dem man alles Mögliche an Kleidung machen kann. Wenn Sie vom Stricken noch keine Ahnung haben, finden Sie bestimmt eine Anleitung im Internet, wo Experten Ihnen zeigen, wie es geht. Denn beim Stricken gibt es nur zwei Arten von Maschen, nämlich rechte (glatte) und linke (krause), aus denen man praktisch jedes Muster machen kann, Zopfmuster, Patentmuster und andere mehr. Stricken können Sie bei allen möglichen Gelegenheiten, ob zu Hause vor dem Fernseher, bei einer Zugfahrt oder während Sie warten, bis Sie bei einem Videospiel wieder an der Reihe sind. Und selbst wenn es dann nur ein paar Minuten sind, können Sie das Strickzeug einfach wieder beiseitelegen und später da weitermachen, wo Sie aufgehört hatten. Keine Hektik, kein Aufwand – die perfekte Freizeitbeschäftigung zum Weitermachen und Weglegen.

Ob grobgestrickte Jacken, enge Röcke oder Beanie-Mützen, flippige Handschuhe oder feine Unterwäsche, gestrickte Kleidung ist perfekt, um das Outfit schicker oder legerer zu machen – je nachdem ob Sie zu einer Gartenparty gehen oder den Pferdestall ausmisten wollen. Wenn der Faden dann auch noch aus der Wolle Ihrer eigenen Schafe gesponnen wurde, ist das natürlich das Non-plus-Ultra der Selbstversorgung.

Zum Stricken brauchen Sie Stricknadeln und Material, mit dem Sie stricken können. Traditionell wäre das Wolle, aber es gibt auch viele andere Materialien, die Sie auf diesem Weg recyceln können, zum Beispiel den Stoff eines T-Shirts oder eines Saris aus Seide, den Sie dafür lediglich in Streifen schneiden müssen, und zwar angefangen von unten immer rundherum, sodass Sie am Ende einen durchgehenden, langen Streifen haben, mit dem Sie dann ganz normal stricken können. Obwohl man T-Shirt-Stoff eher für einen Flickenteppich verwendet (siehe Seite 218), kann man daraus auch kurze Jacken oder lange Röcke stricken. Weitere ausgefallene Materialien sind Bananenfasern, Kaninchen-, Ziegen-, Yak- oder Katzenhaar,

Plastikmüllsäcke (in Streifen geschnitten wie der T-Shirt-Stoff) und sogar alte Videobänder!

Der größte Irrglaube ist, dass wenn man erst mal angefangen hat zu stricken, man irgendwann mit Dutzenden von Schals dasteht. Aber nein. Es sind nämlich Socken! Doch es könnte Schlimmeres geben. Und wenn man die komplizierten Feinheiten des Sockenstrickens erst einmal verinnerlicht hat, fällt der Umstieg zu allem anderen umso leichter. Mit etwas Erfahrung versteht man auch die Anleitungen für die meisten Muster – und Anleitungen gibt es für so gut wie alles.

Stricken macht es möglich, Kleidung zu tragen, die den finanziellen Rahmen sonst vielleicht sprengen würde, aber abgesehen davon geht es bei Selbstgestricktem auch um die persönliche Note, darum, ein Statement abzugeben. Ob Sie ein Strick-Top mit einem schicken Rock verfeinern oder es mit Ihrer alten Lieblingsjeans verlässigen, läuft im Endeffekt auf Dasselbe hinaus: Sie selbst haben es gemacht, es entspricht Ihrem Geschmack und niemand sonst auf der Welt hat das Gleiche.

Schneidern

Der Unterschied zwischen Schneidern (damit meine ich die umfassende Bedeutung, nämlich alle Arbeitsgänge bei der Fertigung von Kleidung aus Stoff, wovon Nähen nur ein Teil ist) und Stricken ist der, dass man beim Stricken ganz von vorn anfängt, indem man auch das Material für das Kleidungsstück herstellt, wohingegen Schneidern mit der Wahl des Materials für das gewünschte Kleidungsstück beginnt. Aber Stricken und Schneidern unterscheiden sich in einem weiteren Aspekt, und zwar darin, dass Schneidern traditionell ein Beruf für Männer war, wohingegen bis heute weniger Männer stricken als Frauen.

Wenn Sie auch mit dem Schneidern anfangen wollen, bedenken Sie, dass Sie sich unbedingt eine Nähmaschine anschaffen müssen.

Ja, natürlich können Sie auch alles von Hand nähen, aber das Resultat wird nie so gut ausfallen wie mit der Maschine. Und abgesehen davon hat der Tag ja nur 24 Stunden. Also kaufen Sie sich eine gute und vor allem leichte Nähmaschine (bloß keine, die so schwer ist, dass Sie sie nicht vom Tisch heben können, ohne sich ernsthaft dabei zu verletzen). Und dann fangen Sie einfach an.

Verschiedene Stoffe gibt es Hunderte, und viele davon sind gut geeignet, um Kleidung daraus zu schneidern, zum Beispiel Baumwolle, Leder, Lycra, Denim, Seide und Satin. Den richtigen Stoff zu finden (die richtige Farbe, das richtige Gewebe), möglicherweise verschiedene Stoffe zu kombinieren, das richtige Schnittmuster auszusuchen – all das gehört dazu, wenn man etwas schneidern möchte. Ob es sich um ein einfaches Top handelt oder um ein mehrteiliges Outfit, der Stoff ist das Entscheidende – von Anfang bis Ende. Wenn Sie Ideen brauchen, sich inspirieren lassen wollen und Anleitungen suchen, was man machen kann und wie man es macht, sehen Sie sich die Website www.burdastyle.de an. Dort werden jeden Tag Kreationen von Leuten gezeigt, die hochwertige Kleidung in Eigenproduktion anfertigen.

Schneidern, oder zumindest Ändern und Reparieren, spielt bei der Selbstversorgung eine wichtige Rolle. Unseren Müttern und Großmüttern war bewusst: Wer weiß, wie man Kleidung flickt oder ausbessert und wie man sie ändert und anpasst, schont die Haushaltskasse und braucht nichts Neues zu kaufen (jedenfalls nicht so bald).

NATÜRLICHE FARBSTOFFE

Die synthetischen Textil-Färbemittel, die man im Handel bekommt, sind mitunter enttäuschend und wenig variantenreich, ganz davon zu schweigen, dass sie auch giftig sein können. Immer mehr Menschen reagieren allergisch darauf, mit juckender Haut oder schlimmer noch, einem richtigen Ausschlag. Nicht gerade angenehm. Und das Verrückte daran ist, dass wir umgeben sind von natürlichen Farbstoffen in Pflanzen, Kräutern und Beeren, mit denen man Kleidung viel intensiver und dauerhafter färben kann als mit all den handelsüblichen Produkten. Wenn Sie mehr als eine Minute von den Geschäften entfernt wohnen, wo Sie einkaufen, kommen Sie auf dem Weg dorthin vermutlich an mindestens einem halben Dutzend verschiedener Farbstoffe vorbei, die wild wachsen und kostenlos sind.

Sie brauchen die Pflanzen nur zu pflücken und die Beeren nur zu sammeln und sie in einen großen Topf zu tun (in dem Sie anschließend nicht sofort etwas zu Essen kochen wollen). Mit einer Mischung aus mehreren Wirkstoffen kann man den Farbton und die Nuancen verstärken oder verringern. Geben Sie etwas Alaun hinzu, damit sich die Farbe, das Wasser und die Kleidung, die Sie färben wollen verbinden. (Alaun ist ein Stabilisator, den man in den meisten Drogeriemärkten bekommt.) Dann kochen Sie das Ganze kurz auf, lassen es langsam abkühlen und ein paar Stunden oder einen ganzen Tag lang stehen. Je länger Sie die Farbe auf den Stoff einwirken lassen, desto kräftiger und dunkler wird die Farbe.

NATÜRLICHE FARBSTOFFE

Farben	Pflanzen
Rot und Rosa	Cranberrys, Löwenzahnwurzel, Himbeeren, Rote Zwiebelschalen
Orange	Rote Bete, Dahlien, Heidekraut, Ringelblumen
Gelb	Wiesenchampignons, Nesseln, Johanniskraut, Safran, Gelbwurz (Kurkuma)
Braun	Zimt, Zwiebelschalen, Teebeutel, Walnussschalen
Dunkelbraun	Ufer-Wolfstrapp, Weißdornbeeren
Grün	Fingerhut, Rasenschnitt, Maiglöckchen, Nesseln, Sauerampfer
Blau	Kornblumen, Stiefmütterchen

Eine genaue Rezeptur gibt es dafür nicht. Denn je nachdem, wo und zu welcher Jahreszeit man die Pflanzen pflückt, werden sie einen helleren oder dunkleren Farbton produzieren. Deshalb muss man damit ganz einfach experimentieren, also hinzufügen und weglassen, bis man ein Resultat hat, das einem gefällt. Einen Trick gibt es jedoch: Wenn Ihnen der Farbton zu dunkel ist, können Sie ihn mit etwas Weißweinessig (etwa eine Verschlusskappe voll) aufhellen. Bei Beeren funktioniert es besonders gut, denn es hellt die Farbe so weit auf, dass die natürlichen Rottöne besser zur Geltung kommen.

Wenn Sie den richtigen Farbton gefunden haben, nehmen Sie das Kleidungsstück aus dem Farbbad und waschen Sie es mit warmem Wasser. Dann hängen Sie es zum Trocknen auf. Diese Methode ist optimal für Hemden und Blusen, Tischdecken und Vorhänge – also eigentlich für alle Stoffe, auch für Stücke, die Sie für Patchwork-Decken verwenden wollen, und sogar für Wolle zum Stricken.

•

KAPITEL SIEBEN

Tierhaltung

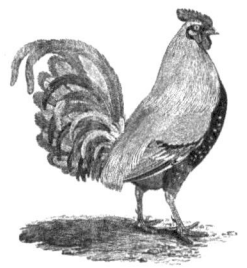

NOCH VOR EINIGEN JAHRZEHNTEN wären nur wenige von uns wohl auf den Gedanken gekommen, zu hinterfragen, woher das, was wir essen, eigentlich kommt. Doch mittlerweile sind wir besser informiert denn je. Wir sind misstrauischer geworden und nehmen nicht mehr so einfach alles hin. Wir wollen genau wissen, wie und wo unser Sonntagsbraten gehalten wurde, unter welchen Bedingungen das Fleisch produziert wurde und welche Prozesse es durchlaufen musste, bevor es im Kühlregal landete. All diese Dinge sind uns wichtig geworden, und für die Tiere sind sie ganz bestimmt noch viel wichtiger. In diesem Kapitel geht es also darum, wie wir beeinflussen können, was wir essen. Das hat ebenso einen praktischen Nutzen für diejenigen, die bei ihrem Einkauf ethische Ge-

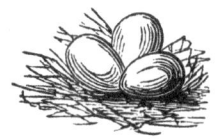

sichtspunkte berücksichtigen wollen, wie für diejenigen, die den Platz haben, um einen Bienenstock oder ein paar Hühner zu halten, oder diejenigen, die sich samstagnachmittags die Zeit nehmen, sich an einen Fluss zu setzen und eine Angel auszuwerfen, und natürlich für alle, die einen kleinen Selbstversorgerhof betreiben und dort Schweine, Geflügel, Schafe, Ziegen oder anderes Nutzvieh halten.

HONIGBIENEN HALTEN

Die Produktion von Honig ist ein Wunder der Natur. Die Endprodukte – Bienenwachs und Honig – scheinen beinahe nebensächlich, wenn man das Privileg hat, sich anzusehen, wie eine so komplexe Gemeinschaft wie die der Bienen ihr Produkt herstellt. Deshalb hier zunächst eine Erklärung in aller Kürze, die nicht länger dauert als ein Werbeblock im Fernsehen:

Die Bienen sammeln Nektar aus den Blüten der Pflanze und lagern ihn in ihren »Honigmägen«. Dann fliegen sie zurück zu ihrem Bienenstock und übergeben den Honig den anderen Arbeitsbienen, deren Job es ist, ihn zu zerkauen und den komplexen Pflanzenzucker so aufzuspalten, dass er verdaulich wird – also im Grunde zu essbarem Honig wird. Dann wird der Honig in die Waben gebracht. Doch bevor er zur weiteren Lagerung mit einem Wachsdeckel versiegelt wird, wartet schon ein anderes Team von Arbeiterinnen, das den Honig mit den Flügeln trockenfächelt, damit keine Feuchtigkeit in die Waben dringt. Einfach genial!

Der Geschmack und die Farbe des Honigs hängen natürlich davon ab, welche Blüten von den Bienen angeflogen werden. Die Farbe kann zwischen dunkelbraun und bernsteinfarben bis zu einem hellen, fast durchsichtigen Gelb mit einem leichten Goldton variieren. Und die immense Bandbreite an Geschmacksrichtungen wird einerseits von der Art der Blüten bestimmt und anderseits von der Region, in der sie wachsen. Jedenfalls reicht das Spektrum von zarten, weichen und blumigen Geschmacksnoten bis zu kräftigen, fast schon nussigen Aromen. Ein Großteil des Honigs, den man in Geschäften kaufen kann, ist eine Mischung mehrerer Honigsorten aus unterschiedlichen Regionen. Doch wenn man in den Genuss kommt, eine reine Honigsorte zu probieren, die nur aus einer Quelle stammt, hat man das Gefühl, man schmeckt das Land, wo die Bienen wohnen.

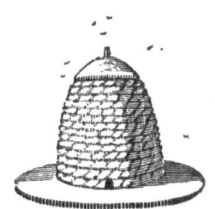

Honig ist eine Art natürlicher Zucker, also eine gesunde Alternative zu Raffinadezucker, und kann diesen bei den meisten Speisen ersetzen. Man kann gut Kaffee, Tee und Milch damit süßen, ihn in Kuchenteig, Getränke und Joghurt mischen oder ihn mit aromatisiertem Essig in wunderbaren Salatdressings verarbeiten. Auch lässt sich Fleisch zumeist mit Honig glasieren, dann bekommt es eine schön knusprige Kruste. Aus Bienenwachs kann man außer Kerzen auch Seife, Lippenbalsam oder Möbelpolitur machen.

Und für alle, die mit dem Gedanken spielen, sich einen Bienenstock zuzulegen: Die Investition in das Zubehör und den Bienenstock selbst entspricht in etwa einem durchschnittlichen Wochengehalt. Doch nach diesen anfänglichen Kosten kann ein ganz normaler Bienenstock zwischen 25 und 45 kg Honig im Jahr produzieren, und man hat damit nicht mehr Arbeit als ungefähr eine Stunde pro Woche. Ein normaler Bienenstock ist knapp einen Meter hoch und etwas mehr als einen halben Meter breit. Genügend Platz sollte also für die meisten Leute kein Problem sein. Was man allerdings bedenken sollte, ist, dass Bienen eine ganze Menge Blüten brauchen, um Honig daraus zu sammeln – etwa zwei Millionen für ein halbes Kilo Honig. (Von den insgesamt etwa 55 000 Flugmeilen, die so ein Bienenvolk dafür zurücklegt, wollen wir mal gar nicht reden!) Aber Getreide und Nutzpflanzen brauchen Bienen zum Bestäuben. Wenn Sie also in der Nähe eines Landwirts wohnen, der Ackerbau betreibt oder Obstgärten hat, wird er Ihre Pläne sicher begrüßen und Ihnen gern ein kleines Eckchen eines seiner Felder für ein Bienenhaus zur Verfügung stellen. Auch wenn Sie am Stadtrand wohnen, können Sie dort einen Bienenstock im Garten halten, wobei der Erfolg natürlich von den Pflanzen und Blumen abhängt, die dort wachsen. Je mehr die Umgebung zugebaut ist, desto schwieriger wird es. Aber wenn Sie sich tatsächlich für die Imkerei interessieren, werden Sie im Internet bestimmt nützliche Informationen und praktische Ratschläge dazu finden, wie man damit anfängt.

LEGEHENNEN HALTEN

Ein einfaches Ei ist wohl *das* spannendste Produkt der Selbstversorgung und hat mehr zu bieten als jedes farbenfrohe Musical. Wenn Sie vorher noch nie ein richtig frisches Ei gegessen haben und dann eins aufschlagen, machen Sie sich darauf gefasst, dass Sie staunen werden. Das Dotter ist von einem intensiven Gelb, fast schon orangefarben, und schwimmt keck auf dem Eiweiß. Wenn Sie ein Spiegelei daraus machen wollen, bleibt es fest und kompakt und verschwimmt nicht in der Pfanne. Das passiert nämlich nur bei Eiern aus dem Supermarkt, die schon älter sind. Und es hat einen ganz besonderen, reichhaltigen, nussigen und cremigen Geschmack. Wenn Sie einmal so ein frisch gelegtes Ei gegessen haben, wollen Sie nie wieder eins aus dem Supermarkt.

Legehennen brauchen einen sicheren Unterschlupf, ein Hühnerhaus eben. Dort drinnen sollte es trocken sein, es sollte keine Zugluft hindurchwehen, und man muss den Hühnerstall über Nacht schließen können. Davor oder rund herum sollte ein Auslauf sein, damit die Hennen picken und scharren können. Der Hauptunterschied zwischen Masthühnern und Legehennen ist der, dass es sich um verschiedene Rassen handelt, die auch unterschiedliches Futter bekommen. Wenn Sie nicht vorhaben, Hühner zu züchten, sollten Sie auf einen Hahn vielleicht lieber verzichten, denn die Hennen legen auch ohne einen Hahn Eier, die dann nur nicht befruchtet werden. So ein Hahn macht nämlich ganz schön Lärm, wenn er bei Tagesanbruch anfängt zu krähen … und dann kräht er auch zwischendurch den ganzen Tag lang immer wieder. Wenn Sie also in einer dicht besiedelten Gegend wohnen und direkte Nachbarn haben, werden die von solchen Weckrufen wohl nicht begeistert sein. Legehennen sind vom Körperbau her übrigens schmaler als Mastgeflügel, und wenn Sie legereif sind, legen sie jeden Tag ein Ei.

Es gibt viele Hühnerrassen, aus denen Sie sich Ihre Legehennen aussuchen können. Aber ziehen Sie auf jeden Fall auch in Erwägung, ehemalige Legebatterie-Hennen zu nehmen. Diese Hühner haben hart gearbeitet, um Tag für Tag Eier zu produzieren, und das unter beengten, oftmals unsäglichen Bedingungen. Nach einem Jahr Hochleistungs-Eierproduktion werden sie einfach durch einen neuen Trupp Hennen ersetzt. Und für diejenigen, die aussortiert werden, sieht die Zukunft düster aus: Entweder sie werden für einen Spottpreis verkauft, oder sie werden gekeult (also getötet). Aber für jemanden, der nur ein paar Hühner halten möchte, um frische Eier zu bekommen, sind sie perfekt. Denn sie sind durchaus noch in der Lage, mehr als genug Eier zu legen. Und sie sind rührend dankbar für den neuen Wohnsitz und die damit verbundene Wendung in ihrem Leben. Oftmals folgen sie einem auf Schritt und Tritt, und wenn man lange genug stehen bleibt, hüpfen sie einem manchmal auf den Fuß und schlafen ein. Also denken Sie darüber nach, ob Sie nicht auch ein paar Ex-Batteriehennen in Ihrer Hühnerschar haben wollen (zur Hälfte wäre ein ausgewogenes Verhältnis). Auffangstationen für ehemalige Legebatterie-Hennen, von denen Sie die Hennen bekommen können, gibt es überall. Wo genau sich eine in Ihrer Nähe befindet, lässt sich ganz einfach über das Internet herausfinden.

Viele Futterproduzenten liefern Alleinfutter in Pellets, die einen hohen Anteil an Proteinen und Mineralien haben, die die Hühner brauchen, damit sie Eier legen. Das ist eindeutig das beste Futter, denn es garantiert, dass sie regelmäßig legen (ein häufiger Wechsel des Futters würde genau das Gegenteil bewirken). Manche Futtermittel enthalten jedoch chemische Zusatzstoffe, zum Beispiel, damit das Eigelb eine kräftigere Farbe bekommt. Deshalb müssen Sie darauf achten, dass in den Pellets keine solchen Zusätze enthalten sind, bevor Sie sie verfüttern. Alle Nährstoffe, die die Hühner brauchen, um Eier zu legen (für das Dotter, das Eiweiß und die Schale) beziehen sie ganz offenbar aus ihrem Futter. Aber um das Futter zu verdauen, brauchen sie auch kleine Kieselsteinchen, die sie herunterschlucken und in ihrem Kropf speichern, um das Futter zu zerkleinern, weil sie ja keine Zähne haben und nicht kauen können. Und mithilfe der Kieselsteine können sie die Nährstoffe besser aufnehmen. Hühnerkies kann man in Tüten bei jedem Futterhändler kaufen, aber wenn Ihre Hühner ohnehin frei herumlaufen, werden sie ganz automatisch kleine Steinchen vom Boden picken, die denselben Effekt haben.

Wenn man die Futterzeiten zu häufig ändert, irritiert das die Hennen und stört ihren Biorhythmus, was wiederum die Eierproduktion beeinträchtigt. Es ist also nicht ratsam, nach Gutdünken Futter auszustreuen. Richten Sie sich lieber nach einem regelmäßigen Futterplan. Hennen brauchen eine sichere Umgebung und verlässliche Abläufe, damit sie sich wohlfühlen und Eier legen. Versuchen Sie, sie jeden Tag um die gleiche Zeit zu füttern und gestalten Sie auch alles andere so regelmäßig, dass die Hennen sich daran gewöhnen, zum Beispiel, den Hühnerstall einmal pro Woche auszumisten. Die zeitlichen Abläufe müssen nicht in Stein gemeißelt sein, aber je mehr Regelmäßigkeit die Hühner in ihrem Leben haben, desto wohler werden sie sich fühlen, und desto besser läuft es mit der Eierproduktion.

Abgesehen von Futter und Wasser, einem Stall und Stroh, nehmen Hühner gern auch mal ein Bad. Eine mit trockenem Sand gefüllte Kiste ist für sie der Himmel auf Erden. Die Kiste muss gar nicht groß sein, aber sie sollte geschlossene Seitenwände haben. Diese Sandgrube gibt Ihnen dann auch die Gelegenheit, die Hühner von Flöhen und Läusen zu befreien, indem Sie dem Sand von Zeit zu Zeit ein entsprechendes Pulver beigeben (aber bei einem Mittel, das Sie zum ersten Mal verwenden, auf jeden Fall das Etikett lesen, um festzustellen, ob die Eier möglicherweise vorübergehend nicht zum Verzehr geeignet sind).

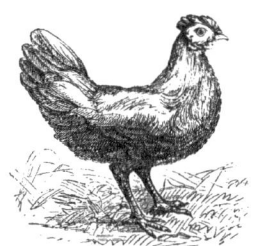

Hühner sind anhänglich, überaus lustig, und sie sind großartige Haustiere, besonders wenn Sie Kinder haben. Informieren Sie sich auch über Gesetze und Regularien im Zusammenhang mit Nutztierhaltung, bevor Sie sich Hühner anschaffen. Und nehmen Sie niemals nur ein einziges Huhn, denn Hühner sind gesellig und sollten immer zu zweit oder zu mehreren sein.

NUTZTIERE ZUR FLEISCHPRODUKTION

Fleisch aus eigener Aufzucht zu essen, ist absolut großartig! Wenn man die Backofentür öffnet und ein herrlich goldbraun geröstetes Hähnchen herausnimmt, das man selbst zubereitet hat, um es mit Familie und Freunden zu teilen, ist das ein ganz besonderer Moment.

Das Erfolgserlebnis und das Gefühl, dass man etwas zur *Ernährung* beigetragen hat, machen ungeheuer zufrieden. Ebenso zufrieden wie die Tatsache, dass man weiß, woher das Fleisch kommt, womit das Tier gefüttert wurde, dass es gut behandelt wurde und ein schönes, artgerechtes Leben hatte. Aber wie lässt sich Nutztierhaltung in die Praxis umsetzen und worauf muss man achten?

Platz

Dass der nötige Platz eine der ersten Überlegungen ist, wenn Sie mit dem Gedanken spielen, Nutztiere zu halten, liegt auf der Hand. Ein einziges Tier zu halten, kommt nämlich nicht infrage – zwei müssen es mindestens immer sein. Landwirtschaftsministerien und Bauernverbände erlassen Mindeststandards dazu, wieviel Platz die jeweiligen Nutztiere brauchen, aber wie gesagt eben nur Mindeststandards, die lediglich das absolute Minimum darstellen und unbedingt erweitert werden sollten.

Eine Stallung oder ein Gehege sollte so groß sein, dass die Tiere sich ganz normal bewegen können, so wie es von der Natur vorgesehen ist, und wo sie sich sicher und wohl fühlen können. (Ich nenne das immer die »Komfortzone«.) Auf der nächsten Seite finden Sie eine auf meiner Erfahrung basierende Aufstellung darüber, wieviel Platz die fünf beliebtesten Nutztierarten benötigen. Dabei muss ich aber noch einmal betonen, dass es das Allerbeste ist, Nutztiere so natürlich wie möglich zu halten – und das heißt: freilaufend.

EMPFOHLENE GRÖSSE DER STALLUNGEN FÜR NUTZTIERE

	Anzahl der Tiere		
Tierart	2	3	4
Hühner	2,5 x 2,5 m	2,5 x 3 m	3 x 3 m
Schweine	6 x 9 m	7,6 x 9 m	9 x 9 m
Schafe	0,2 ha	0,3 ha	0,4 ha
Ziegen	0,2 ha	0,3 ha	0,4 ha
Rinder	0,8 ha	1,2 ha	1,6 ha

Bevor Sie sich Nutztiere anschaffen, erkundigen Sie sich bei den örtlichen Behörden, welche Vorgaben und Verordnungen Sie beachten müssen. Denken Sie auch daran, den zuständigen Tierarzt zu informieren, für den Fall, dass es einmal Probleme geben sollte. Darüber hinaus sollten Sie bei der zuständigen Behörde nachfragen, ob Sie die landwirtschaftlich genutzte Fläche und die Anzahl der Tiere angeben müssen.

Amtliche Registrierung

Als Nutztierhalter ist man auch dafür verantwortlich, dass die Tiere amtlich registriert sind und den gültigen Bestimmungen entsprechend mit Ohrmarken oder Fußringen (bei Geflügel) gekennzeichnet werden. Auch wenn Sie nur ein paar Ferkel im Garten haben, gelten diese Vorgaben. Deshalb sollten Sie sich diesbezüglich auf dem Laufenden halten.

Masthühner

Das größte Problem mit Hühnern ist, dass sie ständig angegriffen werden. Füchse, Hunde, Katzen, sogar Ratten sind potenzielle Feinde und können ein noch nicht ganz ausgewachsenes Huhn innerhalb von Sekunden töten. Deshalb ist es ungeheuer wichtig, dass der Auslauf mit einem stabilen Drahtzaun gesichert ist. In speziellen Geschäften und bei Online-Anbietern können Sie auch Elektrozäune kaufen, was durchaus sinnvoll ist (wenngleich auch ziemlich teuer). Aber es gibt ein paar weitere Maßnahmen, mit denen Sie Ihre Hühner schützen können. Das Offensichtlichste ist, zunächst einmal sicherzustellen, dass sie nicht wegfliegen und dann von einem Fuchs erwischt werden. Jedem Huhn die Flugfedern zu stutzen, ist von daher äußerst wichtig. Aber stutzen Sie die Federn nur bei einem Flügel. Das bringt die Hühner aus dem Gleichgewicht, wenn Sie abheben wollen. Die Federn auf beiden Seiten zu stutzen, würde sie zwar beim Fliegen behindern, aber abheben und geradeaus fliegen könnten sie trotzdem.

Lassen Sie die Hühner tagsüber frei in ihrem Auslauf herumlaufen, aber sorgen Sie dafür, dass sie nachts in den sicher verschlossenen Stall kommen. Denn nachts sind sie am wehrlosesten (obwohl es auch schon vorgekommen ist, dass Hühner bei Tag gerissen wurden).

Hühner haben es gern behaglich im Hühnerhaus, mit einer Stange, auf der sie aneinandergeschmiegt hocken und schlafen können. So halten sie sich warm und fühlen sich offenbar auch sicher. Wenn zu wenige Hühner in einem großen Hühnerhaus leben, kühlen sie aus, was sich so schlecht auf ihren Allgemeinzustand auswirkt, dass sie sogar sterben können. Im Hühnerstall sollte es trocken und luftig sein, und es sollte unbegrenzten Zugang zu Wasser geben.

Hühner essen nur im Hellen. Deshalb müssen Sie darauf achten, dass sie tagsüber genug Futter bekommen. Masthühner bekommen anderes Futter als Legehennen (siehe Seite 232). Und eine ausgewogene Ernährung ist sehr wichtig. Mais kann man gut an Hühner verfüttern, die älter als 6 Wochen sind. Durch den hohen Fettgehalt nehmen die Hühner schneller zu, und ein weiterer Vorteil ist, dass ihre Haut davon diese wunderbar gelbe Farbe bekommt. An Legehennen sollte man Mais jedoch nur als seltenen, besonderen Leckerbissen verfüttern, denn der hohe Eiweißgehalt behindert die Eierproduktion. Für Legehennen ist Mais etwa so gesund wie Burger und Schokolade für Kinder. Gemahlene Pellets sind eine weitere Option, aber prüfen Sie die Inhaltsliste immer auf chemische Zusätze (einige wurden in der EU aber auch schon verboten).

In vielen Mastbetrieben mit Massentierhaltung sollen die Hühner möglichst schnell »schlachtreif« werden, in nur 42 Tagen (Käfighaltung) bis zu 56 Tagen (Freiland), nachdem sie geschlüpft sind. Dort bekommen die Tiere ein hoch konzentriertes, proteinhaltiges Futter, damit sie schnell an Gewicht zulegen. Diese Hühner sind meistens Hybride (also Kreuzungen verschiedener Rassen), die zu Fressmaschinen herangezüchtet werden. Das geht so weit, dass ihre Beine oftmals gar nicht mehr schnell genug mitwachsen, um das Körpergewicht tragen zu können. Aber aufgrund der Nachfrage nach billigem Fleisch wollen die Geflügelbauern so kosteneffektiv wie möglich produzieren, was sehr zu Lasten der Tiere geht. Im Vergleich dazu braucht ein nicht-kommerziell aufgezogenes, freilaufendes Huhn, das sich ganz natürlich entwickeln kann, bis zu 6 Monate, bis es das ideale Schlachtgewicht hat. Und dann schmeckt es nicht nur sehr viel besser, es hatte auch ein längeres, artgerechteres Leben.

Schweine

Ein einzelnes Schwein kann eine Zerstörungskraft entfalten, als hätte eine Bombe eingeschlagen. Aber diese geballte Ladung Energie kann man auch nutzen, wenn man Schweine hält. Schweine räumen nämlich gründlich auf. Sie fressen alles, was ihnen auf dem Boden in die Quere kommt: Unkraut, Wurzeln, Käfer, Schnecken. Von daher kann man sie ruhig mal das Gemüsebeet vom letzten Jahr auflockern und nebenbei auch noch düngen lassen. Dann ist es gut vorbereitet für die nächste Bepflanzung. Der große Nachteil daran ist allerdings, dass Schweine nicht zwischen dem Beet, das sie aufräumen sollen, und der hübsch bepflanzten Umrandung unterscheiden können.

Die einfachste Möglichkeit sicherzustellen, dass ein Schwein da bleibt, wo es sein soll, ist, einen elektrischen Draht durch Halterungen aus Plastik zu ziehen (mit einem alten Gartenschlauch funktioniert das wunderbar) und um das Areal herum im Abstand von etwa 2 bis 2,5 m an Holzpfählen anzubringen. Dafür schneiden Sie den Schlauch in Stücke von 2,5 cm Länge (die Anzahl der Stücke hängt natürlich davon ab, wie viele Sie brauchen) und befestigen jeweils zwei dieser Plastikhalterungen (also der Schlauchstücke) mit U-Nägeln an jedem der Holzpfähle: einen etwa 15 cm über dem Boden, und den anderen etwa 20 cm darüber. Dann ziehen Sie den Elektrodraht durch die Halterungen, und zwar erst durch alle oberen, und dann durch alle unteren. (So kommen Sie mit einer Drahtschnur aus, die Sie zweimal durch die Umrandung ziehen.) Dann verbinden Sie den Elektrodraht mit einem Taktgeber, der alle 3 bis 4 Sekunden einen leichten Stromstoß sendet, den die Schweine zu spüren bekommen, wenn Sie den Draht berühren. Sie werden vermutlich noch ein paar Mal versuchen auszubüxen, bis Sie sich an den Zaun gewöhnt haben. Aber damit sollte man sie dann eigentlich recht gut in Schach halten können – obwohl Schweine intelligente Tiere und notorische Ausbrecher sind, sodass die einzige Garantie eine massive Backsteinmauer wäre! Ein Elektrodraht hat aber den riesigen Vorteil, dass Sie ihn, je nachdem, wo Sie ihn brauchen, einfach um ein anderes Areal herumziehen können. Taktgeber kann man im Internet bestellen oder in speziellen Geschäften kaufen.

Der beste und kostengünstigste Zeitpunkt, ein Schwein zu kaufen, ist dann, wenn es von der Mutter entwöhnt wurde, also mit etwa 8 Wochen. Es empfiehlt sich, lieber eine traditionelle, seltene Rasse zu nehmen, als eine für die Massentierhaltung übliche. Nicht nur, weil es zum Erhalt dieser Rasse beiträgt, sondern auch, weil solche alten, individuellen Rassen langsamer wachsen und das Fleisch dadurch einen intensiveren Geschmack bekommt. Kommerzielle Züchtungen wurden als Fleischmaschinen herangezogen und haben einen leichteren Körperbau, aber das geht unter Umständen zu Lasten des Geschmacks. (Kommerzielle Züchtungen sind mit etwa 4 Monaten schlachtreif, traditionelle Rassen hingegen erst mit 8 bis 10 Monaten oder sie brauchen noch länger.) Für welche Ferkel auch immer Sie sich entscheiden, sie sollten jedenfalls rundlich, munter und neugierig sein. Halten Sie sie in Gruppen zu zweit oder noch mehreren. Und wenn Sie tatsächlich vorhaben, sie irgendwann zu schlachten, machen Sie nicht den Fehler, ihnen Namen zu geben, denn dann wird es Ihnen noch schwerer fallen, sich von ihnen zu verabschieden, wenn Sie sie zum Schlachter bringen.

Die meisten Züchter geben den Ferkeln, wenn sie 8 Wochen alt sind, eine Ivermectin-Injektion. Das schützt sie in den nächsten 6 Monaten vor äußeren und inneren Parasiten. Fragen Sie den Züchter also immer, ob das bereits geschehen ist. Wenn nicht, lassen Sie die Schweine mit etwa 4 Monaten auf Würmer untersuchen, um zu prüfen, ob sie eine Wurmkur brauchen.

Ein Offenstall ist eine Wellblech-Konstruktion mit einer massiven Wand auf einer Seite und einer Öffnung auf der anderen. Offenställe gibt es in verschiedenen Formen, und man kann sie kaufen oder selbst bauen. Normalerweise haben sie Kufen oder Griffe, sodass man sie leicht von einem Areal zu einem anderen bewegen kann. Und gegen den landläufigen Glauben sind Schweine sehr saubere, geradezu penible Tiere, die nach draußen gehen, wenn sie ihr Geschäft verrichten, sogar nachts. Deshalb braucht man den Schweinestall nur selten sauberzumachen, aber der Boden sollte immer gut gepolstert sein mit frischem Stroh.

Schweine brauchen frisches Wasser und »feste Nahrung«, die man meist in Form von Pellets aus gemahlenen Zutaten bekommt. Es gibt sie mit unterschiedlich hohem Proteinanteil. Der benötigte Anteil an Proteinen hängt davon ab, in welchem Alter die Schweine sind, aber Futter, das zu 17 Prozent aus Proteinen besteht, ist meistens gut. Als generelle Faustregel für traditionelle Rassen gilt: 0,5 kg

Futter pro Tag x der Anzahl der Monate, die das Schwein alt ist, bis zu einem Maximum von 2,5 ab einem Alter von 5 Monaten. (Ein 2 Monate altes Schwein würde also 1 kg Futter pro Tag brauchen, ein 7 Monate altes aber weiterhin die 2,5 kg, die es schon ab 5 Monaten bekommen hat.) Nichts ist jedoch so genau wie das »Züchterauge«, denn erfahrene Züchter sehen ihren Tieren auf den ersten Blick an, in welchem Zustand sie sich befinden. Gemüse zufüttern ist in Ordnung, aber Küchenabfälle wie Fleisch- und Essensreste sowie rohe Schalen und alles, was sonst noch aus der Küche kommt, sind in der EU mittlerweile bei Nutztieren verboten (auch bei Hühnern), und zwar ungeachtet dessen, ob die Tiere für die Fleischproduktion oder nur als Haustiere gehalten werden, weil die Gefahr der Übertragung von Krankheitserregern wie etwa der Maul- und Klauenseuche besteht. Verstöße gegen solche Regularien können empfindliche Geldstrafen bis hin zu Haftstrafen nach sich ziehen. Manche Leute machen ihre Schweine in den letzten Wochen vor der Schlachtung mit einem hohen Anteil Gerste im Futter »schlachtreif«. Aber auch wenn es einerseits die Gewichtszunahme beschleunigt, kann es andererseits die Konsistenz des Fleisches beeinträchtigen. Am besten ist immer, der Natur ihren Lauf zu lassen und die Schweine nicht unnatürlich schnell zu mästen.

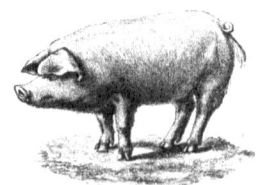

Ein Schwein wächst und gedeiht, wenn die Futtermenge stimmt. Nachdem Schweine eine bestimmte Körpermasse erreicht haben, setzen sie sonst nämlich nur noch Fett an. Wenn man die Futtermenge in den letzten Monaten vor der Schlachtung erhöht, heißt das also noch längst nicht, dass der Schlachtkörper dann eine bessere

Qualität hat. Die verschiedenen Rassen haben ein unterschiedliches Schlachtgewicht, deshalb ist es wichtig, herauszufinden, welches bei der Rasse, für die Sie sich entschieden haben, optimal ist.

Wenn man ein Schwein wiegen möchte, unabhängig davon, in welchem Alter es ist, braucht man eine Schnur und ein Maßband, und dann stellt man eine ganz einfache Rechnung auf. Legen Sie die Schnur um die Körpermitte des Schweins, kurz hinter den Vorderbeinen, und markieren Sie die Stelle der Schnur, an der sie einmal um das Schwein herumgelegt ist. Dann messen Sie mit dem Maßband das Stück Schnur bis zu dieser Markierung. Als nächstes messen Sie den Abstand zwischen Ohren und Schwanz. Und dann rechnen Sie wie folgt:

$$\text{Körperumfang}^2 \text{ x Länge} : 400 = \text{Lebendgewicht}$$

Bei dieser Kalkulation wird das Maß allerdings in Zoll gemessen und das Lebendgewicht in Pfund errechnet. Wenn Sie die Rechnung auf Kilogramm übertragen wollen, müssen Sie das errechnete Gewicht durch 2 teilen. Und wenn Sie auch noch die Körpermasse ermitteln wollen (mit Abweichungen von bis zu 3 Prozent sehr genau), ziehen Sie vom Ergebnis ein Drittel ab.

Schweine sind liebenswert und machen viel Freude. Das heißt auch, es kann sehr schwer fallen, sie zum Schlachter zu bringen. Aber vielleicht wird es Ihnen etwas leichter fallen, wenn Sie nach und nach lernen, das Fleisch, das Sie auf dem Teller haben, gedanklich von dem Schwein, das Sie gern hatten, zu trennen.

Schafe

Glauben Sie bloß nicht, weil man Schafe immer so friedlich grasen sieht, wären sie leicht zu halten! Das sind sie nämlich nicht. Eine Schafherde erfordert ein beträchtliches Maß an Pflege und Aufmerksamkeit. Bei der industriellen Fleischproduktion werden Schafe nach »Zustandspunkten« bewertet, die von 1 bis 6 gehen. Eine 1 bedeutet, das Schaf ist in extrem schlechtem Zustand, sodass man die Knochen unter dem Pelz fühlen kann. Eine 6 heißt, das Schaf kann Wettbewerbe gewinnen. Für die Fleischproduktion bräuchte ein Schaf etwa eine 4. Den Zustand eines Schafes um einen halben Punkt zu verbessern, bedeutet etwa 6 Wochen harte Arbeit und gutes Futter. Bei einem Schaf in schlechtem Zustand würde es also 36 Wochen dauern, es in den besten Zustand zu bringen.

Schafe brauchen regelmäßige Wurmkuren und sollten einmal im Jahr geschoren werden. Ebenfalls wichtig ist, die Wolle um den Anus und den Schwanz regelmäßig zu scheren, denn dort könnten sonst Fliegen ihre Eier in Fäkalienresten ablegen, und wenn diese sich in der Wolle ablagern, können sie schwerwiegende Probleme hervorrufen, besonders wenn die Maden in die Haut eindringen und eine Krankheit verursachen, die als »Madenfraß« bezeichnet wird. Die orale Zugabe von Medikamenten und Aufbaumitteln wie Selen und Kobalt dienen der ausgewogenen Ernährung, wenn dem Boden, auf dem die Schafe grasen, essenzielle Vitamine, Mineralien und Enzyme fehlen. Und dann muss man den Schafen auch noch regelmäßig die Hufe schneiden, um Ansammlungen von Schmutz und Keimen vorzubeugen. Denn wenn man nicht darauf achtet, kann dies zur Fußfäule führen, die für die Tiere so schmerzhaft ist, das sie nicht mehr aufrecht stehen und gehen können und in einen rapide zunehmenden schlechten Zustand geraten.

Wenn Sie nur ein paar Lämmer halten wollen, könnten Sie sich an einen erfahrenen Schäfer in der Umgebung wenden und fragen, ob Sie einige Mutterschafe mit Lämmern kaufen können, die auf Ihrem Stück Land grasen sollen. Und selbst sehr erfahrene Schäfer werden Ihnen sagen, dass Schafe dazu geboren sind, um zu sterben. Sie sollten den Kauf also nur unter der Bedingung machen, wenn Sie aushandeln können, dass der Schäfer Ihnen hilfreich zur Seite steht und Ihre Schafe im Auge behält. Manchmal ist es so, dass man alles genau nach Lehrbuch macht – genau aufpasst und bis hin zur richtigen Futterzusammenstellung akribisch alles umsetzt – und die Schafe trotzdem eine Möglichkeit finden, sich das Leben zu nehmen oder tot umzufallen. All das kommt auf Sie zu, wenn Sie Schafe halten wollen!

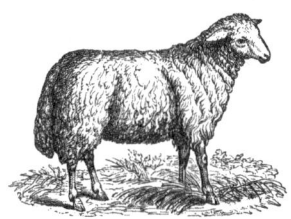

Auf der Habenseite steht allerdings, dass Schafe keine Behausung brauchen, wenn sie irgendwo auf der Wiese Schutz finden (zum Beispiel einen leichten Hang, wo sie sich vor Wind schützen können, oder ein paar Bäume, wo sie sich unterstellen können). Sie brauchen zwar Zugang zu frischem Wasser, aber sie trinken nur sehr wenig, denn das meiste an Feuchtigkeit nehmen sie über das Gras auf. Frühjahrsgras ist für Schafe wunderbar, denn es steckt voller Nährstoffe und gibt ihnen Energie. Aber im Herbst lässt die Qualität nach und man muss feste Nahrung zufüttern. Wenn man eine kleine Herde dazu bringen kann, aus einem Eimer zu fressen, ist das eine gute Idee. Füttern Sie sie immer um die gleiche Zeit und an der gleichen Stelle. Wenn möglich, bauen Sie einen kleinen Pferch aus Gattern, damit die Schafe sich daran gewöhnen, zum Fressen dort hineinzugehen. Das hat den Vorteil, dass wenn Sie die Schafe dann wirklich einmal einfangen müssen, sie freiwillig in den Pferch kommen. Berühren Sie sie immer, wenn Sie sie füttern. Streichen Sie ihnen mit der Hand über den Rücken, um festzustellen, ob die Knochen zu deutlich spürbar sind – wie oben beschrieben können Sie daran erkennen, in welchem Zustand die Schafe sich befinden (das kann man nämlich bei einem ungeschorenen Schaf sonst nicht sehen). Und so werden sich die Schafe an den Kontakt mit Menschen gewöhnen. Ein Schaf, das aufgeregt herumspringt, weil die Berührung ihm fremd ist, kann sonst ganz schön unangenehm werden.

Lämmer werden bis zu einem Alter von 12 Monaten als solche bezeichnet, danach nennt man sie Jährlinge oder Zutreter. Die meisten Schäfer zielen darauf ab, dass die Auen (die Mutterschafe) im Vorfrühling Lämmer bekommen, wenn das Gras saftig und süß ist, sodass die Lämmer einen guten Start ins Leben haben. Schlachtreif sind sie generell mit 8 bis 9 Monaten (bei kommerzieller Haltung auch schon mal nach 6 Monaten). Und wie bei Hühnern und Schweinen haben die Verbraucher sich einreden lassen, dass das Fleisch junger Lämmer umso schmackhafter wäre. Das Argument basiert aber nur auf finanziellen Gründen, denn der Geschmack des Fleisches von Jährlingen oder sogar von Hammeln (kastriert und 24 Monate alt oder älter) ist vom Geschmack her um einiges besser als das von Lämmern. Wenn man das bedenkt, ist es durchaus möglich, so zu planen, dass man mit einem Dutzend Schafe über einen beträchtlichen Zeitraum frisches Fleisch für die ganze Familie zur Verfügung hat, und zwar ohne die Notwendigkeit, jedes Lamm innerhalb von 12 Monaten schlachten zu müssen.

Ziegen

Hängen Sie ein paar Slips auf die Wäscheleine, und wenn eine Ziege vorbeikommt, wird sie sie fressen – und nicht nur die Slips, sondern die Leine gleich mit. Wenn sie die Gelegenheit haben, fressen Ziegen einfach alles. Aber abgesehen von dieser kleinen Zwangsstörung sind sie im Umgang recht einfach und können sogar sehr gutmütig und anhänglich sein. Sie sind auch intelligenter als Schafe, was allerdings nicht besonders schwer ist. Zudem schmeckt ihr Fleisch vorzüglich und eine Ziege kann eine ganze Familie mit Milch, Butter, Käse und Joghurt versorgen, ohne dass Sie großen Aufwand damit haben – sie zweimal am Tag zu melken, dauert zusammengerechnet etwa 40 Minuten (jedes Mal 20 Minuten). Und ein zusätzlicher

Pluspunkt ist, dass Kaschmir- und Angoraziegen wunderbar seidiges Haar haben, das man spinnen und zu fantastischen Kleidungstücken verarbeiten kann (beispielsweise zu den wärmsten und angenehmsten Socken, die man sich vorstellen kann).

Wie alle nicht domestizierten Tiere sind Ziegen am liebsten draußen. Bei windigem oder regnerischem Wetter fühlen sie sich allerdings nicht so wohl, deshalb brauchen sie einen Unterstand oder einen Schuppen, wo sie bei sehr schlechtem Wetter (Schnee, Frost, Sturm und Regen) nachts Schutz suchen können. Das Dach des Unterstands muss hoch genug sein, dass die Ziegen sich auf die Hinterbeine stellen können (was sie gern machen) und immer noch genug Platz haben, um den Kopf auszustrecken. Der Unterstand muss trocken sein, es darf kein Wind durchziehen, und jede Ziege sollte etwa 6 m^2 Platz für sich haben.

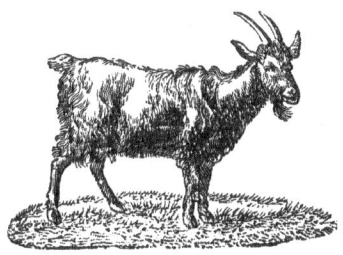

Die ideale Umgebung für Ziegen ist eine Kombination aus Wald und Wiesen, am besten etwas hügelig oder mit einer steilen Anhöhe, denn sie sind ja von Natur aus gute Kletterer. Ziegen fressen zwar auch Gras, aber da sie eigentlich Laubfresser sind, sind sie im Gegensatz zu Schafen nicht ausschließlich darauf angewiesen. Blätter, rohes Gemüse oder Schalen, Zweige und Grasschnitt mögen sie besonders gern, und sie brauchen unbeschränkten Zugang zu frischem Wasser.

Ziegen fühlen sich wohl in kleinen Gruppen, aber wenn sie allein sind, vereinsamen sie und verlieren an Gewicht. Die Umzäunung des Areals, in dem sie frei herumlaufen können, sollte stabil und mindestens 1,80 m hoch sein, denn Ziegen sind versierte Hochspringer, und wenn ihnen das Gras auf der anderen Seite des Zauns grüner erscheint, wagen sie schon mal einen Sprung. Weltweit wird mehr Ziegenfleisch verzehrt als jedes andere rote Fleisch. Und es ist eine überraschend gesunde Alternative, denn es ist kalorienarm und enthält weniger Cholesterin und gesättigte Fettsäuren als Hühner-, Schweine-, Lamm- oder Rindfleisch.

Rinder

Mastrinder sind von den Nutztieren, die in diesem Kapitel vorgestellt werden, diejenigen, die am längsten brauchen (normalerweise werden sie im Alter von 24 bis 30 Monaten geschlachtet). Kälber werden in der Regel entwöhnt, wenn sie zwischen 6 und 12 Monaten alt sind, und das ist auch der beste Zeitpunkt, um sie zu kaufen. Wenn Sie die Möglichkeit haben, können Sie auch ein jüngeres Kalb kaufen, aber dann sollten Sie auch eine Kuh haben, die schon ein Kalb hat. Nicht nur, weil das neue Kalb dann Gesellschaft hat, sondern auch, weil Sie so direkt lernen können, wie man ein Kalb mit der Flasche oder mit dem Eimer weiter aufzieht. Und wenn etwas von der Milch übrig bleibt, freuen sich die Schweine und nehmen umso schneller zu. Jünger als 6 Monate sollte das Kalb jedoch nicht sein, denn sonst ist vorprogrammiert, dass Sie vor größeren Problemen stehen werden.

Alles in allem sind Rinder aber recht einfach zu halten. Im Sommer sind sie die ganze Zeit draußen. Sie können zwar auch im Winter draußen bleiben, unter der Voraussetzung, dass Sie sie mit Winterpflanzen wie Grünkohl füttern, aber dennoch werden Sie feststellen, dass sie abnehmen, weil sie ihre Reserven abbauen, um sich warm zu halten. Von daher ist es ratsam, wenn Sie in der kalten Jahreszeit etwas haben, wo Sie sie unterbringen können, einen gemauerten Verschlag zum Beispiel, der zum Teil mit Stroh ausgelegt und mit einer Futterstelle ausgestattet ist.

Rinder bekommen normalerweise keine Probleme mit den Hufen und brauchen auch nicht regelmäßig Medikamente oder Behandlungen, über die Sie sich Gedanken machen müssten. Die Kälber sollten allerdings entwurmt werden. Denn sie sind sehr anfällig für Würmer und müssen behandelt werden, wenn sie welche haben. Mit zunehmendem Alter verliert sich diese Anfälligkeit jedoch, sodass erwachsene Rinder keine Wurmkuren mehr brauchen.

Wenn Sie Rinder als Mastvieh halten, ist die Wahrscheinlichkeit hoch, dass Sie, auch wenn Ihre Weiden noch so viel Nährstoffe bieten, für die Schlachtreife konzentrierte Nahrung zufüttern müssen. Dieses Futter wird größtenteils aus Nebenprodukten hergestellt, wie Brot aus Überproduktion, Hackfrüchten (das sind zu dicht gepflanzte Zuckerrüben und andere Feldfrüchte, die ausgehackt werden) oder Brauerei-Extrakten. Solche Futtermittel sind auf maximale Gewichtszunahme ausgerichtet. Ein auf Ihre Gegend abgestimmtes Konzentrat bekommen Sie bei Futterhändlern. Von daher sollten Sie sich mit ihnen in Verbindung setzen, damit das Futter dann auch Ihren Ansprüchen entspricht.

In der EU, in Großbritannien und den USA wurden rigorose Auflagen zur Testung auf Rindertuberkulose erlassen, sodass diese Krankheit dort mittlerweile so gut wie ausgerottet ist. Deutschland hat inzwischen den Status »amtlich anerkannt tuberkulosefrei«. Die Überwachung findet über die Untersuchung des Fleisches nach der Schlachtung statt. Rinder (auch Wasserbüffel und Bisons) aus Ländern der EU, aus Großbritannien und aus den USA sind mit Ohrmarken gekennzeichnet, haben einen Rinderpass, und sämtliche wichtigen Informationen werden in einer zentralen Datenbank erfasst. In Deutschland liegt die Zuständigkeit beim BMEL (Bundesministerium für Ernährung und Landwirtschaft).

Für die Schlachtung Ihrer Mastrinder braucht der Schlachter natürlich die Pässe der Tiere, aus denen hervorgeht, wie alt sie sind.

Am besten erkundigen Sie sich vorher beim Schlachter, damit an dem Tag dann auch alles glattläuft.

ANGELN UND FISCHEN

Laut Schätzung der Food and Agriculture Organization der United Nations (FAO) liegt die Anzahl der Menschen weltweit, die von der Fischerei abhängig sind, bei gigantischen 38 Millionen. Für manche Menschen ist Angeln eine Freizeitbeschäftigung, bei der man am Ufer eines Flusses oder an der Küste sitzt und wunderbar vom Stress und der Anspannung des zunehmend hektischeren Alltags abschalten kann. Für andere wiederum ist der Fischfang ein Beruf, der in ärmeren Teilen der Welt den Unterschied zwischen Leben und Tod ausmachen kann. Für selbstversorgende »Surfer and Turfer« gehört Fisch zu einer gesunden, ausgewogenen Ernährung. Omega-3 Fettsäuren, die in fettreichen Fischen vorkommen, etwa Makrelen, Lachs und Forellen, tragen zur Vorbeugung von Herzkrankheiten bei. Man geht auch davon aus, dass die regelmäßige Aufnahme von Omega-3 das generelle Wohlbefinden steigert und vor Depressionen schützt.

Zum Angeln braucht man im Grunde nur eine Rute, eine Schnur und Zeit. Sehr viel Zeit. Bei den Anschaffungskosten für Anglerausrüstungen gibt es allerdings drastische Preis- und Qualitätsunterschiede, und passionierte Angler geben gern auch mal so viel Geld für ihre Ausrüstung aus wie andere Leute für einen schicken Wagen. Dabei muss es gar nicht so teuer sein. Alles, was man für den Anfang braucht, findet man am besten im Internet, und vielleicht haben Sie sogar das Glück, dass Sie auf einer der großen Auktions-Websites eine gebrauchte Angelrute samt Schnur ersteigern. Wenn Sie das nötige Equipment dann haben und alles gut funktioniert, suchen Sie sich möglichst einen erfahrenen Angler, laden Sie ihn auf

einen Kaffee ein und fragen ihn, an welchen Fluss- oder Küstenab-
schnitten die meisten Fische anbeißen. Wenn Sie Hochsee-Angeln
bevorzugen, erkundigen Sie sich bei der zuständigen Küstenwache.
Oftmals erweist sie sich als unschätzbar wertvolle Informationsquelle
über Gezeiten, Strömungen und Fischgründe. Die richtige Stelle
zum Angeln zu finden, ist von entscheidender Bedeutung, denn
oftmals hängt es davon ab, ob man überhaupt Fische fängt – anstatt
nur mit Geschichten darüber aufwarten zu können, wie sie alle ent-
kommen sind.

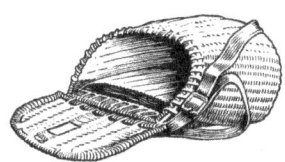

In der Anglerwelt wird mitunter gehöriger Aufwand betrieben.
Es gibt zig Bücher, Angelschnüre in allen möglichen Stärken, unterschiedliche Köder und Techniken – alles, um verschiedene Arten
von Fischen zu fangen. Bis man darin wirklich versiert ist, dauert es
Jahre. Aber wenn man ein paar frische Makrelen an Land gezogen
hat, aus denen man köstliche Fischfrikadellen machen kann, oder
eine Forelle, die man einfach in einem Stich Butter brät und mit
ein paar Zitronenscheiben belegt, dann macht die Freude darüber
alles andere wieder wett. Und es ist ja nicht so, als würde man sich
in der Zeit des Lernens zu viel zumuten – man steht am Wasser und
sieht hinaus aufs Meer, oder man sitzt an einem Fluss und lässt den
Blick über die wunderschöne Landschaft schweifen, und ab und zu
wirft man mal einen Blick auf die Fische, die sich im Eimer neben
einem stapeln. Eine Zeit des Lernens ist es aber allemal, denn nichts
geht über praktische Erfahrung. Und selbst wenn man noch nicht
alles perfekt beherrscht, schafft man es doch immerhin, etwas zum
Abendessen mitzubringen.

Makrelenfrikadellen

Ein so leichtes, pfiffiges Gericht ist genau das Richtige nach einem harten Anglertag.

> 3 Makrelen, ausgenommen, gehäutet und entgrätet, und fein gehackt
> 4 Frühlingszwiebeln, fein gehackt
> 4 Wiesenchampignons, fein gehackt
> 2,5 cm Ingwer, frisch gehackt
> 2 TL Öl
> Meersalz und frisch gemahlener schwarzer Pfeffer

Geben Sie alle Zutaten in eine Schüssel und mischen Sie sie. Formen Sie aus der Masse Plätzchen und braten Sie sie mit wenig Öl von beiden Seiten goldbraun. Sofort servieren!

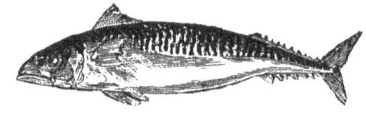

•

KAPITEL ACHT

Fleischverarbeitung und Grundkenntnisse der Zerlegung

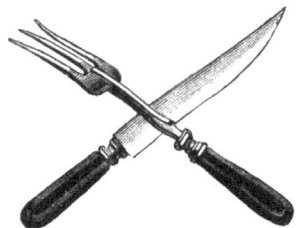

Ein grossteil der kosten bei der Produktion von Rind-, Schweine-, Lamm- und Hühnerfleisch entfällt auf die Verarbeitung des Fleisches – anders gesagt, dadurch, dass das Fleisch ja zerteilt werden muss. Was einem allerdings kaum jemand verrät, ist, dass man die einfacheren Arbeitsschritte auch zu Hause selbst erledigen kann. Die Grundkenntnisse vermittele ich regelmäßig in Kursen, und ich bin jedes Mal wieder überrascht, wie schnell die meisten Leute es lernen. Mit ein bisschen Wissen und grundlegendem Verständnis für die Anatomie eines Tieres ist die Grobzerlegung eigentlich nicht weiter kompliziert. Und wenn Sie es bei einem Tier können, bekommen Sie es auch bei den meisten anderen hin (Wild einmal ausgenommen, denn das hat eine besondere Unterkeule).

Die Teilstücke bei Fleisch von Lamm, Schwein und Rind sind jedoch alle ziemlich gleich, auch wenn sie unterschiedliche Bezeichnungen haben und es verschiedene Methoden gibt, die Tiere zu zerlegen.

Abgehangenes Fleisch

Zunächst einmal ist es wichtig, dass das Fleisch abgehangen ist, bevor man es zerteilt. Dadurch verbessert sich der Geschmack und das Fleisch wird zarter, denn es kann richtig trocknen. Fleisch sollte immer in kühlen, trockenen Räumen abgehangen werden, zum Beispiel in einer kühlen Vorratskammer. Wenn Sie nicht über eine solche verfügen, können Sie das Fleisch sicher zum Abhängen bei Ihrem Schlachter lassen. Im Folgenden die idealen Mindest- und Höchstzeiten, über die Lamm, Schwein, Rind und Huhn abgehangen werden sollten:

Lamm: Minimum 3 Tage; Maximum 7 Tage

Schwein: Minimum 3 Tage; Maximum 10 Tage

Rind: Minimum 10 Tage; Maximum 28 Tage

Huhn, trockengerupft: Minimum 24 Stunden; Maximum 10 Tage vor dem Ausnehmen (siehe Seite 267)

Huhn, nassgerupft (siehe unten): Nassgerupfte Hühner müssen sofort ausgenommen werden und dürfen nicht abgehangen werden.

Geflügel sollte grundsätzlich innerhalb von 7 Tagen nach dem Ausnehmen gekocht, gebraten oder tiefgefroren werden.

Rind kann länger abgehangen werden als Lamm oder Schwein, weil es sich von außen nach innen zersetzt, wohingegen Lamm und Schwein sich vom Knochen her nach außen zersetzen, was bedeutet, man kann die Zersetzung nicht so leicht erkennen. Ein gerupftes Huhn sollte vor dem Ausnehmen (siehe Seite 267) entweder für mindestens 24 Stunden im Kühlschrank liegen oder gemäß den oben angegebenen Zeiten an den Füßen aufgehängt werden – je nachdem, ob es trocken oder nass gerupft wurde. (Nassrupfen heißt, das Huhn wird vorher in heißes Wasser getaucht, damit sich die Federn besser lösen.)

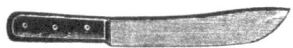

ZUBEHÖR

Bevor Sie mit dem Zerlegen des Fleisches anfangen, ist es ratsam, dass Sie sich einen Stapel billiges Laminat im Baumarkt kaufen. Kleben Sie es zu einer großen Platte zusammen und legen Sie diese auf Ihren Küchentisch, damit die Tischplatte bei der Zerteilung des Fleisches keinen Schaden nimmt.

Zerlegemesser müssen gar nicht teuer sein, aber wichtig ist, dass sie scharf sind. Um einen Schlachtkörper zu zerlegen, brauchen Sie Folgendes:

- Schlachtermesser (ein stabiles, scharfes Messer mit einer etwa 30 cm langen Klinge)

- Ausbeinmesser, etwa halb so groß wie ein Schlachtermesser, mit dünnerer, schmalerer Klinge

- Hackmesser zum Zerhacken der Stücke

- Stanley-Messer zum Abziehen der Haut

- Bügelsäge

Wenn Sie öfter Fleisch zerteilen wollen, lohnt sich die Investition in eine Knochensäge, womit Sie selbst die dicksten Knochen ganz leicht durchsägen können. Die Klinge einer Knochensäge reißt das Fleisch allerdings eher ab, als dass sie es schneidet. Wenn Sie sich mit einer Bügelsäge in den Finger schneiden, ist das schon schmerzhaft, aber mit einer Knochensäge können Sie sich ernsthafte Verletzungen zufügen. Deshalb seien Sie besonders vorsichtig, wenn Sie tatsächlich eine benutzen wollen.

LAMM: DIE TEILSTÜCKE

Die Teilstücke eines Lamms sind: Schulter, Brust, Lende und Keule. Der Schlachtkörper eines Lamms kommt als Ganzes aus dem Schlachthof. (Tiere, die älter sind als ein Jahr, wie Jährlinge oder Hammel, werden in zwei Hälften zerteilt, sodass man die Wirbelsäule direkt vom Schlachter entfernen lassen kann.) Um ein Lamm in zwei Schultern, zwei Bruststücke, zwei Lenden und zwei Keulen zu zerlegen, richten Sie sich nach folgenden Schritten:

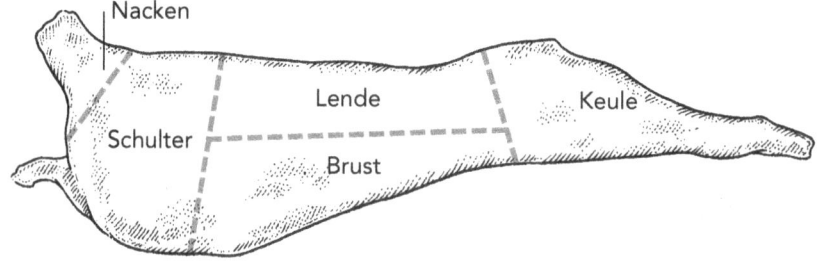

Lamm: Die groben Teilstücke

1. Als erstes löst man die Schultern vollständig vom Körper. Legen Sie dafür den Schlachtkörper auf die Seite. Zählen Sie ab dem Kopfansatz drei Rippen ab und schneiden Sie mit dem Schlachtermesser (von der Außenseite des Körpers aus) zwischen dem dritten und vierten Rippenbogen unten vom Bauchansatz bis nach oben zur Wirbelsäule. Sägen Sie die Wirbelsäule durch und führen Sie den Schnitt weiter durch die Rippen auf der anderen Seite. Der Körper ist nun in zwei Stücke zerteilt. Schneiden

Sie vom Nacken aus an der Wirbelsäule entlang und trennen Sie die Schultern ab, sodass der Torso nun in zwei Hälften zerteilt ist und Sie zwei Schulterstücke mit Nacken haben. (Insgesamt ist der Körper nun also in drei große Stücke zerteilt.) Zerteilen Sie als nächstes den Nacken in Halbkreise, indem Sie diagonal durch die Wirbel hacken oder sägen – das sind die Nackenstücke, die man zum Schmoren verwendet.

2. Nun zu den Hinterbeinen. Die Außenseite des Körpers sollte nach oben zeigen. Dann sehen Sie, wo die Hüfte des Lamms beginnt. Markieren Sie die Stelle mit dem Schlachtermesser, indem Sie bis zur Wirbelsäule schneiden. Drehen Sie den Schlachtkörper um und verfahren Sie ebenso auf der anderen Seite. Dann sägen Sie die Wirbelsäule durch, sodass sich die beiden Hinterbeine von Lende und Brust lösen. Anschließend sägen Sie die beiden Keulen samt den dicken Endstücken auseinander.

3. Bleiben noch Lende und Brust. Legen Sie das Fleisch auf die Rückseite und sägen Sie es entlang der Wirbelsäule in zwei Hälften. Trennen Sie die Brust von den Lenden, indem Sie mit dem Schlachtermesser an den Innenseiten des verbleibenden Körpers jede Hälfte in der Mitte längs einschneiden und sie dann mit der Säge durchsägen.

Damit sind die groben Teilstücke komplett: zwei Schultern, zwei Bruststücke, zwei Lenden und zwei Keulen. Nun können Sie das Fleisch je nach Belieben in kleinere Stücke zerteilen: zum Beispiel die Koteletts abhacken, die Lenden ausbeinen und zu Filetstücken schneiden, die Schulterstücke teilen, die dicken Enden der Keulen abtrennen, um Steaks oder kleinere Bratenstücke daraus zu machen, und die unteren Keulenstücke als Ganzes belassen oder sie noch einmal in leichter zu handhabende Stücke halbieren. Alles ganz so, wie es ihnen beliebt – siehe die Abbildung auf der Folgeseite.

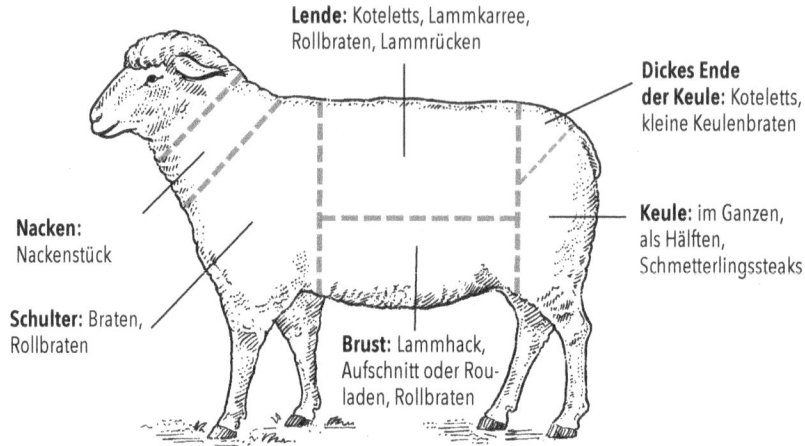

Lende: Koteletts, Lammkarree, Rollbraten, Lammrücken

Dickes Ende der Keule: Koteletts, kleine Keulenbraten

Nacken: Nackenstück

Keule: im Ganzen, als Hälften, Schmetterlingssteaks

Schulter: Braten, Rollbraten

Brust: Lammhack, Aufschnitt oder Rouladen, Rollbraten

Lamm: Teil- und Bratenstücke für die Zubereitung

Überbackenes Lamm mit Parmesan

Dieses wohlschmeckende Gericht bringt den Geschmack des Lamms richtig zur Geltung. Nehmen Sie gewürfelte Lammschulter oder, wenn die Knochen Sie nicht stören, kleingeschnittene Nackenteile, die man sonst für Schmortöpfe verwendet, oder auch klein geschnittene Koteletts. Wenn Sie weniger Fleisch zur Verfügung haben als die hier angegebene Menge, machen Sie sich keine Gedanken darüber, denn bei diesem Rezept kommt man auch mit wenig Fleisch ziemlich weit. Wenn der Backofen auf eine niedrigere Temperatur vorgeheizt ist als hier angegeben, können Sie den Auflauf bis zu 4 Stunden darin lassen.

300 g Brot vom Vortag, möglichst nicht geschnitten

2 Knoblauchzehen

1 Handvoll gezupfte Rosmarinnadeln

1 TL getrockneter Oregano

115 g frischer Parmesankäse, in kleinen Stückchen

1 EL Olivenöl

1,3 kg Lamm

1,3 kg neue Kartoffeln mit Schale, halbiert
(oder alte, geschält)
250 g Kirschtomaten, halbiert
(oder große Tomaten in Stücken)
1 Glas Weißwein
Meersalz und frisch gemahlener schwarzer Pfeffer

Heizen Sie den Backofen vor auf 180 °C (Gas: Stufe 4). Zerkleinern Sie das Brot in einer Küchenmaschine oder in einem Pürierer. Geben Sie den Knoblauch, Rosmarin, Oregano und Parmesan hinzu und mischen Sie die Zutaten mit dem bereits zerkleinerten Brot zu feinen Krumen. Träufeln Sie etwas Olivenöl in eine Kasserolle oder eine Bratenform, geben Sie eine Schicht Kartoffeln darauf und würzen Sie sie. Darauf geben Sie eine Schicht aus Lammwürfeln, einigen Tomatenhälften (oder Stücken) und eine Schicht der Brotkrumen-Mischung. Schichten Sie die Zutaten in der gleichen Reihenfolge noch einmal darauf, sodass die Brotkrumenschicht oben ist. Träufeln Sie ein wenig mehr Olivenöl darauf als zuvor auf den Boden der Form und gießen Sie den Weißwein (und die gleiche Menge an Wasser) an den Seiten der geschichteten Zutaten in die Kasserolle (oder Bratenform) – es geht darum, dass auch die unterste Schicht Kartoffeln mit Flüssigkeit bedeckt ist. Decken Sie den Auflauf ab und lassen Sie ihn mindestens 2 Stunden lang im Ofen backen. Nehmen Sie für die letzten 20 Minuten den Deckel ab. Servieren Sie das überbackene Lamm mit einem Wildblattsalat (siehe Seite 343) oder mit Erbsen à la Française (siehe Seite 40).

SCHWEIN: DIE TEILSTÜCKE

Die Teilstücke eines Schweins sind: Schulter, Haxe, Lende, Bauch und Keule samt Schinken. Schweine kommen längsgeteilt in zwei

Hälften vom Schlachter. Deshalb sind sie etwas einfacher zu zerlegen als ein Lamm, weil man es ja jeweils nur mit einer Hälfte zu tun hat.

1. Legen Sie die Schweinehälfte mit der Innenseite auf den Tisch. Als erstes trennt man den Kopf ab (beziehungsweise die Hälfte, die noch da ist, denn der Schlachter hat den gesamten Körper ja schon in zwei Hälften zerteilt, und mit diesem Schnitt trennt man die Kopfhälfte von der Schulter). Fahren Sie mit dem Zeigefinger um den Nacken herum, und zwar direkt hinter dem Ohr – dann wissen Sie, entlang welcher Linie Sie schneiden müssen. Setzen Sie das Schlachtermesser an der weiter von Ihnen entfernten Seite an und ziehen Sie es mit einer Abwärtsbewegung in Ihre Richtung, um durch das Fleisch bis auf den Knochen zu schneiden, sodass Sie das Messer am Ende parallel zur Tischplatte in der Hand halten und der Griff sich nah an Ihrem Körper befindet. Dann nehmen Sie die Säge und sägen die Wirbelsäule durch. Als nächstes trennen Sie die Wangen ab, bekannt als »Schweinebäckchen«, und dann die Ohren. Die Ohren können Sie mit dem Schlachtermesser direkt am Ansatz abtrennen, für die Bäckchen nehmen Sie lieber das Ausbeinmesser. Schneiden Sie damit gerade herunter bis zum Kieferknochen und nehmen Sie die Bäckchen ab.

2. Als nächstes trennen Sie mit dem Schlachtermesser die Keule samt Hinterschinken ab. Der Schinken ist das teuerste und wertvollste Stück vom Schwein, also müssen Sie aufpassen, dass Sie es richtig machen! Legen Sie die Schweinehälfte mit der Hautseite nach oben so auf die Tischplatte, dass die Füße zu Ihnen zeigen. Mit dem Schlachtermesser markieren Sie den schmalsten Teil der Hüfte (da, wo der Rumpf ansetzt). Machen Sie einen tiefen Schnitt bis zur Wirbelsäule. Diese trennen Sie entweder mit dem Hackmesser durch oder, wenn es ein größeres Schwein ist, nehmen Sie die Säge und trennen damit die

Keule samt Hinterschinken und dickem Ende vom Rest der Schweinehälfte ab.

3. Nun drehen Sie den Rest der Schweinehälfte um, sodass die Rippen freiliegen. Beim nächsten Schnitt ziehen Sie das Messer von der Schultermitte bis ganz nach unten. (Dieser Schnitt verläuft über den Rippenknochen. Es geht also nicht darum, etwas abzutrennen, sondern um eine Linie zur Markierung.) Drehen Sie das Fleisch so, dass die Schulter am weitesten von Ihnen entfernt ist und Sie die Hüfte direkt vor sich haben. Lassen Sie das Fleisch ein Stück über die Tischkante hängen, sodass es leicht gebogen ist. Dann nehmen Sie die Säge und sägen von oben nach unten an Ihrer Markierungslinie durch die Rippen, bis alle Rippenknochen durchtrennt sind. Entlang derselben Linie schneiden Sie mit dem Schlachtermesser durch das Fleisch, um das gesamte Stück der Länge nach in zwei Stücke zu zerteilen.

4. Dann legen Sie sich das Stück mit der Vorderhaxe zurecht, mit der Hautseite nach unten, und zählen drei Rippen ab. Machen Sie den nächsten Schnitt mit dem Schlachtermesser zwischen der dritten und vierten Rippe, und wenn Sie auf Knochen stoßen, machen Sie mit der Säge weiter. So wird die (vordere) Haxe vom Bauch abgetrennt. Legen Sie die Haxe beiseite und ziehen Sie die Schulter samt Lendenstück zu sich hin. Zählen Sie wieder

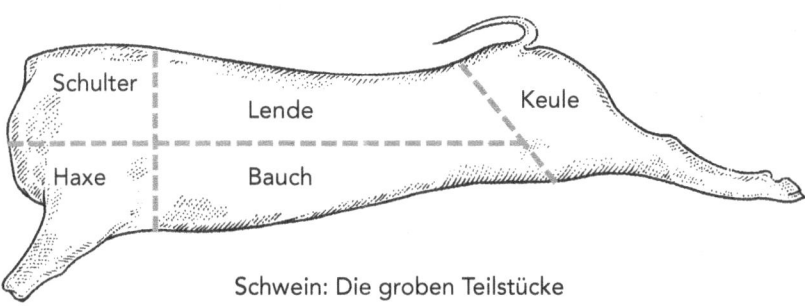

Schwein: Die groben Teilstücke

drei Rippen ab und machen Sie den gleichen Schnitt wie zuvor, als Sie die Haxe abgetrennt haben. Damit haben Sie dann Schulter und Lende getrennt und die Teilstücke der ersten Schweinehälfte sind komplett: Schulter, Haxe, Bauch, Lende und Keule. Diese handlicheren Teilstücke können Sie wiederum in kleinere Stücke zerteilen.

5. Wiederholen Sie die Schnitte 1-4 mit der zweiten Schweinehälfte.

SCHWEIN: DIE GROBEN TEILSTÜCKE

Die Teilstücke des Schweins entsprechen im Grunde denen des Lamms, aber der Schlachtkörper eines Schweins ist natürlich viel größer. Deshalb braucht man mehr Schnitte und hat mehr Möglich-

Nacken und obere Schulter: Dicke Rippe, Nackenbraten, Rollbraten, Würstchen

Lende: Rückenspeck, Spareribs, Koteletts, Lendenfilets

Dickes Ende der Keule: Koteletts, Steaks, kleine Bratenstücke

Keule: Schinkenbraten, Steaks, Hinterschinken

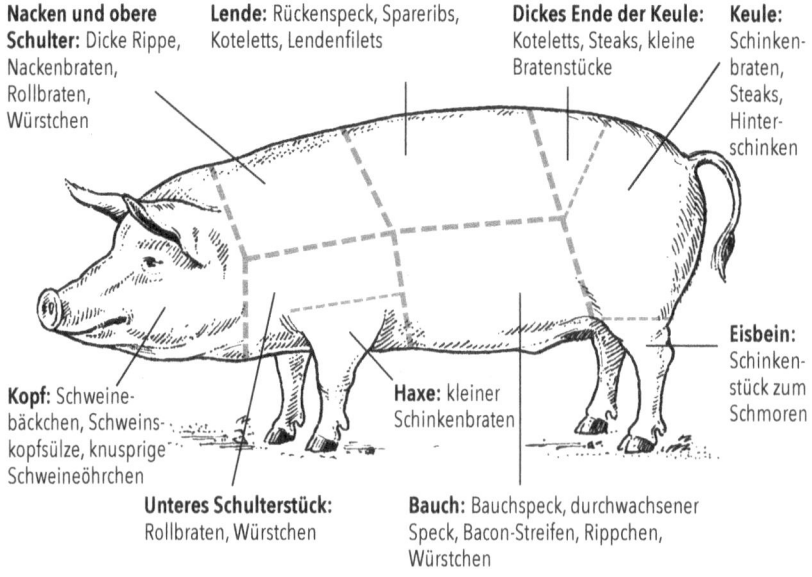

Eisbein: Schinkenstück zum Schmoren

Kopf: Schweinebäckchen, Schweinskopfsülze, knusprige Schweineöhrchen

Haxe: kleiner Schinkenbraten

Unteres Schulterstück: Rollbraten, Würstchen

Bauch: Bauchspeck, durchwachsener Speck, Bacon-Streifen, Rippchen, Würstchen

Schwein: Teil- und Bratenstücke für die Zubereitung

keiten (siehe Abbildung links): Die Haxe kann zum Beispiel zerteilt werden in Oberhaxe, Eisbein und Fuß. Die Keule kann man in viele kleinere Stücke zerteilen und sie eignet sich hervorragend für Kurzgebratenes, Schnitzel oder rohen Schinken (siehe Seite 284). Aus der Lende kann man Koteletts, Schinken, Spareribs und Lendenfilet machen, und das Bauchfleisch liefert durchwachsenen Speck und Bacon-Streifen (vom dicken Ende des Bauchs). Schaben Sie dafür mit dem Stanley-Messer die Haut ab, damit die Bacon-Streifen schön knusprig werden (siehe Seite 271).

RIND: DIE TEILSTÜCKE

Rinder werden vom Schlachter geviertelt. Die Schnitte bei der Zerlegung sind die gleichen wie bei Schwein und Lamm, und die Teilstücke sind ebenfalls die gleichen, auch wenn sie teilweise andere Bezeichnungen haben. Bei Rind sind die Teilstücke: Hohe Rippe, Roastbeef, Hüfte, Brust, Bauch. Da Ochsen oder Kühe aber wesentlich größer sind, ist die Zerlegung natürlich deutlich schwieriger. Doch wenn Sie die groben Teilstücke erst einmal haben, können Sie sie je nach Belieben weiter zerkleinern in Braten, Steaks und andere Teilstücke (siehe die Zeichnungen auf der nächsten Seite).

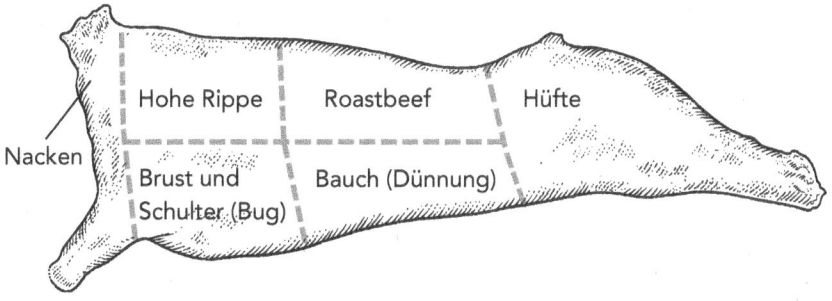

Rind: Die groben Teilstücke

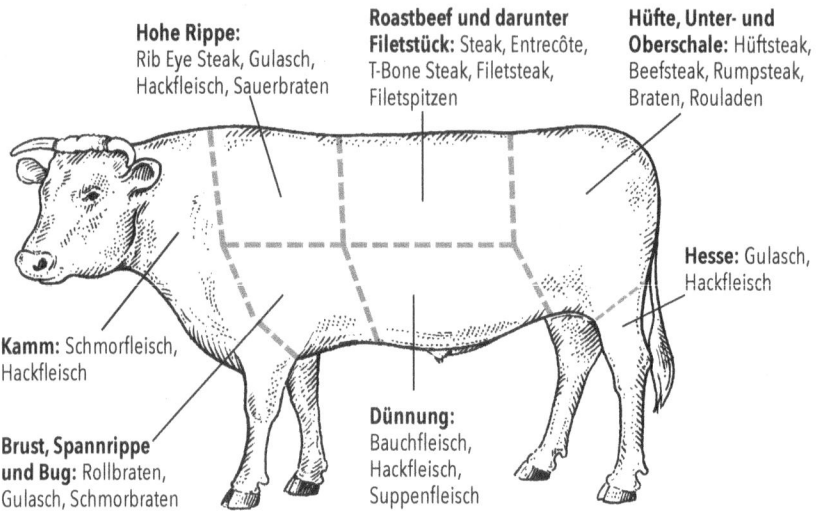

Hohe Rippe:
Rib Eye Steak, Gulasch, Hackfleisch, Sauerbraten

Roastbeef und darunter Filetstück: Steak, Entrecôte, T-Bone Steak, Filetsteak, Filetspitzen

Hüfte, Unter- und Oberschale: Hüftsteak, Beefsteak, Rumpsteak, Braten, Rouladen

Hesse: Gulasch, Hackfleisch

Kamm: Schmorfleisch, Hackfleisch

Brust, Spannrippe und Bug: Rollbraten, Gulasch, Schmorbraten

Dünnung: Bauchfleisch, Hackfleisch, Suppenfleisch

Rind: Teil- und Bratenstücke sowie Steaks für die Zubereitung

GEFLÜGEL UND FEDERWILD

Wenn Sie wissen, wie man ein Huhn rupf, ausnimmt und küchenfertig macht, können Sie es bei anderem Geflügel wie Enten, Puten
oder Gänsen ebenfalls, auch bei Wildgeflügel wie Fasan, Rebhuhn
oder Perlhuhn. (Wildgeflügel unterliegt allerdings der Jagdsaison
und darf nur während bestimmter Wintermonate geschossen werden, wenn die Jungvögel nicht mehr von ihren Eltern versorgt werden müssen. Von daher ist es ratsam, sich darüber zu informieren,
welches Federwild wann Saison hat, denn frisch ist es außerhalb der
Saison nicht zu bekommen.)

Rupfen

Für alle, die es auf sich nehmen wollen, ein Huhn oder anderes
Geflügel selbst zu rupfen, hier die Information: Die Kostenersparnis kann sich richtig lohnen. Besonders in der Weihnachtszeit bekommt man ungerupfte Gänse und Truthähne für einen Bruchteil

dessen, was sie ofenfertig kosten würden. Aber es geht nicht nur darum, Geld zu sparen. Einen Vogel zu rupfen, kann etwas ungeheuer Meditatives und Zufriedenstellendes haben. Und die Zeit, der Aufwand und die Aufmerksamkeit, die man aufbringt, um Geflügel küchenfertig zu machen, vermittelt einem ein tieferes Verständnis von Fleisch und Tier. Für das Rupfen von Geflügel richten Sie sich nach den Anweisungen im Folgenden, und rupften Sie das Geflügel möglichst dann, wenn es noch warm ist.

1. Legen Sie das Geflügel auf den Rücken und nehmen Sie ein paar Brustfedern zwischen Daumen und Zeigefinger, am besten etwa sechs oder sieben. Ziehen Sie die Federn entgegen der Richtung, in der sie wachsen, und lösen Sie sie vom Körper des Geflügels. Beine, Rücken und Flügel sind schwieriger zu rupfen, deshalb müssen Sie dabei ausladende Bewegungen mit den Armen machen, woraufhin die Federn dann herumfliegen wie bei einer Kissenschlacht! Aber bei der Brust, unter den Flügeln und oben an den Schenkeln – also überall da, wo unter der Haut die dickste Fettschicht ist – brauchen Sie nicht so fest an den Federn zu ziehen, sondern können nach und nach immer nur ein paar herausrupfen. Natürlich würde man am liebsten mehr Federn auf einmal ausrupfen, aber lassen Sie sich nicht dazu verleiten, denn dann besteht die Gefahr, dass Sie die Haut aufreißen. Lassen Sie sich lieber Zeit und ziehen Sie die Federn vorsichtig aus.

2. Rupfen Sie die Federn rund um die Mitte des Geflügels, bis es aussieht wie ein nacktes Band. Von dort aus rupfen Sie weiter nach unten und an den Beinen hinunter. (Es gibt zwei Arten zu rupfen: grob rupfen, wobei man nur die Federn herauszieht, die man sofort erwischt, und nicht darauf achtet, ob noch welche in der Haut steckenbleiben, sodass man noch einmal nachrupfen muss, und glatt rupfen, was zwar länger dauert, aber den Vorteil hat, dass man mit einem Arbeitsgang auskommt.) Wenn

die Beine und das Hinterteil (auch Sterz genannt) gerupft sind, arbeiten Sie sich vor bis zum Kopf, aber rupfen Sie die Flügel erst als Letztes.

3. Das Rupfen der Flügel ist knifflig und dauert mitunter genauso lange wie alles andere zuvor. Deshalb schneiden manche Leute das letzte Stück an der Flügelspitze einfach mit einer Schere ab. Aber auch dann sollte man eine Zange griffbereit haben, denn die braucht man für die »Handschwingen« – also die langen, festen Flugfedern –, die man mit der Hand nur schwer herausziehen kann. Wenn Sie damit fertig sind, sollten Sie ein glattes Geflügel mit nur noch ein paar Federn am Hals haben.

Geflügel sollte nicht schlachtfrisch verzehrt werden, da sich die Muskeln nach der Totenstarre erst wieder entspannen müssen. Wenn Sie es gerupft haben, legen Sie es zunächst in den Kühlschrank oder hängen Sie es gemäß den Zeitangaben auf Seite 254 an den Füßen auf (Wildgeflügel muss man am Hals aufhängen). Wenn es trockengerupft wurde und die Haut nicht beschädigt ist, hält es sich so bis zu 10 Tage lang. Wenn Sie mehr als ein Stück Geflügel abhängen wollen, achten Sie darauf, dass die Stücke sich nicht berühren, bevor sie vollständig kalt sind, andernfalls würde sich die Haut grün verfärben.

Ein Huhn küchenfertig machen

Wenn das Huhn gut abgehangen ist, kann man es küchenfertig machen.

1. Als erstes entfernt man den Kopf. Nehmen Sie dafür ein stabiles, scharfes Messer, zum Beispiel ein Schlachtermesser, und schneiden Sie damit durch Hals, Haut und Knochen, und zwar ein kleines Stück über dem Halsansatz, damit nicht die Gefahr besteht, dass Sie den Kropf aufschneiden (das kleine Säckchen am Halsansatz, wo Hühner aufgepicktes Futter zwischenlagern).

2. Nehmen Sie ein kleines, scharfes Messer, zum Beispiel ein Ausbeinmesser, und schneiden Sie sehr vorsichtig kurz unter dem Kniegelenk um das Bein herum. Dabei sollen Sie aber nur bis durch die Haut schneiden, nicht tiefer. Dann biegen Sie das Bein an diesem Gelenk nach hinten und drehen es hin und her. Der Fuß sollte nun abgetrennt, aber noch durch lange, weiße Sehnen mit dem Bein verbunden sein. Nehmen Sie den Fuß mit der einen Hand und den Schenkel mit der anderen, und ziehen Sie beides auseinander, um die Sehnen aus dem Bein zu lösen.

Ausnehmen

Ein Huhn auszunehmen, heißt, die Inneren herauszuholen und alle nicht essbaren Teile zu entfernen. Dafür sollte man sich genügend Zeit nehmen, damit man sorgfältig vorgehen kann, denn wenn nicht, kann es zu einer übelriechenden, unerfreulichen Angelegenheit werden.

1. Als erstes drehen Sie das Huhn so, dass die Halsöffnung zu Ihnen zeigt, mit der Brust nach unten. Dann schneiden Sie mit einem kleinen, scharfen Messer die Haut am Hals ein, aber nur so weit, dass Sie das Fleisch darunter sehen können. Ziehen Sie die Haut zur Seite wie ein Paar Vorhänge und drehen Sie das Huhn um, sodass es nun mit der Brust nach oben liegt.

2. Nun können Sie also in den offenen Hals hineinsehen. Auf der rechten Seite hängt innen ein kleines Säckchen. Das ist der Kropf. Wenn das Huhn 24 Stunden, bevor es geschlachtet wurde, kein Futter mehr bekommen hat (und bei einem Huhn, das Sie zerlegen wollen, wäre es äußerst empfehlenswert, wenn Sie es so einrichten könnten), ist der Kropf leer und sieht aus wie ausgeleiert. Wenn nicht, ist er wahrscheinlich straff, denn dann ist er gefüllt mit unverdautem Futter. Ziehen Sie ihn mit den Fingerspitzen vorsichtig von der Halsinnenseite ab, bis er nur noch lose

am anderen Ende festhängt. Das macht man deshalb so, weil man alle Innereien später am unteren Ende herauszieht.

3. Jetzt drehen Sie das Huhn um, sodass die Beine zu Ihnen zeigen. Ziehen Sie die Haut zwischen dem Brustknochen und dem Darmausgang etwas zusammen. Die Haut dort sieht oft faltig und etwas ausgeleiert aus. Wenn Sie sie zwischen die Fingerspitzen nehmen, fühlt sie sich leer an. Das ist die Öffnung in die Körperhöhle. Nehmen Sie das schärfste kleine Messer, das Sie haben, und machen Sie damit unterhalb des Brustknochens in kurzen Abständen ein paar kleine Schnitte, sodass das Ganze aussieht wie ein gestricheltes, auf dem Kopf stehendes V. Hier brauchen Sie nicht darauf zu achten, dass die Schnitte absolut präzise sind, denn wie Sie beim Zusammenziehen der Haut ja schon gemerkt haben, gibt es in diesem Bereich keine Innereien oder etwas, das aufplatzen könnte. Dann setzen Sie die beiden Linien des umgekehrten V an beiden Seiten des Darmausgangs fort. Halten Sie das Messer dabei wie einen Füllfederhalter und seien Sie vorsichtig, damit es Schnitte und keine Schlitze werden, denn Sie wollen ja nicht das Gedärm perforieren, das zum Darmausgang führt. Also schneiden Sie nur an den Seiten.

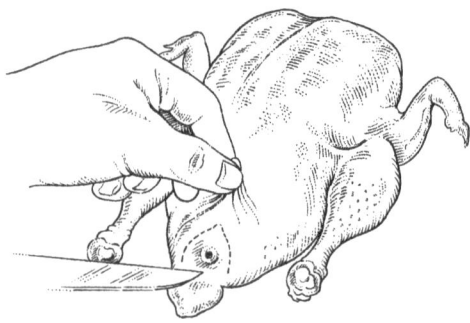

Den V-Schnitt ansetzen

4. Legen Sie das Messer beiseite und greifen Sie mit den Fingern in das Huhn hinein – mit nichts anderem, nur mit den Fingern. Möglicherweise stoßen Sie auf eine Membran, aber die sollte leicht nachgeben. Tasten Sie mit den Fingern das Huhn innen ab und greifen Sie vorsichtig nach dem Muskelmagen. Das ist das erste Organ, auf das Sie stoßen werden (lang, hart, rund, oft mit einer Fettschicht darum herum). Ziehen Sie den Magen heraus so weit es geht, ohne ihn ganz abzureißen. Es müsste eigentlich recht einfach gehen. Dann tasten Sie nach der Leber (das nächste große Organ) und ziehen Sie sie so weit heraus wie den Magen. (Daraus können Sie ein schmackhaftes Leberparfait machen, aber prüfen Sie stets, ob sie nicht verfärbt ist, und wenn Sie sich nicht sicher sind, lassen Sie es lieber.) Das nächste große Organ ist das Herz, und das ziehen Sie ebenfalls heraus, aber nicht weiter, als die anderen beiden Organe.

5. Nun sollten Sie sich in dem Huhn etwas Platz geschaffen haben. Tasten Sie sehr vorsichtig mit den Fingerspitzen von unten nach Gedärm, Speise- und Luftröhre, was sich etwas glitschig anfühlen wird. Ziehen Sie die Röhren und das Gedärm heraus, aber mit äußerster Vorsicht, damit sie nicht reißen. Wiederholen Sie den Vorgang und ziehen Sie noch mehr heraus. Die ganz dunkle Röhre ist das Gedärm, deshalb passen Sie sehr gut auf, dass sie nicht reißt. Schließlich wird sich auch der Kropf lösen, sodass Sie ihn ebenfalls durch die Körperhöhle herausziehen können. Am Ende sollte das Huhn leer sein, und die Innereien sollten aus dem vergrößerten Darmausgang heraushängen, aber von innen immer noch mit dem Darmausgang verbunden sein.

6. Drehen Sie das Huhn um und schneiden Sie mit chirurgischer Präzision um den Darmausgang herum, ohne das Gedärm und die Röhren aufzuschlitzen, bis Sie alles gelöst haben und es herausfällt. Vergewissern Sie sich, dass nichts steckengeblieben ist

und dass das Huhn wirklich leer und sauber ist. Spülen Sie es von innen aus und von außen ab, und dann haben Sie es geschafft: ein küchenfertiges Huhn!

SCHLACHTKÖRPER KAUFEN

Der Gedanke, selbst Nutztiere zur Fleischproduktion zu halten, hat durchaus etwas für sich, aber natürlich hat nicht jeder den Platz und die Zeit dafür. Wenn das bei Ihnen der Fall ist, können Sie auch jemand anderen ein Tier aufziehen lassen und es dann vor oder nach der Schlachtung kaufen. (Bei Letzterem müssten Sie sich dann allerdings um den Transport zum Schlachter kümmern.) Einen Schlachtkörper zu kaufen, also das gesamte Fleisch in einem Stück, bietet eine ganze Reihe Vorteile: Es ist billiger, Sie können jedes Teilstück verwenden (Kopf-bis-Schwanz-Verwertung), und Sie haben Einfluss darauf, wie das Tier gehalten wird, welches Futter es bekommt, ob es freilaufend ist, gesund bleibt und ein artgerechtes Leben führt (was geschmacklich einen großen Unterschied ausmacht) und wie es verarbeitet wird.

Viele Bauern, Landwirte mit Nutztierhaltung und Selbstversorger-Höfe haben Websites, auf denen sie Bilder zeigen und beschreiben, wie und wo die Tiere gehalten werden. Das heißt, Sie können sich darüber informieren, wo die Tiere so gehalten werden, wie Sie es sich vorstellen. Halten Sie stets Ausschau nach solchen Hofbetreibern, von denen Sie den Eindruck gewinnen, sie tun es aus Überzeugung und sind stolz darauf. Sich um lebende Nutztiere zu kümmern, ist nämlich mehr als einfach nur ein Job. Es ist ein Lebensstil, und es gibt nichts Besseres, als sich im Leben zu etwas berufen zu fühlen. Und jemanden zu unterstützen, dem das Wohl der Tiere am Herzen liegt, ist immens wichtig. Überzeugen Sie sich auch selbst davon, dass die Tiere gut behandelt und artgerecht gehalten werden und dass sie genug Auslauf haben. Denn abgesehen von ethischen Gesichtspunkten, schmeckt das Fleisch von Tieren, die es gut haben und so leben, wie die Natur es vorgesehen hat, einfach besser als das aus Massentierhaltung, wo die Tiere unter permanentem Stress stehen. Scheuen Sie sich also nicht, die Hofbetreiber zu kontaktieren und mit ihnen über Ihr Anliegen zu sprechen. Heutzutage fehlt den meisten Konsumenten nämlich jeglicher Bezug dazu, woher das Fleisch kommt, und das ist auch für die Fleischproduzenten mitunter ziemlich frustrierend. Deshalb freuen sie sich in der Regel darüber, wenn sich jemand dafür interessiert. Fragen Sie, ob die Möglichkeit besteht, sich die Tiere anzusehen, oder ob die Hofbetreiber ein Tier für Sie aussuchen können, dessen Fleisch sie auch selbst essen würden. Viele Bauern und Nutztierhalter kennen den Schlachter vor Ort gut und bringen ihr Nutzvieh regelmäßig dorthin. Das heißt, Sie können mit ihnen vereinbaren, dass sie das für Sie vorgesehene Tier direkt dorthin bringen und Sie den Schlachtkörper entweder dort oder beim Bauern selbst abholen können. Und Sie können sich natürlich überlegen, ob Sie das Fleisch selbst zerlegen wollen – was natürlich die kostengünstigste Variante ist – oder es den Schlachter machen lassen und ihn informieren, wie Sie die Teilstücke zerlegt haben wollen.

Je nachdem, wie groß Ihre Kühltruhe ist – und der Hunger Ihrer Familie – können Sie das ganze Fleisch lagern. Eine gute Idee ist aber auch, es sich mit anderen Leuten zu teilen, denn so kann man sich auch die Kosten teilen und bringt Familie und Freunde zusammen.

KOPF-BIS-SCHWANZ-VERWERTUNG

Von Kopf bis Schwanz alles zu verwerten, was ein Tier hergibt, und sich etwas Schmackhaftes einfallen zu lassen, was man daraus zubereiten kann, ist die beste Möglichkeit, dem Tier Respekt zu erweisen und nichts umkommen zu lassen. Noch vor über hundert Jahren war diese Art wirtschaftlichen Haushaltens gang und gäbe, ist jedoch im Lauf der Zeit weitgehend in Vergessenheit geraten. Der heutige Trend zu im wahrsten Sinne des Wortes »abgespecktem« Fleisch – etwa Hähnchenbrustfilet ohne Fett, Knochen und Haut, Schweinebraten ohne Knochen fertig am Stück oder fettreduziertem Hackfleisch – führt dazu, dass manche der schmackhaftesten Stücke einfach auf dem Boden der Schlachthöfe und dann im Müllcontainer landen. Was für eine Verschwendung!

Schwein gilt im Allgemeinen als das vielseitigste Fleisch, weil man eine Menge daraus machen kann: Schinken, Würstchen, Speck, und so weiter. Aber dennoch liegt der Anteil des Schlachtkörpers, der tatsächlich Verwendung findet, nur zwischen 51 und 57 Prozent. Der Rest – Fett, Innereien, Kopf, Füße, Blut und so weiter – wird größtenteils als Abfall deklariert. Bei einem geschorenen Lamm liegt der verwendete Anteil bei etwa 54 Prozent. Und bei einer Ziege sind es nur 44 Prozent.

Kopf-bis-Schwanz-Verwertung bedeutet, das ganze Tier zu verwenden, jedenfalls so weit als möglich. Bei einem Schwein wäre das bis auf das Grunzen alles. Und das sollte man nicht nur deshalb so machen, weil man dann auch die Teile verwendet, die sonst niemand haben will, sondern vor allem deshalb, weil gerade diese Stücke besonders schmackhaft sind und viel Geschmack geben.

Wenn Sie bei Ihrem Metzger nach Schweinehaut fragen, wird er Sie wahrscheinlich für verrückt halten. Aber nehmen Sie sich einmal ein Stück Schweinehaut mit, schaben Sie die obere Schicht mit einem scharfen Messer ab, streuen Sie ordentlich Salz darauf und legen Sie das Stück für 45 Minuten auf ein Backblech auf unterster Schiene in den Ofen. Wenn die Haut durchgebacken ist, legen Sie sie auf ein Backrost, damit sie an der Luft von beiden Seiten richtig abkühlen kann, und damit haben Sie dann hausgemachte Speckchips – die man wunderbar zu einem kalten Bier knabbern oder in eine pürierte Gemüsesuppe tunken kann.

Viele althergebrachte Gerichte basieren darauf, auch die billigeren, weniger begehrten Teile zu verwenden, etwa Haut, Bäckchen und Innereien, weil die bevorzugten Teilstücke deutlich teurer waren. Auch wenn diese Art von Küche in den letzten Jahren wieder mehr Beachtung fand, wurden Gerichte wie mit Speck gebratene Leber, Nierenpudding oder saure Nierchen oder Frikadellen aus Innereien Jahrzehnte lang vernachlässigt. Dabei schmecken sie nicht nur gut, es steckt auch viel Gutes darin. Leber ist reichhaltig an Eisen, und Eisen wiederum gehört zu einer ausgewogenen Ernährung, weil der Körper es braucht. Nieren enthalten viel Vitamin A (bekanntlich gut für die Netzhaut), was die Sehkraft und die Knochen stärkt. Wenn man solche Nährstoffe vom Speiseplan streicht, muss man sie dem Körper auf andere Art zuführen, heute meist durch Nahrungsergänzungsprodukte in Form von Tabletten.

Von Kopf bis Schwanz zu kaufen, heißt, kostengünstig mit Fleisch zu haushalten und das Beste daraus zu machen. Anstatt Hühnerteile zu kaufen, nehmen Sie lieber ein ganzes Huhn, und dann zerteilen Sie es so in Stücke, wie Sie sie brauchen, oder braten Sie es im Ganzen. Viele Leute wollen nur das weiße Fleisch der Hühnerbrust essen, aber das hat nicht halb so viel Geschmack wie das dunklere Muskelfleisch an den Schenkeln und Flügeln, die dem Huhn ja schließlich zur Fortbewegung dienten. Bei freilaufenden Hühnern ist das Muskelfleisch viel dunkler und schmackhafter, denn da freilaufende Hühner sich mehr bewegen, wird es viel besser durchblutet. Nachdem Sie einen Großteil des Fleisches von den Knochen gelöst haben, lassen Sie das Gerippe eine Weile in Wasser mit einer Zwiebel und einer Karotte köcheln, und dann schütten Sie die reduzierte Flüssigkeit ab in eine Schüssel und verwenden sie als Fond – der ideal ist für Fisch- oder Gemüserisotto oder für Bratensauce. Wenn Sie den Fond nicht sofort brauchen, füllen Sie ihn in eine Eiswürfelform und frieren Sie ihn ein. Das geht sehr gut, und für alles, was Sie sonst mit einem getrockneten Brühwürfel zubereiten, können Sie ebenso gut einen der gefrorenen Würfel nehmen.

Solche »zweitklassigen« Stücke wie Dicke Rippe, Nacken oder Bauchspeck sind vielseitige, schmackhafte Alternativen zu den teureren Stücken. Innereien sind für unglaublich kleines Geld zu bekommen, und man kann sie als Kurzgebratenes panieren oder zu Hackfleisch verarbeiten, um Frikadellen daraus zu machen. Früher hätte man viele dieser weniger begehrten Stücke für Brühe verwendet, die man morgens vorbereitete und auf den Herd stellte und den ganzen Tag lang köcheln ließ. Wenn die Familienmitglieder dann abends nach Hause kamen, konnten sie ihre hungrigen Mägen mit einer heißen, nahrhaften Mahlzeit füllen, die ja bekanntlich Körper und Seele zusammenhält.

Frikadellen aus Innereien

Servieren Sie diesen winterlichen Seelenwärmer mit cremigem Kartoffelpüree und einer sämigen Zwiebelsauce – genau das Richtige für gemütliche Abende vor dem Kamin.

> So viel Schweine- oder Rinderfond, um den Boden einer
>   Bratenform mit einer 2,5 cm dicken Schicht zu bedecken
> 1 Schweinenetz (feines Fettgewebe vom Schweinebauch)
>   oder 8-10 Streifen Bacon
> 250 g Brot vom Vortag, wenn möglich noch nicht
>   in Scheiben geschnitten
> 1 kg Schweineherz und -leber
> 500 g Schweinebauch
> 2 große Zwiebeln, gehackt
> 2 EL gehackter Salbei

1 EL gehackte Petersilie

Meersalz und frisch gemahlener schwarzer Pfeffer

Wenn Sie ein Schweinenetz verwenden, legen Sie es für 15 Minuten zum Einweichen in eine Schüssel mit warmem Wasser. Heizen Sie den Backofen vor auf 180 °C (Gas: Stufe 4). Zerkleinern Sie das Brot in einer Küchenmaschine oder in einem Pürierer zu Krumen. Geben Sie die Brotkrumen in eine Schüssel. Als nächstes zerkleinern Sie die Leber, dann das Herz und dann den Schweinebauch, und geben Sie nacheinander alles in die Schüssel zu den Brotkrumen, zum Schluss auch die gehackten Zwiebeln. Fügen Sie die Kräuter hinzu, würzen Sie mit Salz und Pfeffer und vermischen Sie alles gut. Schneiden Sie das eingeweichte Schweinenetz grob in 10 x 10 cm große Quadrate. Nehmen Sie eine Handvoll der Fleisch-Innereien-Mischung und formen Sie sie zu einer Frikadelle von der Größe eines Tennisballs. Legen Sie die Frikadelle in die Mitte eines Schweinenetz-Quadrats und wickeln Sie sie damit ein. (Wenn Sie Bacon-Streifen verwenden, müssen Sie sie mit dem Griff eines Messers länger ziehen und dann in der Mitte durchschneiden. Dann können Sie die Streifen zu einem Kreuz auslegen, die Frikadellen darin einwickeln und die losen Bacon-Enden unter die Streifen schieben.) Formen Sie so viele Frikadellen, wie die Fleisch-Innereien-Mischung hergibt. Legen Sie sie in die Bratenform (auf die Schicht aus Fond) und backen Sie sie im vorgeheizten Ofen etwa 40 Minuten lang, bis sie leicht gebräunt und gut durchgebacken sind.

Für eine Familie, die ein Tier artgerecht gehalten hat und es dann zum Schlachter bringt, ist es von entscheidender Bedeutung, dass alle Teile verzehrt werden und nichts verschwendet wird. Denn etwas als Abfall zu betrachten, was von einem Tier stammt, das man selbst aufgezogen hat und um das man sich selbst gekümmert hat, kann einen richtig wütend machen. Deshalb ist es sehr wichtig, sorgfältig zu planen, wie man alles von diesem Tier verwenden kann. Schweine sind diesbezüglich am unkompliziertesten, weil man alles, was anfällt, verwursten kann. Aus dem Kopf kann man dann noch Sülze machen und aus der Haut Kruste oder Speckchips. Die Bäckchen sind eine schmackhafte Abwechslung zu Koteletts und Steaks, und selbst das Blut kann man verwenden, um Blutwurst daraus zu machen.

Aus Lamm (bis zu 12 Monate alt), Jährling (12 bis 24 Monate alt) und Hammel (24 Monate alt oder älter) lässt sich auch vieles mehr machen als nur der typische Braten. Bauch- oder Brustfleisch vom Lamm ist zart, saftig und wohlschmeckend, wenn man es langsam röstet. Das Nackenfleisch eignet sich hervorragend für Gulasch, und das Fleisch aus den Unterschenkeln der Keulen, das früher immer mit das billigste war, scheint sich sowohl bei Restaurant-Köchen als auch bei Imbissbetreibern immer größerer Beliebtheit zu erfreuen. Man muss es bloß lange genug garen, damit es richtig schön saftig wird.

Knochen kann man wunderbar auskochen, um Brühe oder Fonds daraus zu machen (aber die Knochen immer erst rösten, um das Fett zu reduzieren und den Geschmack zu intensivieren). Und was ist mit den seit langem vernachlässigten Markknochen? Wir alle haben uns wohl so sehr daran gewöhnt, sie an die Hunde zu verfüttern, dass wir vergessen haben, was für großartige Mineralien- und Kalziumlieferanten sie sind. Markknochen geben Suppen und Eintöpfen die richtige Würze, aber besonders schmackhaft ist das Mark, wenn man es mit einem Löffel aus den abgekochten Knochen herausholt und auf Toast streicht.

Knochenmark auf Toast

Herzhaft und gesund – die perfekte Kombination! Servieren Sie es mit einer Salatbeilage.

4 Stücke Markknochen, etwa 7 cm lang

Meersalz

1 Scheibe hell getoastetes frisches Brot

Heizen Sie den Backofen vor auf 200 °C (Gas Stufe 6). Legen Sie die Markknochen auf ein Backblech und bestreuen Sie sie mit Salz. Dann rösten Sie sie etwa 35 Minuten lang. Nehmen Sie das Backblech aus dem Ofen, und solange die Knochen noch heiß sind, holen Sie mit einem schmalen Löffel das weiche Innere heraus und streichen Sie es auf den Toast. Wenn Sie das Mark lieber selbst essen, als es Ihrem Hund zu überlassen, hier zwei Vorschläge für Hunde-Trostpflaster:

Leberkuchen

Wenn Sie von diesem Hundekuchen eine Scheibe abschneiden, wird Ihr Hund einen Freudentanz aufführen – empfiehlt sich auch als Belohnung bei der Erziehung des Hundes. Und lässt sich gut einfrieren.

450 g Leber

1 Ei

1 Knoblauchzehe

225 g selbsttreibendes Mehl

Heizen Sie den Backofen vor auf 180 °C (Gas Stufe 4) und fetten Sie eine Brotform von etwa 1 kg Fassungsvermögen ein. Zerkleinern Sie die Leber in einem Pürierer. Geben Sie die restlichen Zutaten dazu und zerkleinern Sie sie ebenfalls. Füllen Sie die Mischung in die Brotform und backen Sie sie im vorgeheizten Ofen etwa 1 Stunde lang, bis Sie mit einem Grillspieß oder einer Gabel in der Mitte des

Kuchens hineinstechen können, ohne dass Teig daran klebt. Dann lassen Sie den Leberkuchen abkühlen.

Leichter Hundesnack

Die Lungen vom Schaf, Schwein oder Rind für den Hund zu verarbeiten, ist eine gute Möglichkeit, sie aufzubrauchen, wenn man sie nicht gerade anderweitig verwenden will, zum Beispiel für Frikadellen aus Innereien. (Sonst können Sie aber auch Ihren Metzger danach fragen.) Schneiden Sie die Lungen in Streifen, legen Sie diese auf ein mit Mehl bestäubtes Backblech und lassen Sie sie auf der niedrigsten Schiene bei 150 °C (Gas Stufe 2) für mindestens 1 Stunde im Ofen. Danach stellen Sie den Backofen aus und lassen sie richtig austrocknen. (Mit dieser Methode können Sie auch Schweineohren oder -schwänze trocknen.)

•

KAPITEL NEUN

Konservieren und Lagern

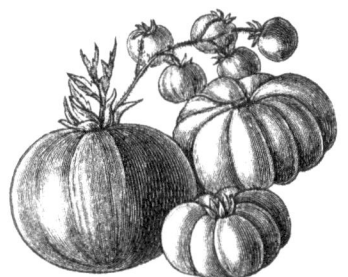

Unvorstellbar, dass es Kühlschränke erst seit kaum einem Jahrhundert gibt! Die Vorgänger waren sogenannte Eisschränke, die eigentlich nichts weiter waren als mit Isolierung gepolsterte Kästen mit etwas Platz für einen Eisblock (der natürlich jeden Tag erneuert werden musste) und Regalbrettern, auf denen alles gelagert wurde, was kühl gehalten werden musste. Doch in den Jahrmillionen der Evolution davor, in denen wir Menschen uns auch schon auf diesem Planeten bewegten, miteinander sprachen und aßen, mussten wir uns etwas anderes einfallen lassen, damit unser Essen nicht verdarb.

Nahrung nicht schlecht werden zu lassen, war eins der Hauptanliegen, denn es gab sicher nur wenige Familien, die einen so gesegneten Appetit hatten, dass Sie ein frisch erlegtes Tier, wie etwa ein Wildschwein, in einer Mahlzeit verzehren konnten. Deshalb mussten raffinierte Mittel und Wege gefunden werden, um das Essen über einen längeren Zeitraum essbar zu halten. Was frühzeitliche Konservierer jedoch kaum vorhersehen konnten, war, dass die Nahrung durch diese Vorgänge nicht nur länger hielt, sondern sich auch deren Geschmack und Konsistenz veränderte, wodurch Köstlichkeiten entstanden, die wir noch heute zu schätzen wissen – wie Schinken, Bacon und Würstchen, Eingelegtes, Chutneys und Marmelade.

Nun könnte man natürlich darüber debattieren, ob ein Kapitel zum Thema Konservieren in einem Buch über Selbstversorgung das absolute Highlight sein muss. Sicher ist jedenfalls, es hat das Potenzial, manche erstaunt die Augen aufreißen und den Mund offen stehen zu lassen, wenn so manche Geheimnisse gelüftet werden, etwa wie man richtig guten Bacon oder Eingelegtes macht. Und das größte Geheimnis von allen: Es ist kinderleicht. Jeder kann exzellenten Bacon und Schinken herstellen, denn dazu braucht man nicht mehr als eine ganz normale Gemüseschublade unten im Kühlschrank. Und ebenso leicht ist es mit hausgemachten Würstchen, die nicht nur besser schmecken als die, die man im Laden kaufen kann, sondern auch gesünder sind.

Die Kunst des Konservierens

Auch wenn diese Kunst im Lauf der Jahre von einer Notwendigkeit zu einer Vorliebe wurde, kann man immer noch eine Menge von denjenigen lernen, die selbst Gemüse anbauen, Kräuter und Beeren sammeln oder Nutztiere zur Fleischproduktion halten. Konservieren kann auch bedeuten, dass Familien, in denen alle anderweitig eingespannt sind, auf Vorrat kochen und die Mahlzeiten lagern, damit sie dann bei Bedarf ohne viel Aufwand etwas zur Verfügung haben. Den Gesundheitsbewussten unter uns ist es oftmals auch einfach nicht geheuer, was kommerzielle Nahrungsmittelproduzenten durch irgendwelche Verfahren und Zusatzstoffe mit unserem Lieblingsessen so anstellen, und aus diesem Grund möchte man das dann doch lieber selbst machen, damit man genau weiß, was drin ist.

Dieses Thema ist so komplex, dass jedes der sieben Unterkapitel (Hausgemachte Delikatessen aus Fleisch und Wurst; Eingelegtes, Chutneys und Saucen; Einwecken; Räuchern; Trocknen; Marmelade; Einfrieren) mit einer eigenen Einleitung beginnt, auf die (wenn möglich) eine kurze Auflistung der benötigten Utensilien und Zutaten folgt. Da wo es angebracht ist, lasse ich Ihnen die Wahl zwischen gekauftem Zubehör und der selbst gemachten Variante, die aus Dingen besteht, die man in Haus oder Garage vielleicht herumliegen hat. Denn selbst gebautes Zubehör empfiehl sich natürlich, wenn man gerade erst mit etwas anfängt und erst einmal sehen möchte, wie es läuft, bevor man sich in Unkosten stürzt. (Wobei man ehrlich gesagt aber auch nur sehr wenig spezielles Equipment braucht.)

Und bei all dem dürfen Sie ja auch nicht vergessen, dass die meisten dieser Methoden vor Hunderten, wenn nicht sogar Tausenden, von Jahren erfunden wurden – als »State of the Art« noch bedeutete, eine Tretmühle mithilfe eines Esels anzutreiben.

HAUSGEMACHTE DELIKATESSEN AUS FLEISCH UND WURST

Auf Französisch heißt die Kunst der Fleischkonservierung Charcuterie, zusammengesetzt aus *chair* in der (anatomischen) Bedeutung von Muskelfleisch und *cuit*, was bedeutet »gekocht«, »gebraten« oder »gebacken«. Durch das Pökeln von Fleisch konnte man Schinkenspeck, Würstchen und sowohl gekochten als auch rohen Schinken herstellen. Das geht zurück auf das antike Rom. Aber auch wenn die alten Römer es erfunden haben, perfektioniert haben es die Franzosen. Sie waren es, die dieser Kunst eine Extravaganz und einen Hauch von Chic verliehen haben, was auch darauf zurückzuführen ist, dass Charcuterien in jedem Dorf in ganz Frankreich aufkamen und man sich natürlich etwas einfallen lassen musste, damit die Kunden zu einem kamen – was man dann auch tat, und zwar in jeder Hinsicht:

Das Aroma, die Konsistenz, der Geschmack und die Optik trugen dazu bei, dass kein Feinschmecker daran vorbeigehen konnte, ohne nicht kurz reinzuschauen.

Mit einer Mischung aus Salz, Zucker und Nitrat kann man Fleisch ganz einfach haltbar machen, indem man es mit der Mischung einreibt (Trockenpökeln) oder die Mischung in einem Wasserbad auflöst und das Fleisch in diese Salzlake hineinlegt (Nasspökeln). Generell ist es so, dass Schinken nassgepökelt wird, und dann entweder im Ganzen gekocht und gebacken oder in Scheiben geschnitten und sofort in der Pfanne gebraten wird. Schinkenspeck (Bacon) hingegen eignet sich sehr gut zum Trockenpökeln, wodurch er einen unvergleichlichen Geschmack erhält. (Schinkenspeck aus Massenproduktion wird allerdings nassgepökelt.) Das kann man natürlich nicht verallgemeinern (Parmaschinken zum Beispiel wird 3 bis 4 Wochen lang trockengepökelt und dann luftgetrocknet), aber im Großen und Ganzen lässt sich die generelle Unterscheidung in Trocken- oder Nassgepökeltes auf das Meiste anwenden, was man in der heimischen Küche herstellen kann.

AUSSTATTUNG

Eine große Schüssel

Ein großer Topf

Für Würstchen: eine Methode, um sie zu stopfen (siehe das Rezept auf Seite 290)

Grundzutaten

Zum Pökeln braucht man nicht viele Zutaten, nur Salz, Pfeffer, Zucker und Nitrate (wobei Letztere nicht sein müssen). Man sollte möglichst Meersalz nehmen, denn das enthält schon einen gewissen Anteil an natürlichem Nitrat und schmeckt wesentlich besser als Tafelsalz. Welchen Zucker man nimmt, richtet sich nach dem jeweiligen Rezept, aber Streuzucker, Rohrzucker oder brauner Zucker sind immer gut.

Was die Nitrate betrifft, wurde zum Pökeln früher meist Kaliumnitrat (Salpeter) verwendet. Doch in letzter Zeit stieg das Bewusstsein dafür, dass Nitrate möglicherweise krebserregend sein könnten. In Deutschland und einigen weiteren EU-Ländern wurde Kaliumnitrat deshalb verboten. In den USA wurde ein Grenzwert festgelegt. In Großbritannien wird es noch benutzt, ist aber für einen Privathaushalt schwierig zu bekommen, und das aus verständlichen Gründen, denn es wird auch zur Herstellung von Sprengstoff verwendet.

Das Für und Wider in Bezug auf Nitrat lässt sich folgendermaßen begründen: In rohen Schweinefleischprodukten wie Chorizos oder Pancetta ist Nitrat durchaus sinnvoll, denn es tötet Krankheitserreger ab, zum Beispiel Bakterien wie Clostridium Botulinum oder E.coli. In gekochten Produkten wie Schinken, Bacon und Würstchen hingegen wurde das Fleisch entweder bereits erhitzt oder man brät es vor dem Verzehr gut durch (je nachdem, in welcher Form es verkauft wird), sodass Nitrat nicht mehr der Konservierung dient, sondern eigentlich nur noch dazu, das Fleisch rosa zu färben.

Ich persönlich habe nichts dagegen, wenn mein Bacon nach echtem Fleisch aussieht (und rosafarbenes Fleisch ist einfach unnatürlich). Und wenn ich mir schon die ganze Arbeit gemacht habe, von Grund auf alles selbst zu erzeugen, will ich mir das Ergebnis doch nicht mit unnatürlichen Zusatzstoffen verderben. Deshalb nehme ich nur bei rohen Fleischprodukten Nitrat, und bei allem, was gekocht oder gebraten wird, nicht. Das ist aber nur meine persönliche Ansicht, und alle, die Fleisch pökeln, können natürlich selbst entscheiden, ob sie irgendwelche Zusatzstoffe verwenden wollen. Weitere Informationen bekommt man bei der amtlichen Lebensmittelüberwachung oder im Internet.

Bacon

Bacon ist das einfachste aller Fleischprodukte, die Sie selbst herstellen können, und damit werden Sie garantiert alle am Tisch beeindrucken. Im 11. Jahrhundert soll eine kleine Kirchengemeinde in England einmal den Preis ausgelobt haben, dass der Mann, der vor der Gemeinde und vor Gott guten Gewissens schwören kann, dass er ein Jahr und einen Tag lang keinen Streit mit seiner Frau hatte, ein ganzes Stück Bacon bekommen würde (wenn er denn glaubwürdig war). Wer weiß, vielleicht kommt daher das Sprichwort: »Nähre dich von Brot und Butter, bis Gott dir den Schinken dazu gibt.« Jedenfalls wurde daraus ein weit verbreiteter Brauch, von dem sogar Chaucer in den *Canterbury Tales* und auch andere Dichter berichteten und der noch heute gepflegt wird.

Benötigte Teilstücke

Wenn Sie richtig edlen Bacon machen wollen, brauchen Sie ein Lendenstück vom Schwein ohne Knochen. Und für Bacon aus durchwachsenem Speck brauchen Sie ein Stück Schweinebauch. Wenn Sie keine Schweine zur Fleischproduktion halten, sagen Sie Ihrem Metzger, was Sie daraus machen wollen, dann weiß er schon Bescheid und gibt Ihnen das Richtige.

Trockengepökelter Bacon

Wenn Sie zu Hause Fleisch trockenpökeln wollen, brauchen Sie eine Mischung aus zwei Anteilen feinkörnigem Meersalz und einem Anteil Zucker (weißen, braunen oder Rohrzucker – oder eine Mischung daraus, wenn Sie mögen). Das Salz dient der Konservierung, und der Zucker macht das Fleisch zart und saftig, gleicht aber auch den Salzgeschmack aus. 150 g der Pökelmischung kommen auf 1 kg Fleisch. Verteilen Sie die Mischung gut auf dem Fleisch und reiben Sie es damit ein. Dann legen Sie das Fleisch in eine Plastikbox mit Deckel (aber niemals in etwas aus Metall, denn das reagiert mit der

Pökelsalzmischung) und lassen es 3 Tage lang so stehen, wenn Sie Bacon aus durchwachsenem Speck machen, oder 5 Tage für Bacon aus der Schweinelende. Drehen Sie das Fleisch jeden Tag einmal um und schütten Sie die Flüssigkeit ab, die sich gesammelt hat. Dann wird daraus ein toller Frühstücks-Bacon.

Für Bacon von festerer Konsistenz nach Pancetta-Art nehmen Sie nur 100 g Pökelsalzmischung und geben 50 g feines Meersalz dazu, damit Sie auf die 150 g kommen, die Sie für 1 kg Fleisch brauchen. Und nachdem Sie das Fleisch damit eingerieben haben, lassen Sie es, je nachdem wie fest die Konsistenz am Ende sein soll, für 5-10 Tage in der Plastikbox stehen. Diese Art von Bacon eignet sich allerdings nicht zum Braten, sondern eher dafür, Suppen oder Eintöpfen Würze zu verleihen, und er lässt sich sehr gut heißräuchern (siehe Seite 314).

Wenn der Bacon fertig gepökelt ist, waschen Sie ihn gut ab, schneiden sich ein Stück ab und lassen es sich schmecken! Aber denken Sie daran: Niemals in Alufolie einwickeln oder mit Metall in Berührung kommen lassen. Bevor Sie den Bacon in Scheiben schneiden, legen Sie ihn für 1 Stunde ins Gefrierfach. Dann festigt sich das Fleisch und Sie können es besser in feine Scheiben schneiden.

Nassgepökelter Bacon

Machen Sie eine Salzlake aus 500 g feinem Meersalz und circa 6 Litern Wasser und geben Sie 3 EL Zucker hinzu, damit das Fleisch nicht zu fest wird, sondern zart bleibt. Wenn Sie eine besondere Geschmacksnote kreieren wollen, können Sie den Zucker durch Honig oder Ahornsirup ersetzen.

Das funktioniert bei Bacon aus Hinterschinken sehr gut, und am praktischsten ist es, wenn man ihn in den herausziehbaren Gemüsebehälter legt, den die meisten Kühlschränke unten haben. Den brauchen Sie nur auszuräumen und auszuwischen, bevor Sie das Fleisch hineinlegen und die Salzlake darüber gießen. Und dann vergessen Sie ihn erst mal für die nächsten 5 Tage.

Wenn die 5 Tage herum sind, spülen Sie den Bacon gründlich unter sauberem Wasser ab, schneiden ihn in Scheiben und können ihn sofort verwenden oder einwickeln und wieder in den Kühlschrank legen, wo er sich bis zu 10 Tage hält.

Roher und gekochter Schinken

Es gibt zig verschiedene Arten für das Pökeln von gekochtem oder rohem Schinken. Überall auf der Welt werden Rezepturen weitergegeben, die bis zu Urgroßmutters Zeiten immer weiter perfektioniert und dann in Stein gemeißelt wurden – in dem festen Glauben, dass es daran nichts mehr zu verbessern gibt. Einige davon, insbesondere die für trockengepökelten Schinken, sind hochkompliziert und erfordern besondere Kenntnisse, gehörigen Aufwand und ganz bestimmte Witterungsverhältnisse. Nasspökeln ist dagegen deutlich einfacher, und deshalb werden wir uns hier damit befassen.

Benötigte Teilstücke

Klassischer Schinken kommt von der Schweinkeule. Bei den alten Römern war das die Keule eines Wildschweins, von dem sich auch die Gallier gern ernährten, wie wir von Asterix und besonders von Obelix wissen. Heutzutage ist Wildschwein nicht mehr so einfach zu bekommen. Aber wenn Sie selbst Schweine aufziehen, haben Sie ja das Glück, über eine eigene Bezugsquelle zu verfügen. Wenn nicht, fragen Sie bei Ihrem Metzger nach der Keule vom freilaufenden Schwein einer seltenen, alten Rasse (nicht aus Massentierhaltung). Geschmack und Konsistenz sind einfach besser und Sie werden mit dem Ergebnis umso zufriedener sein. Außerdem tragen Sie dann etwas zu artgerechter Tierhaltung bei.

Alternativ zur Keule können Sie auch Schweinshaxe nehmen. Die Haxe ist beim Schwein der untere Teil des Beins. Sie ist deutlich billiger und enthält sehr viel Geschmack. Und wenn Sie einmal etwas ganz anderes haben wollen: Lammfleisch ist von seiner Konsistenz her sehr gut geeignet, um Schinken daraus zu machen, so wie Wild übrigens auch. Das Bruststück vom Rind eignet sich auch für Corned Beef, und wenn Sie es selbst machen, wird es besser schmecken als das, was Sie in Konservendosen kaufen können.

Nassgepökelter gekochter und roher Schinken

Ob gekocht oder roh, nassgepökelter Schinken basiert immer auf dem zuvor beschriebenen Grundrezept für nassgepökelten Bacon auf Seite 285. Als Variante können Sie anstelle von Wasser Cidre nehmen, oder für Wiltshire-Schinken dunkles Bier und 1 kg schwarzen Rübensirup (was Sie aber erst mit dem Salz aufkochen und dann abkühlen lassen müssen). Aber Vorsicht: Diese Mischung ist sehr penetrant und STINKT, wenn Sie sie aufkochen. Den Zucker können Sie wie bei normaler Pökelsalzlake auch hier durch Ahornsirup ersetzen, aber nochmal: Auch dann müssen Sie die Lake aufkochen und abkühlen lassen. Und Sie müssen bedenken, dass wenn Sie etwas Alkoholisches anstelle von Wasser verwenden, Sie mehr Salz dazugeben müssen, damit das Fleisch nicht schlecht wird. Das heißt, auf circa 6 Liter Alkoholhaltiges geben Sie 1 kg feines Meersalz.

Wenn Sie gekochten Schinken machen wollen, nehmen Sie das Fleisch nach der entsprechenden Zeit aus der Pökelsalzlake und spülen es gut ab. Dann kochen Sie es in Wasser, und zwar etwa 20 Minuten lang pro 500 g. Je nach Belieben können Sie es auch länger kochen. Dann nehmen Sie den Schinken vom Herd und lassen ihn langsam im Kochtopf abkühlen, damit er schön saftig wird. Und dann spülen Sie ihn noch einmal mit klarem Wasser ab, ziehen die Schwarte ab (so, dass das Fett dran bleibt) und ritzen die Oberfläche ein. Anschließend können Sie ihn glasieren, zum Beispiel mit Senfpulver und Honig oder braunem Zucker, und auf einem mit Alufolie ausgelegtem Backblech bei 180 °C (Gas Stufe 4) in den Backofen geben (ohne ihn abzudecken). Alternativ dazu können Sie ihn auch, ohne ihn vorher zu kochen, über Nacht in Wasser legen und dann backen. Und wenn Sie ihm einen ganz besonderen Geschmack geben und auf eine andere natürliche Art konservieren wollen, versuchen Sie es mit Räuchern (siehe Seite 311).

Rohen Schinken legen Sie nach dem Pökeln über Nacht in Wasser und schneiden ihn anschließend in Scheiben, die man dann leicht anbraten oder grillen kann.

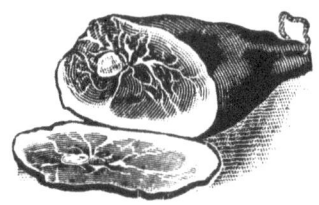

Würstchen

Die früheste bekannte Erwähnung in einer Aufzeichnung fanden Würste in Homers *Odyssee*, die zwischen 900 und 800 v. Chr. verfasst wurde. Die Verarbeitung von Fleisch zu Würsten, die ursprünglich auch gepökelt wurden, war eine der ersten Methoden, um das Fleisch haltbar zu machen und es besser transportieren zu können. Doch später wurden beide Arten von Würsten – gepökelt oder frisch – immer beliebter, und es gibt wohl kaum ein Land auf dieser Erde, das nicht seine eigenen Wurstspezialitäten hat. Denn das Praktische an Würsten ist ja, dass man sie so einfach variieren kann. Abgesehen davon, dass man sie pökeln kann oder auch nicht, kann man ihnen alle möglichen Geschmacksrichtungen geben. Man kann sie aus Schwein, Rind, Huhn oder anderem Fleisch herstellen, und selbst wenn Sie kein Fleisch mögen, gibt es das passende Würstchen für Sie in vegetarischer Form, zum Beispiel aus Tofu oder aus Brotkrumen mit Käse und Lauch. Es gibt Madras-Würstchen, Marmeladen-Würstchen und sogar Hefepaste-Würstchen. Manche sind so scharf gewürzt mit Chili, dass man das Gefühl hat, es platzt einem der Schädel, andere wiederum sind nur leicht aromatisiert mit Zitrone oder gewürzt mit Thymian. Die besten Würstchen im Lauf der Würstchen-Weltgeschichte sind jedoch die, die Sie zu Hause in Ihrer eigenen Küche selbst machen werden.

Eine Frage der Gesundheit

In ihrer einfachsten Form bestehen Würstchen aus Hackfleisch, das gewürzt und in eine Hülle gefüllt wird. In den Zeiten, als man sich noch keine Gedanken darüber machte, dass eine fettreiche Ernährung gesundheitsschädlich sein kann, wurden Würstchen zu 100 Prozent aus Fleisch gemacht, und 50 Prozent davon wiederum, also die *Hälfte*, war Fett, damit die Würstchen saftig blieben. Heutzutage würden die meisten Leute Würstchen mit einem so hohen Fettanteil vermutlich gar nicht mehr essen wollen. Deshalb gibt es mittlerweile andere Methoden, um unsere Würstchen davor zu bewahren, dass sie austrocknen, und um sie haltbar zu machen. Eine Möglichkeit ist, bis zu einem gewissen Anteil gemahlenen Zwieback und Wasser hinzuzugeben. In den folgenden Rezepten verwende ich diese Methode. Und die Resultate können sich sehen lassen, denn die Würstchen sind kein bisschen trocken und aus gesundheitlicher Sicht bestimmt besser als die mit hohem Fettanteil. Aber wenn die Würstchen, die Sie selbst machen wollen, einen höheren Fleisch- oder Fettanteil haben sollen, können Sie ihn natürlich ganz nach Belieben erhöhen.

Benötigte Teilstücke

Zu Homers Zeiten im antiken Griechenland waren Würstchen eine Möglichkeit, alles was nach der Zerlegung eines Wildschweins übrig blieb und anderweitig nicht verwertet wurde, in praktische, kleine Verpackungen zu stecken. Heute, etwa 3000 Jahre später, macht man das immer noch so. Wenn man selbst ein Schwein schlachtet, kann man alles, was nach der Zerteilung übrig bleibt, in die Wurst geben. Aber alle anderen von uns können stattdessen Schweinebauch oder ein Schulterstück nehmen.

Es gibt zwei Arten von Würsten: gepökelte, wie Salami oder Chorizo, und frische, für die ich hier ein Rezept angebe.

AUSSTATTUNG

Eine große Schüssel

Und Sie werden entweder einen Fleischwolf mit Würstchenaufsatz brauchen oder eine Wurstspritze mit Kurbel. Wenn Sie weder das eine, noch das andere haben, werden Sie wohl mithilfe eines Trichters und eines Holzlöffels ein bisschen improvisieren müssen.

Zutaten

Schweinebauch und/oder Schweineschulter, als feines Hackfleisch (versuchen Sie, nach Augenmaß abzuschätzen, dass mindestens 15 Prozent Fett dabei sind)

Gemahlener Zwieback (als glutenfreie Alternative kann man Polenta- oder Reismehl nehmen)

Gewürze

Natürliche Wursthülle (Schafsdarm für Chipolatas, also kleine Würstchen, und Schweinedarm für größere Würstchen – fragen Sie Ihren Metzger danach oder bestellen Sie ihn im Internet), 12 bis 24 Stunden (je nachdem, welcher Darm es ist) in Wasser eingeweicht, um das Salz auszuschwemmen, in dem solche Wursthüllen eingelegt werden.

In sieben Schritten zum perfekten Würstchen

1. Geben Sie das Hackfleisch in eine große Schüssel und 10 Prozent gemahlenen Zwieback sowie 10 Prozent Wasser hinzu (am besten nach Gewicht, und man kann anstelle von Wasser auch Cidre

oder Wein nehmen). Vermischen Sie alles per Hand. Und keine Sorge, dass der Flüssigkeitsanteil zu hoch sein könnte, denn alles, was an Flüssigkeit nicht von der Hackfleischmasse aufgenommen wird, setzt sich ab, während man die Würstchen über Nacht stehen lässt, damit sie reifen und ihren Geschmack entfalten. (Metzger bezeichnen das als »Aufblühen«.)

2. Würzen Sie die Fleischmasse gut mit Salz und Pfeffer. Dabei können Sie es bewenden lassen, wenn Sie die guten, alten traditionellen Würstchen haben wollen. Sie können ihnen aber auch mit Kräutern und Gewürzen eine bestimmte Geschmacksnote geben. Wie auch immer, mischen Sie alles gut unter.

3. Jetzt kommt der Geschmackstest: Erhitzen Sie ein wenig Öl in einer Pfanne, formen Sie eine kleine Kugel aus der Fleischmasse und braten Sie sie. Probieren Sie, wie sie schmeckt, und wenn nötig geben Sie der Wurstmasse noch mehr Kräuter oder Gewürze hinzu. Das machen Sie so lange – braten und probieren, braten und probieren –, bis Sie mit dem Geschmack zufrieden sind.

4. Nehmen Sie die Hülle aus dem Einweichwasser, ziehen Sie das eine Ende über den Ausgang des Würstchenaufsatzes oder der Wurstspritze und dann den Rest der Hülle, bis nur noch das andere Ende etwa 2,5 cm herunterhängt.

5. Schalten Sie den Fleischwolf ein oder bedienen Sie die Kurbel der Wurstspritze (oder nehmen Sie den Holzlöffel, wenn Sie improvisieren müssen), und geben Sie die Wurstmasse in den dafür vorgesehen Aufsatz beziehungsweise in die Wurstspritze (oder mit dem Holzlöffel in den Trichter, über dessen Auslauf Sie die Hülle geschoben haben). Aber passen Sie auf, dass Sie nicht zu viel in die Hülle füllen, denn sonst platzen die Würstchen beim Braten oder Erhitzen.

6. Wenn die Hülle gefüllt ist, drehen Sie die Würstchen auf die gewünschte Länge, indem Sie die Hülle mit den Fingern zusammenkneifen und sie an der Stelle ein paar Mal um sich selbst drehen. Metzger drehen die Würste immer zu Dreier-Bündeln und hängen sie dann zum Trocknen auf,

7. Stellen Sie die Würstchen über Nacht in den Kühlschrank, und zwar ohne sie abzudecken, damit sie reifen und ihren Geschmack entfalten können (besonders wichtig, wenn Sie sie einfrieren wollen). Das wars: Fertig sind die Würstchen!

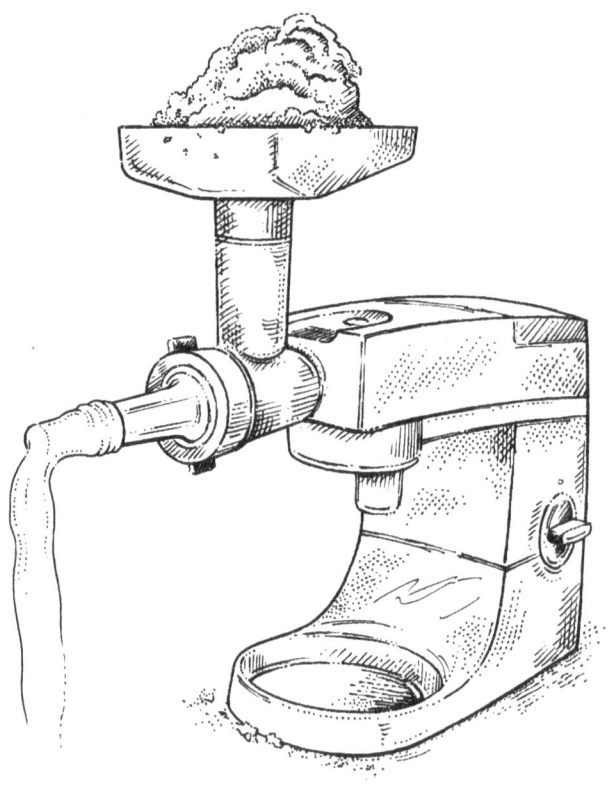

Fleischwolf mit aufgezogener Hülle zur Befüllung

Geschmacksrichtungen

Wenn Sie es hinbekommen haben, tolle Würstchen herzustellen, ist es an der Zeit mit Geschmacksnoten zu experimentieren, die einem das Wasser im Mund zusammenlaufen lassen.

Intensive Geschmacksnoten

- Madras – Kurkuma, Chili, Koriander, Kreuzkümmel und Kokosraspel anstelle von gemahlenem Zwieback

- Grob gemahlener schwarzer Pfeffer

- Knoblauch, Rotwein (anstelle von Wasser) und Basilikum

- Chili und sonnengetrocknete Tomaten

- Cidre (anstelle von Wasser), Äpfel und Lauch

- Knoblauch, Rotwein (anstelle von Wasser) und geräucherter Paprika für Würstchen nach Chorizo-Art (aber ohne den hohen Salzgehalt der trockengepökelten Variante), bestens geeignet zum Grillen oder als Grundlage für eine richtig gute Cassolette oder Paella

Dezente Geschmacksnoten

- Zitrone und Thymian

- Cranberrys und Rosmarin – wunderbar zu Weihnachten

- Gemahlener weißer Pfeffer

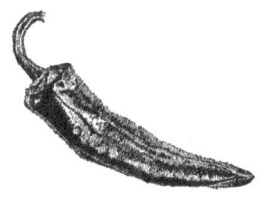

EINGELEGTES, CHUTNEYS UND SAUCEN

Dass dieses Unterkapitel direkt auf das über Fleisch- und Wurstdelikatessen folgt, kommt nicht von ungefähr. Denn das Einzige, womit man hausgemachten Bacon und Schinken oder ein Sandwich mit hausgemachter Wurst noch besser machen kann, ist ein Löffel sensationeller Tomatenketchup oder würziges Kürbis-Chutney oder richtig gut Eingelegtes.

Schnelle und einfache Möglichkeiten, um die Sommerernte aus dem Gemüsebeet oder Schrebergarten zu konservieren, muss man als Selbstversorger unbedingt kennen. Wenn Mutter Natur so richtig in Schwung ist, kann selbst die Ernte aus einem überschaubaren Beet sonst nämlich schon mal in der Küche überhand nehmen, ganz zu schweigen von den Mahlzeiten. Auch wenn man noch so gerne zarte, frische Stangenbohnen isst, wird es, wenn man sie jeden Tag zu essen bekommt, dann doch ein wenig eintönig. Der Trick besteht also darin, etwas zu finden, womit man sie haltbar machen kann, zum Beispiel mit Essig.

Essig

Die überwiegende Anzahl der Rezepte für Chutneys, Saucen und Eingelegtes basiert auf Essig, von daher muss man unbedingt einen qualitativ hochwertigen Essig nehmen, am besten mit einem Säuregehalt von 5 Prozent. Malzessig ist gut und hat auch einen guten Geschmack, sodass man ihn für Chutneys verwenden kann. Aber für Eingelegtes sollte man lieber einen destillierten, also hellen Essig nehmen, denn damit wirkt das Endprodukt einfach frischer und reiner. Aromatisierter Essig, etwa Apfel-, Weißwein- oder Reisessig, oder auch aus anderem Obst oder aus Honig, ist mittlerweile so gut wie überall erhältlich. Aber wenn Sie sich an exotischere und damit meist auch teurere Sorten heranwagen, passen Sie auf, dass Sie Ihr Geld nicht zum Fenster hinauswerfen, denn die Aromen sind manchmal sehr hintergründig und können in einem kräftigen Chutney leicht untergehen.

Gläser wiederverwenden

Bevor Sie anfangen, Chutneys, Eingelegtes und Saucen selbst zu machen, brauchen Sie erst mal eine Reihe verschiedener Gläser, die Sie damit befüllen können. Wenn Sie so etwas öfter machen, haben Sie vermutlich noch leere Gläser von den Köstlichkeiten aus dem letzten Jahr und zudem noch das Glück, dass Freunde und Familie auch leere Gläser für Sie aufheben, sodass Sie gar keine neuen zu kaufen brauchen. Außerdem gibt es solche Gefäße ja auch in endlos vielen Varianten – von hübschen kleinen über ausgesprochen hässliche und klobige bis hin zu breiten und hohen oder schmalen und flachen –, aber gebrauchen kann man sie alle (na ja, bis auf die hässlichen vielleicht), und durch diese Vielfalt bekommt ein Vorratsschrank oder eine Vorratskammer ja auch etwas unverwechselbar Persönliches.

Wenn Sie dann genug Gläser zusammengetragen haben, stellen Sie sicher, dass sie sterilisiert sind, bevor Sie sie benutzen. Dazu reicht ein normaler Waschgang in der Spülmaschine. Wenn Sie keine Spülmaschine haben, können Sie die Gläser auch für 10 Minuten auf einem Backblech in den auf 75 °C vorgeheizten Backofen stellen und dann abkühlen lassen.

Bei der hier beschriebenen Art der Konservierung reagiert der Essig allerdings mit etwaigem Metall in den Deckeln. Deshalb müssen Sie, bevor Sie das Glas zuschrauben, den essighaltigen Inhalt mit einem rund ausgeschnittenen Stück Pergamentpapier abdecken, damit er nicht in Kontakt mit dem Deckel kommt, es sei denn, dieser ist mit Kunststoff beschichtet. Bei Instantkaffee-Gläsern sind die Deckel vollständig aus Plastik, deshalb werden Sie oft für Chutneys oder Eingelegtes wiederverwendet – obwohl die Gläser mit diesen klobigen Deckeln optisch nicht gerade viel hermachen.

Eingelegtes

Ob purpurfarbene Rote Bete, gebräunte Zwiebeln oder smaragd-
grüne Gurken, zum Einlegen dürfen Sie nur die besten Exemplare
verwenden, da sie ja nicht wie bei Chutney oder Relish zerkleinert, sondern im Ganzen oder in gut erkennbaren Stücken eingelegt werden. Einlegen heißt, Obst oder Gemüse aus dem Sommer
in einer Flüssigkeit zu überwintern, die es haltbar macht, normalerweise in Essig, in Lake (Salzwasser) oder in süßem Sirup – bei weichen Früchten funktioniert es auch sehr gut in Alkohol und Zucker.
Auch wenn das Gemüse oder Obst gerade gar keine Saison hat, gibt
es eingelegt jedem Gericht ein bisschen Pfiff.

In Deutschland sind die am häufigsten eingelegten Gemüse wohl
Weißkohl, der dadurch zu Sauerkraut wird, und natürlich Gurken – Letztere in Amerika übrigens auch. Aus Großbritannien kennt
man vor allem Mixed Pickles (Pickles = Eingelegtes), aber auch
Zwiebeln sind dort in eingelegter Form sehr beliebt. Und es gibt so
vieles, das man einlegen kann (Ingwer, Knoblauch, Chilis, Birnen,
Rhabarber, Walnüsse …), dass man gar nicht weiß, wo man aufhören soll. Was immer Ihnen also diesbezüglich einfällt, und mag es
Ihnen noch so abwegig erscheinen, die Wahrscheinlichkeit ist hoch,
dass vor Ihnen schon jemand auf die gleiche Idee gekommen ist.

AUSSTATTUNG

Ein Einmachkochtopf aus Edelstahl oder ein anderer großer Edel-
stahlkochtopf

Holzlöffel

Nicht-metallische Schüssel

Nicht-metallischer Durchschlag

Sterilisierte Gläser mit etwa 500 ml Fassungsvermögen

Zutaten

Wählen Sie zum Einlegen nur die besten Früchte- und Gemüse-exemplare aus. Wenn Sie selbst einen Gemüsegarten haben, ernten Sie früh morgens, bevor die Sonne auf das Beet scheint und das Gemüse oder Obst möglicherweise welk wird. Und achten Sie darauf, dass alles, was Sie ernten, nicht beschädigt ist oder Druckstellen hat. Wenn Sie das Gemüse und Obst im Supermarkt oder beim Gemüsehändler kaufen, nehmen Sie das Frischeste und nichts, was gewachst ist.

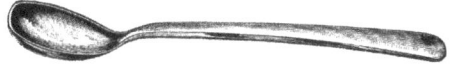

Salzen

Gemüse von fester Konsistenz, wie Blumenkohl oder Spargel haben einen niedrigen Wassergehalt und sind von daher sehr gut zum Einlegen geeignet. Obst und Gemüse von weicherer Konsistenz, wie Gurken, Birnen und Melonen, sind jedoch problematischer, nicht nur, weil der höhere Wassergehalt den konservierenden Essig verdünnt, sondern vor allem, weil der Essig das Gemüse oder Obst nicht so leicht durchdringen kann, sodass es möglicherweise gar nicht konserviert wird. Die Lösung des Problems besteht darin, den Zutaten das Wasser zu entziehen. Und dafür braucht man Salz – das man zu diesem Zweck auf zweierlei Arten einsetzen kann: Trockensalzen, was bedeutet, man legt die Zutaten einfach auf ein Tablett und streut Salz darüber, das ihnen dann die Flüssigkeit entzieht (wie bei dem gleich folgenden Rezept für eingelegte Gurken), oder Nasssalzen, wobei man die Zutaten in ein Salzwasserbad gibt.

Schnell und einfach eingelegte Gurken

Ideal im Sommer, aber noch besser im Winter, bieten eingelegte Gurken eine wunderbare Möglichkeit, um die Fülle des Sommers einzufangen und das ganze Jahr über zu bewahren. Lassen Sie sie nach dem Einlegen einen Monat stehen, bevor Sie ein Glas aufmachen, und dann können Sie sie bis zur nächsten Gurkensaison verbrauchen, denn ein Jahr lang lassen sie sich gut lagern.

3 Gurken, in dünnen Scheiben

4 große Zwiebeln, geschält und gewürfelt

4 gehäufte EL grobes Meersalz

570 ml destillierter (also klarer) Malzessig

175 g Streuzucker

1 TL Senfsamen

1 TL Selleriesamen

Mischen Sie die Gurken und die Zwiebeln in einer nicht-metallischen Schüssel, bestreuen Sie sie mit Salz und lassen Sie sie für 2 bis 4 Stunden so stehen. In der Zwischenzeit können Sie schon einmal einige große Einmachgläser im Backofen anwärmen (die Sie vorher sterilisiert haben, entweder in der Spülmaschine oder im Backofen wie beschrieben). Wenn die 2 bis 4 Stunden herum sind, spülen Sie das Gemüse ab und tupfen es mit einem Küchentuch trocken. Geben Sie den Essig, den Zucker, die Senf- und Selleriesamen in einen Kochtopf und lassen Sie die Mischung aufkochen, dann reduzieren Sie die Temperatur und lassen sie 2 bis 3 Minuten weiter köcheln. Füllen Sie die Gurkenscheiben und die gehackten Zwiebeln mit einem Löffel in die angewärmten Gläser – aber nicht zu viele in ein Glas, damit sie nicht zu eng beieinander liegen – und gießen Sie den gewürzten Essig darüber. Dann das Glas sofort verschließen.

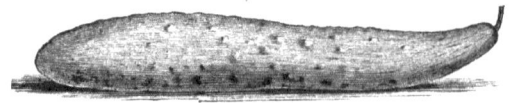

Totsicher richtig eingelegte Zwiebeln

Der Trick bei richtig guten eingelegten Zwiebeln ist, sie richtig zu schälen. Sie dürfen nämlich nur ein ganz kleines Stückchen des Wurzelansatzes kappen, weil das die Stelle ist, an der eine Zwiebel zusammengehalten wird. Und wenn Sie zu viel davon abschneiden, führt das dazu, dass die Zwiebel zerfällt. Die eingelegten Zwiebeln nach dem nun folgenden Rezept kann man 2 Monate später essen, aber je länger Sie sie stehen lassen, desto besser werden sie. Die Chilis dienen lediglich dem Geschmack und müssen nicht mitgegessen werden, also geben Sie so viele dazu, wie Sie mögen.

> Silberzwiebeln oder Babyzwiebeln, geschält und gekappt
> Malzessig
> 1 Lorbeerblatt
> Gemischte Pfefferkörner
> Ganze Chilischoten, Schärfe und Menge nach Belieben

Geben Sie so viele Zwiebeln wie möglich in das Glas/die Gläser, die Sie verwenden wollen, und gießen Sie sie mit Essig auf, damit Sie in etwa wissen, wie viel Sie brauchen. Dann schütten Sie den Essig ab in einen Edelstahltopf und gießen noch ein bisschen hinzu, weil ja ein Teil verdampft. Geben Sie das Lorbeerblatt, 1 TL gemischte Pfefferkörner auf 1,2 Liter Essig und Chilis nach Belieben hinzu. Bringen Sie die Zutaten zum Kochen, nehmen Sie sie vom Herd und lassen Sie sie gut abkühlen. Dann gießen Sie die Zwiebeln in den Gläsern mit dem gewürzten Essig und den Chilis auf. Anschließend die Gläser fest verschließen.

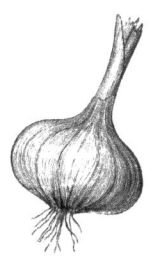

Mixed Pickles

Die unbestritten schönsten und abwechslungsreichsten Gläser mit Eingelegtem werden die mit Mixed Pickles, wo Schichten in verschiedenen Farben übereinander liegen, feinsäuberlich eine über der anderen: zum Beispiel Karotten über Zwiebeln auf grünen Bohnen über Rotkohl auf Blumenkohl. Versuchen Sie nicht nur, Gemüse in verschiedenen Farben zu verwenden, sondern auch in verschiedenen Formen, sodass runde Zwiebeln auf längliche Karottenstreifen folgen. Wenn Sie dann im tiefsten Winter alles um sich herum ein wenig düster finden, können Sie damit Farbe in einen Wintersalat bringen oder die Mixed Pickles mit einem Dip zum Aperitif reichen, wenn Sie Gäste zum Abendessen haben. Oder Sie gönnen sich an einem kalten, grauen Winternachmittag etwas Farbenfrohes zum Naschen.

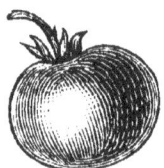

Chutneys

Herzhaft süßlich und pikant, erfrischend herb oder würzig scharf, Chutney ist als Beilage zu Käse, Fleisch, Fisch und natürlich Curry nicht mehr wegzudenken. Ihren Ursprung haben Chutneys der Überlieferung nach in Indien – *chati* bedeutet auf Hindu so viel wie »reich und stark gewürzt«. Und sie sind ideal, um alles an Obst und Gemüse zu verwenden, was nicht so ganz perfekt ist, vielleicht Druckstellen hat oder einfach nicht aussieht wie aus dem Bilderbuch – so war es zumindest einst gedacht. Mittlerweile sind Chutneys eine Wissenschaft für sich, und kaum noch jemand wird die Leute belächeln, die ein ganzes Gartenbeet für Gemüse und Obst reservieren, aus dem sie Chutneys machen wollen.

Ebenso wie bei Eingelegtem ist auch bei Chutneys Essig der konservierende Grundstoff, aber dennoch gibt es einen Unterschied: Für Eingelegtes nimmt man die Zutaten im Ganzen oder schneidet sie in Scheiben. Beim Chutney hingegen werden sie zerkleinert. Ursprünglich machte man das in einem Mörser mit einem Stößel. Heutzutage geht das in einer Küchenmaschine oder mit einem Pürierstab auf Knopfdruck, und man bekommt genau die Konsistenz, die man haben möchte. Das geht nicht nur schneller und leichter, es hat auch den Vorteil, dass wenn man mit dem Resultat zufrieden ist, man es beim nächsten Mal ebenso wieder hinbekommt.

Chutney ist eine Komposition aus Früchten und Gemüsen, die mit Essig, Zucker und Gewürzen langsam vor sich hin köcheln. (Es sei denn, man macht es nach der schnellen, praktischen Mogel-Variante, die Sie gleich kennenlernen werden und die ich auch oft bevorzuge, weil sie nur einen Bruchteil der Zeit dauert, die Resultate aber ebenso schmackhaft sind.) Und für Chutney kann man so gut wie alles nehmen. Wenn es essbar ist und Sie es anbauen oder anderweitig bekommen können, können Sie Chutney daraus machen. Zum großen Teil besteht der Spaß ja gerade darin, neue Kombinationen zusammenzumischen und auszuprobieren. Und aus selbstversorgerischer Sicht ist Chutney natürlich genau das Richtige, um aufzubrauchen, was man gerade zur Verfügung hat. Wenn Sie feststellen möchten, ob eine Kombination das Potenzial hat zu funktionieren, nehmen Sie die Hauptzutaten – sagen wir einmal, eine Tomate und einen Apfel – und schneiden Sie von beiden ein Stückchen ab. Dann stecken Sie sich beides zusammen in den Mund und kauen, während Sie durch den Mund einatmen (in dem Fall darf man ausnahmsweise mit offenem Mund essen). Wenn sich ein harmonischer Geschmack ergibt, stehen die Chancen gut, dass die Kombination auch als Chutney funktioniert. Doch eines müssen Sie noch beachten: Chutney muss man immer erst abkühlen lassen, bevor man den Deckel zuschraubt (im Gegensatz zu Marmelade, die kochend heiß versiegelt wird).

AUSSTATTUNG

Küchenmaschine mit verschiedenen Abstufungen oder Pürierstab, oder wenn Sie es auf die traditionelle Art machen wollen, Mörser und Stößel

Einkochtopf aus Edelstahl oder ein anderer großer Edelstahltopf

Holzlöffel

Nicht-metallischer Durchschlag

Zutaten

Alles, was Sie an Obst und Gemüse zur Verfügung haben oder günstig bekommen können und aufbrauchen oder in einem schmackhaften Chutney miteinander kombinieren wollen.

Zwiebeln

Essig

Zucker

Gewürze: Dabei sollte Kurkuma nicht fehlen – ein absolut unglaubliches Gewürz aus der Ingwer-Familie, das viele der heilenden Wirkstoffe beinhaltet, die auch in Ingwer enthalten sind. Es wirkt gegen Magenverstimmung und nimmt sogar die Übelkeit. Man kann es übrigens auch als natürlichen Farbstoff in Malerfarbe rühren.

Senfpulver

Weitere Gewürze

Speisestärke – für die schnelle Variante

Stangenbohnen-Chutney

In diesem Chutney können Sie wunderbar die Unmengen an Stangenbohnen verarbeiten, mit denen man am Ende der Saison immer dasteht. Nach einigen Wochen kann man es schon essen, aber es hält sich auch jahrelang. Und es passt sehr gut zu Würstchen oder Hartkäse, zum Beispiel Cheddar, oder man nimmt es anstelle von Tomatenketchup zu einem good old English Breakfast mit Spiegeleiern, Pommes Frites und allem Drum und Dran.

4-5 Zwiebeln, geschält und gewürfelt

1 kg Stangenbohnen, klein geschnitten

700 g Streuzucker

1 Liter Essig Ihrer Wahl,
    zum Beispiel aus Malz oder Cidre

1 ½ EL Kurkuma

1 ½ EL Senfpulver

1 ½ EL Speisestärke

Geben Sie die Zwiebeln und die Bohnen in einen Edelstahltopf mit gesalzenem Wasser und lassen Sie sie aufkochen. Dann reduzieren Sie die Temperatur und lassen sie köcheln, bis sie gar sind. Schütten Sie durch einen nicht-metallischen Durchschlag das Wasser ab und lassen Sie die Zwiebel-Bohnen-Mischung gut trocknen. Dann zerkleinern Sie die Mischung in einer Küchenmaschine (oder mit einem Pürierstab), aber nicht so lange, dass sie zu Püree wird. Geben Sie sie wieder in den Topf und lassen Sie sie 15 Minuten lang kochen. Währenddessen mischen Sie Kurkuma, Senfpulver und Speisestärke mit dem verbliebenen Essig und rühren diese Gewürzmischung nach und nach bei niedriger Hitze unter die Bohnen, bis die Mischung angedickt ist. Lassen Sie sie noch einmal 15 Minuten lang köcheln und dann abkühlen, bevor Sie sie in Gläser abfüllen und versiegeln.

Pikantes Kürbis-Chutney

Dieses Chutney ist ganz im Sinne der Selbstversorgung eine gute Alternative zu Mango-Chutney, und es wird hervorragend zu Ihrem Lieblings-Currygericht und Pappadams passen. Nach 2 Monaten kann man es essen, aber man kann es auch ruhig jahrelang reifen lassen, wodurch es dann immer besser wird.

> 1,5 kg Kürbis, geschält, entkernt und in 1 x 1 x 1 cm große
>   Würfel geschnitten (also etwa 1 kg Kürbisfleisch)
> 500 g Tomaten, enthäutet und geviertelt
> 500 g Zwiebeln, geschält und gehackt
> 1 Knoblauchzehe, geschält und zerstoßen
> 50 g Sultaninen
> 1 TL gemahlener Piment (Nelkenpfeffer)
> 1 TL Salz
> 1 TL schwarzer Pfeffer
> 600 ml Essig
> 700 g hellbrauner, feinkörniger Zucker

Geben Sie das Kürbisfleisch, die Tomaten und Zwiebeln, den Knoblauch, die Sultaninen sowie Piment, Salz und Pfeffer in einen großen Edelstahltopf und gießen Sie die Zutaten mit 425 ml Wasser und dem Essig auf. Lassen Sie sie aufkochen und dann mit Deckel köcheln, bis der Kürbis gar ist. Nehmen Sie den Deckel ab und lassen Sie die Mischung weiter köcheln, um die Flüssigkeit zu reduzieren – so lange, bis Sie mit einem Holzlöffel eine Furche ziehen können, ohne dass sich auf dem Boden des Topfes Flüssigkeit sammelt. Dann rühren Sie den verbliebenen Essig und den Zucker unter, lassen das Ganze noch einmal aufkochen und weiter köcheln, damit das Chutney andickt. Rühren Sie es zwischendurch ab und zu um, aber so vorsichtig, dass die Kürbisstücke nicht zerfallen. Wenn das Chutney angedickt ist, nehmen Sie es vom Herd und lassen es gut abkühlen, bevor Sie es in Gläser füllen und versiegeln.

Weihnachts-Chutney

Dieses weihnachtliche Chutney muss man schon Ende September oder Anfang Oktober zubereiten, damit es lange genug reifen und sein Aroma richtig entfalten kann. Und meine Empfehlung lautet: Suchen Sie sich einen Tag dafür aus, an dem Sie aller Wahrscheinlichkeit nach nicht gestört werden, schalten Sie das Telefon aus und legen Sie eine DVD mit einem Weihnachtsfilm ein, am besten *Das Wunder von Manhattan* (und zwar die Version von 1994 mit Richard Attenborough als Weihnachtsmann) oder *Ist das Leben nicht schön?* (ein Klassiker mit James Stewart in der Hauptrolle). Dann drehen Sie die Lautstärke hoch und hören zu, während Sie die Zutaten vorbereiten, und schauen auch manchmal hin, während Sie sie köcheln lassen.

Der Charme dieses Rezepts liegt darin, dass die meisten Zutaten wahrscheinlich im eigenen Garten oder Schrebergarten wachsen oder man sie zu vernünftigen Preisen beim Gemüsehändler oder im Supermarkt kaufen kann. Und Sie werden sehen: Es schmeckt wirklich nach Weihnachten!

250 g von je 2 der folgenden infrage kommenden Zutaten:
   Pflaumen, Birnen, Rhabarber, Edelpflaumen oder Quitten,
   vorbereitet wie erforderlich und dann gewürfelt
2 Kochäpfel, geschält, entkernt und gewürfelt
125 g getrocknete Feigen (wenn gewünscht), gewürfelt
250 g Zwiebeln, geschält und gewürfelt
250 g Tomaten, enthäutet und gewürfelt
2 Selleriestangen, gewürfelt
50 g Rosinen
½ EL geriebener frischen Ingwer
500 ml Apfelessig
1 EL Würzmischung für Eingelegtes (wenn selbst gemacht:
   Senfsamen, schwarze Pfefferkörner, Zimt, Piment oder Nelken)
250 g Streuzucker

Geben Sie alle Zutaten bis auf den Essig, die Gewürze und den Zucker in einen Edelstahltopf und gießen Sie sie mit der Hälfte des Essigs auf. Schütten Sie die Gewürze in ein Musselinsäckchen, binden Sie es oben zu und geben Sie es ebenfalls in den Topf. Lassen Sie die Zutaten aufkochen, dann reduzieren Sie die Hitze und lassen sie etwa 2 Stunden köcheln, bis alle gar sind. Rühren Sie sie ab und zu um, damit sie nicht anbrennen. Geben Sie den verbliebenen Essig und den Zucker hinzu, lassen Sie die Mischung noch einmal aufkochen und rühren Sie sie dabei um, damit sich der Zucker richtig auflöst und nicht verklumpt oder anbrennt. Lassen Sie die Mischung köcheln, bis sie so weit angedickt ist, dass Sie mit einem Holzlöffel eine Furche ziehen können, ohne dass sich am Boden des Topfes Flüssigkeit sammelt. Dann nehmen Sie das Musselinsäckchen heraus und lassen das Chutney gut abkühlen, bevor Sie es in das schönste Glas füllen, das Sie haben, und versiegeln.

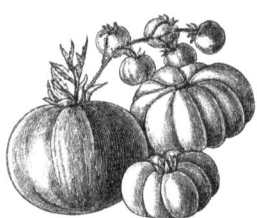

Saucen

Was wäre das Leben ohne Tomatenketchup und Braune Sauce? Was sollte dann bloß aus Pommes Frites, Hamburgern und Eier-Sandwiches werden? Das wären geradezu schreckliche Aussichten, aber in dem Fall naht die Rettung tatsächlich, wenn man sie einmal braucht: Machen Sie sie einfach selbst.

Beim Einlegen werden die Zutaten im Ganzen oder in Stücke geschnitten verwendet, bei Chutney werden sie zerkleinert, und bei Saucen geht man noch einen Schritt weiter und die Zutaten werden püriert, bis sie glatt und sämig sind,

Tomatenketchup

> 1 kg reife rote Tomaten, enthäutet und entkernt
>
> 450 g Zwiebeln, geschält und gehackt
>
> 2 rote Paprikaschoten, entkernt und gehackt
>
> 1 TL Öl
>
> 75 g Streuzucker
>
> 4 große Knoblauchzehen, geschält und gehackt
>
> 2 EL Senfpulver
>
> 1 EL Paprikapulver
>
> 325 ml Weißweinessig
>
> 1 Msp. gemahlene Nelken

Geben Sie die Tomaten in einen Edelstahltopf und erwärmen Sie sie leicht bei niedriger Hitze. Geben Sie alle weiteren Zutaten hinzu und bringen Sie sie zum Kochen. Dann lassen Sie sie bei reduzierter Hitze etwa 2 Stunden lang köcheln und rühren sie ab und zu um, damit sie nicht anbrennen. Am Ende der Kochzeit, wenn sie zu einer zähflüssigen roten Sauce geworden sind, probieren Sie sie und würzen Sie sie gegebenenfalls nach. Wenn Sie mit dem Geschmack zufrieden sind, pürieren Sie sie mit einem Pürierstab oder in einer Küchenmaschine. Nehmen Sie so viele sterilisierte Einmachgläser, wie Sie brauchen, und füllen Sie die noch heiße Sauce hinein. Schrauben Sie die Deckel fest zu und stellen Sie die Gläser vorsichtig in einen großen Topf, der so hoch mit warmem Wasser gefüllt ist, dass alle Gläser halbhoch im Wasser stehen. Erhöhen Sie die Temperatur auf 100 °C und lassen Sie die Gläser für 20 Minuten in diesem Wasserbad stehen, damit der Ketchup sterilisiert wird (siehe Unterkapitel zum Thema Einwecken auf Seite 309).

Glänzend gelungene Braune Sauce

Laut Überlieferung hat HP Sauce ihren Namen daher, dass ihrem Erfinder zu Ohren gekommen war, sie werde den Abgeordneten der

Houses of Parliament im dortigen Restaurant zu den Mahlzeiten gereicht. Und bis heute sind die Houses of Parliament auf dem Etikett abgebildet. Das folgende Rezept ist natürlich nicht für das Original, aber für eine Braune Sauce, die der HP Sauce sehr nahe kommt und alles hat, was sie ausmacht: die Würze, die braune Farbe – eben alles, was eine richtig gute Braune Sauce haben muss.

> 2 kg Äpfel, geschält, entkernt und gewürfelt
>
> 500 g getrocknete Pflaumen, in kleinen Stücken
>
> 2 große Zwiebeln, gewürfelt
>
> 1,75 Liter Malzessig
>
> 2 TL getrockneter, gemahlener Ingwer
>
> 1 TL frisch geriebene Muskatnuss
>
> 1 TL Piment
>
> 1 TL Cayennepfeffer
>
> 125 g Tafelsalz
>
> 1 kg Streuzucker

Geben Sie die Äpfel, die Pflaumen und die Zwiebeln in einen großen Edelstahltopf und gießen Sie sie mit Wasser auf. Lassen Sie die Zutaten aufkochen, reduzieren Sie die Hitze und lassen Sie sie weiter köcheln, bis sie weich sind. Schütten Sie durch ein nicht-metallisches Sieb das Wasser ab und geben Sie die Zutaten zurück in den Topf. Dann rühren Sie die verbliebenen Zutaten unter. Lassen Sie die Mischung noch einmal aufkochen und bei reduzierter Hitze köcheln, bis die Sauce eingedickt ist und eine schön klebrige Konsistenz hat. Füllen Sie sie in Gläser und sterilisieren Sie sie wie oben beim Tomatenketchup beschrieben. Alternativ dazu können Sie sie auch in den Kühlschrank stellen, denn da hält sie ewig.

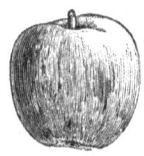

EINWECKEN

Bei der Konservierung von Nahrungsmitteln geht es einzig und allein darum, die Milliarden und Abermilliarden von Mikroorganismen zu bekämpfen, die in Form von Hefepilzen, Enzymen, Schimmel und Bakterien auftreten und wild entschlossen sind, uns das Essen im wahrsten Sinne des Wortes zu verderben. Und eine wirksame Waffe dagegen ist Hitze. Einwecken (oder Einmachen) ist eine Möglichkeit, mit diesen Mikroorganismen fertigzuwerden, indem man die Einmachgläser erhitzt und deren Inhalt gleich mit. (Dafür gibt es spezielle Einmachgläser, die von Mason oder Kilner gibt es auch überall in Europa und sie sind die besten. Normale Gläser sollte man jedenfalls nicht nehmen, weil sie nicht dafür geeignet sind, so hohe Temperaturen auszuhalten.) Durch das Erhitzen werden alle bösen Keime abgetötet, und wenn man die Gläser abkühlen lasst, bildet sich unter dem Deckel ein Vakuum, sodass sie luftdicht verschlossen sind und keine neuen Keime mehr eindringen können.

Säuregehalt

Es gibt zwei Arten des Einweckens, und welche man wählt, hängt vom Säuregehalt des Produkts ab, das man konservieren möchte. Der PH-Wert von Nahrungsmitteln liegt zwischen 1 und 14. In der Chemie ist ein PH-Wert von 7 neutral. Bei Nahrungsmitteln liegt der neutrale Wert bei 4,6. Alles mit einem PH-Wert von 4,6 oder darunter gilt als schwach säurehaltig, alles darüber als stark säurehaltig. Obst, Marmelade, Essig, Chutney und Ähnliches sind fast immer stark säurehaltig. Gemüse, Fleisch, Fisch und Pilze sind schwach säurehaltig. Und es gibt einen Grund, warum man sich damit ein bisschen auskennen sollte: Unterschiedliche Keime wachsen am besten in der für sie günstigen Umgebung, und da diese sich je nach Säuregehalt unterscheidet, sind auch die Gegenmaßnahmen unterschiedlich.

Stark säurehaltige Nahrungsmittel, wie das Obst in Marmelade oder Chutney (ebenso wie unser Tomatenketchup und die Braune Sauce) enthalten Keime, die abgetötet werden, wenn der Siedepunkt erreicht ist (100 °C). Deshalb kann man sie getrost in ein Wasserbad stellen.

Wasserbad

Bereiten Sie die stark säurehaltigen Produkte zu wie oben beschrieben. Währenddessen sterilisieren Sie die benötigten Einmachgläser in der Spülmaschine oder im Backofen. Bringen Sie ein Wasserbad zum Kochen und füllen Sie die Produkte in die heißen Gläser. Schrauben Sie die Deckel fest zu und stellen Sie die Gläser wieder in das siedende Wasser, bis sie vollständig davon überspült werden. Lassen Sie sie so lange in dem Wasserbad wie in dem jeweiligen Rezept angegeben, oder richten Sie sich nach einer Tabelle, die man unter anderem im Internet findet.

Pressure Canner

Mikroorganismen, die sich in schwach säurehaltigen Nahrungsmitteln entwickeln, also in Gemüse und den weiteren oben genannten, sind jedoch viel resistenter und können nur bei höheren Temperaturen abgetötet werden (116-130 °C). Deshalb nimmt man dafür am besten einen speziellen Topf, den sogenannten Pressure Canner – nicht zu verwechseln mit einem Dampfkochtopf, denn das ist *nicht* dasselbe.

Im Sinne der Selbstversorgung bin ich ja stets dafür, wo immer es möglich ist, auch die nötigen Gerätschaften selbst zu konstruieren, aber hier muss man wirklich eine Ausnahme machen. Denn es handelt sich um einen der seltenen Fälle, wo es keine Alternative gibt. Einige der Mikroorganismen, die Nahrungsmittel, die über einen langen Zeitraum gelagert werden sollen, befallen können, sind nämlich wirklich schlimm, und wenn Sie dabei etwas falsch machen, kann das lebensgefährlich werden. Und da es hier um Ihre Gesundheit geht, und um die Ihrer Familie und Ihrer Freunde, sollte man auf keinen Fall ein Risiko eingehen. Deshalb muss man in dem Fall leider in das richtige Zubehör investieren oder es lieber ganz sein lassen. Möglicherweise müssen Sie einen Pressure Canner aus den USA importieren, denn in Europa sind diese Töpfe oftmals sehr teuer. Aber vielleicht lohnt sich der Versuch, einen im Internet zu ersteigern, oder Sie finden einen gebrauchten auf dem Flohmarkt oder sogar einen neuen zu einem günstigen Preis bei einem Discounter.

Wenn Sie sich einen solchen Pressure Canner angeschafft haben, können Sie auch schwach säurehaltige Gerichte konservieren – zum Beispiel Bolognese-Sauce, sodass Sie in einer hektischen Arbeitswoche dazu nur noch ein paar Spaghetti in kochendes Wasser zu werfen brauchen. Füllen Sie die Sauce ab wie oben beschrieben, und dann richten Sie sich nach der Bedienungsanleitung für den Pressure Canner.

RÄUCHERN

Die eindeutig älteste Methode der Haltbarmachung von Nahrungsmitteln ist Räuchern, denn sie wird schon seit Menschengedenken betrieben, vermutlich seit dem Moment, als man auf die Idee kam, Fleisch oder Fisch über dem offenen Feuer zu garen. Alles, was nicht sofort gegessen wurde, lag noch eine Weile über dem Feuer und bekam weiter den Rauch ab, und wir können uns wohl vorstellen, wie erstaunt unsere Vorfahren feststellten, dass die Fleisch- und Fischstücke, die im Rauch gelegen hatten, viel länger hielten als die anderen. Heutzutage werden Nahrungsmittel in erster Linie des Geschmacks wegen geräuchert. Hähnchen, Schinken, Würstchen, Lachs, Makrelen, Knoblauch, Käse ... so gut wie alles kann geräuchert werden, und zwar von jedem – zumindest dann, wenn man so etwas wie eine Terrasse hat.

Selbst zu räuchern ist ein Hobby für sich, das mit Begeisterung betrieben wird – von Anglern und Fischern, von Selbstversorgern für den Eigenbedarf oder den Verkauf, von Profi- und Hobbyköchen, Familien und Grillspezialisten bis hin zu denen, die es in Teilzeit betreiben und ihre Produkte auf Wochenmärkten anbieten.

Einer der Gründe, warum Räuchern so beliebt ist, ist der, dass man dabei so ungeheuer kreativ sein kann. Man muss Feuer in einem dafür vorgesehenen Kasten machen, und zwar eins, das langsam, aber stetig glimmt und eine Menge Rauch produziert. Die meisten Harthölzer sind dafür gut geeignet, Weichhölzer hingegen sollte man lieber vermeiden, denn das Harz kann austreten, in den Rauch geraten und so das Essen kontaminieren. Das Sicherste ist Eiche, ebenso wie Esche, Buche oder Ulme. Und ich möchte hier niemanden zum Pyromanen machen, aber auf diese Art mit dem Feuer zu experimentieren, macht wirklich Spaß, etwa wenn Sie zum Ende des Räuchergangs ein paar Ginster- oder Weißdornzweige dazulegen, oder von einem Zwetschgenbaum und was Sie sonst noch so finden, das einen einzigartigen Geschmack geben könnte, so unverkennbar wie die Signatur in der unteren Ecke eines Gemäldes.

Dann ist da natürlich die Frage, ob man heiß oder kalt räuchern soll. Beim Heißräuchern werden die Nahrungsmittel direkt gegart und bekommen ein leicht rauchiges Aroma, wie beispielsweise heißgeräuchertes Hühnchen. Beim Kalträuchern hingegen entfällt das Garen. (Denken Sie nur einmal an geräucherten Lachs oder geräucherten Käse – wobei ein Stück Cheddar in Alufolie gewickelt und dann heißgeräuchert, bis er schmilzt, als Käsefondue natürlich auch etwas ist, in das man sich reinlegen könnte!) Dann wäre da noch der Räucherofen, den Sie selbst bauen können, … Und all das, bevor Sie endlich dazu kommen, sich Gedanken darüber zu machen, was Sie überhaupt räuchern wollen.

AUSRÜSTUNG

Handelsübliche Räucheröfen kann man kaufen oder im Internet bestellen. Diese Kästen sind in etwa so groß wie ein Kühlschrank und im Inneren befinden sich Metallplatten, mit denen aromatisierte Briketts aus Sägemehl aufgeheizt werden, die dann den Rauch produzieren. Solche Öfen sind ideal, wenn Sie nicht den Platz haben, um ein richtiges Feuer zu machen, oder wenn Sie Kinder haben und sie aus Sicherheitsgründen lieber davon fernhalten wollen, oder auch, wenn Sie Ihre Räucherware immer in gleicher Qualität haben möchten, ohne großen Aufwand zu betreiben. Handlichere und kostengünstigere Alternativen sind Räucheraufsätze für den Grill oder Campingräucherer, mit denen man im kleineren Stil ebenfalls sehr gute Resultate erzielt.

Selbst gebaute Räucheröfen können natürlich jedwede Größe haben. Manche haben die Ausmaße einer Doppelgarage, und manche bestehen nur aus einem Wok auf der Herdplatte. Mein Räucherofen liegt irgendwo zwischen diesen beiden Extremen, er besteht aus umfunktionierten Aktenschränken (für Hängeakten). Das ist sehr effektiv und funktioniert folgendermaßen:

- Bei dem Heißräucherer befindet sich in der untersten Schublade eine Feuerkammer, die aus einem Einsatz mit Seitenbügeln besteht (und Luftlöcher an den Seiten hat, für den Zug). Darin kann man ein langsam glimmendes Feuer machen. Von dort aus steigt der Rauch durch Löcher auf in die Schubladen darüber. In der Schublade darüber (also direkt über der mit dem Feuer) steht eine Schüssel mit Sand. Die oberen Schubladen sind ausgelegt mit Maschendraht, auf den man alles legen kann, was geräuchert werden soll. Und ganz oben ist ein Rauchabzug mit verstellbarer Abdeckung.

- Bei dem Kalträucherer befindet sich die Feuerkammer, die hier aus einem Metallmülleimer mit Deckel besteht, außerhalb des Schranks, um die Hitze zu reduzieren, und der Rauch wird durch ein Rohr in die unterste Schublade geleitet (Luftlöcher sind hier nicht nötig). In den Schubladen darüber legt man die jeweiligen Räucherwaren (ebenso wie bei dem Heißräucherer) auf Maschendraht-Einlagen, und ganz oben ist ebenfalls ein Rauchabzug. Bei beiden Räucheröfen müssen Sie immer wieder das Feuer schüren, damit es nicht ausgeht.

Heißräuchern

Beim Heißräuchern wird das Fleisch durch die hohe Temperatur des Rauchs gegart und bekommt ein rauchiges Aroma. Fleisch lässt sich besser heißräuchern als Fisch, denn bei Letzterem besteht die Gefahr, dass er austrocknet und schrumpelt, wenn die Temperatur nicht haargenau stimmt. Aber man kann den Trick anwenden, dass man den Fisch zunächst kalt räuchert, damit er den rauchigen Geschmack annimmt und die richtige Konsistenz bekommt, und nur zur Veredelung die Temperatur hochstellt.

Geflügel und Wild eignen sich besonders gut zum Heißräuchern, und heißgeräucherter Lachs schmeckt umwerfend, aber ganz anders als kaltgeräucherter. Heißgeräucherter roher oder gekochter Schinken ist fantastisch, und natürlich können Sie ihn auch nach dem Räuchern noch braten.

Aber hier ein Hinweis: Da es sich mit Heißräuchern ähnlich verhält wie mit Grillen und das Fleisch dunkler wird, kann man sich leicht dahingehend täuschen lassen, dass man glaubt, es wäre schon gar, was möglicherweise jedoch gar nicht der Fall ist. Wenn Sie nicht ein absoluter Experte darin sind, verlassen Sie sich also niemals nur auf Ihre Augen, sondern kaufen Sie sich ein Fleischthermometer. Das ist nämlich Gold wert, besonders wenn man Hühnchen oder Wild räuchert, denn wenn es nicht gut durch ist, kann es zu einer Lebensmittelvergiftung führen. Fleisch ist dann richtig gut durch, wenn es innen eine Temperatur von 78 °C hat.

Wenn Sie auf die Schnelle einfach mal Lachs räuchern wollen, brauchen Sie nicht mehr als einen Wok. Den stellen Sie auf die Herdplatte, legen ihn mit Alufolie aus und auf diese geben Sie eine Mischung aus ungekochtem Reis, braunem Zucker und dem Inhalt aus ein paar Teebeuteln (mit Lapsang Souchong funktioniert das gut, denn der ist ja schon geräuchert). Legen Sie ein Gitterrost auf den Wok, damit der Lachs nicht in direkten Kontakt mit der Räuchermischung kommt. Darauf legen Sie dann den Lachs. Deckel drauf und Herd anstellen, und wenn der Lachs gar ist, ist er fertig.

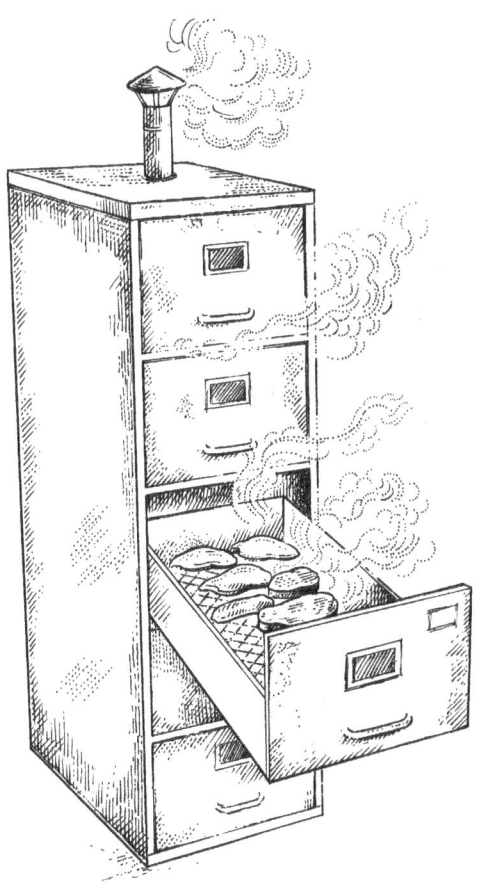

Ein selbst gebauter Heißräucherofen aus einem alten Aktenschrank aus Stahl mit fünf Schubladen

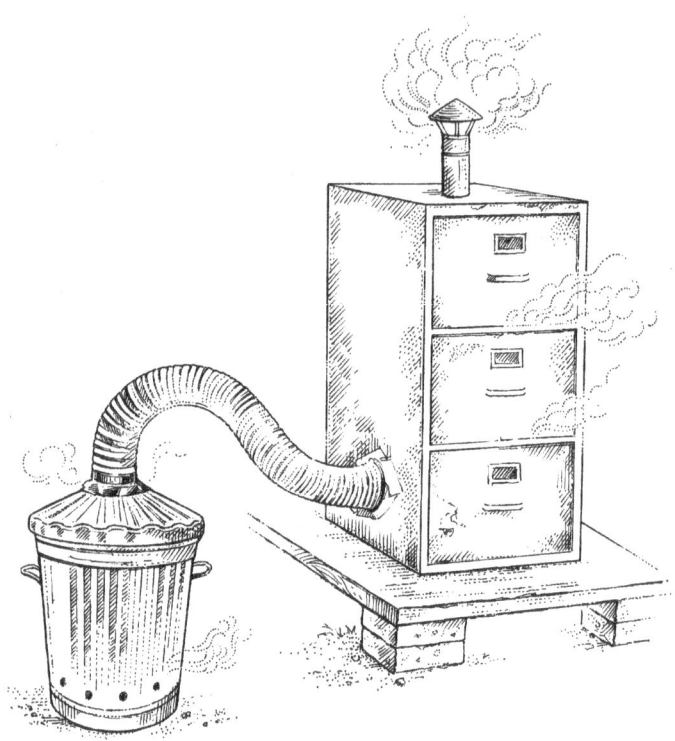

Ein selbst gebauter Kalträucherofen aus einem Aktenschrank mit einem Metallmülleimer als Feuerkammer

Kalträuchern

Hier beginnt nun die hohe Kunst. Kalträuchern hat nichts mehr mit Garen zu tun, denn es geht einzig und allein um das Aroma. Und der Grund dafür, dass es eine Kunst ist, ist der, dass man ein Feuer hinbekommen muss, dass – wenn überhaupt – nur ganz wenig Wärme abgibt, nicht mehr als 10 bis 29 °C, am besten mit nur einem Hauch von Rauch, der in die Räucherware aufsteigt. Und das muss man dann auch noch tagelang in Gang halten.

Der Rauch und die niedrige Temperatur trocknen die Räucherware aus, sodass die Oberfläche mit Rauchpartikeln überzogen wird. Diese Partikel haben eine antiseptische Wirkung, und das wiederum führt in Verbindung mit dem Flüssigkeitsverlust und dem Einsatz von Salz (siehe nächstes Unterkapitel: Einsalzen vor dem Räuchern) dazu, dass die Räucherware für Wochen oder sogar Monate haltbar gemacht wird.

Kalträuchern ist wesentlich komplizierter als Heißräuchern. Der Geschmack ist intensiv, aber dabei auch mild und fast schon cremig. Geräucherter Lachs ist ein Klassiker, und wenn Sie selbst welchen fangen, liegt es nahe, ihn zu räuchern, wobei Sie natürlich auch alles andere, was Sie fangen, durch Räuchern veredeln können. Auch selbst gemachter Käse bekommt dadurch ein wunderbar neues Aroma, und gekochter oder roher Schinken, Würstchen, Hühnchen, und sogar Eier schmecken ganz anders, wenn sie geräuchert wurden.

Einsalzen vor dem Räuchern

Wenn Sie Fleisch oder Fisch (die beide einen hohen Wassergehalt haben) vor dem Räuchern einsalzen, wirkt das Salz dehydrierend und entzieht ihnen einen Teil der Flüssigkeit. Dabei hinterlässt die Mischung aus Salz, Zucker (der ja dafür sorgt, dass das Fleisch zart wird) und Gewürzen einen kleinen Rückstand. Und das wiederum führt dazu, dass der Rauch, nun da nicht mehr so viel Flüssigkeit vorhanden ist, leichter in das Fleisch oder den Fisch eindringen und sich länger halten kann, wodurch das Aroma noch besser wird. Genau genommen dringt von dem Salz gar nicht viel in das Fleisch oder den Fisch ein. Das meiste wird vor dem Trocknen und Räuchern abgespült.

Es gibt zwei Methoden des Einsalzens, so wie beim Pökeln: Trockensalzen und Nasssalzen (also in eine Lake legen). Dabei mag es ein wenig unsinnig erscheinen, dass Fisch, der ja aus der größten Salzlake kommt, die es überhaupt gibt, nämlich aus dem Meer, auch noch für 3 bis 4 Stunden in einer selbst gemachten Salzlake mit braunem Zucker liegen soll, bevor man ihn räuchert. Doch das verbessert das Aroma im Vergleich zu Fisch, der vor dem Räuchern nicht eingesalzen wurde, noch einmal erheblich.

Je länger Sie das Fleisch oder den Fisch eingesalzen liegen lassen, desto mehr bewegen Sie sich in Richtung Pökeln. Eine Schweinekeule, aus der Sie Schinken machen wollen, sollte 2 bis 4 Tage auf 500 g in einer Lake aus Salz, Zucker und Gewürzen liegen. Das heißt, ein Schinken von 5 kg müsste 20-40 Tage in Salz liegen. Das bedeutet im Umkehrschluss: Wenn Sie nur ein paar kleine Stücke Fisch oder ein kleines Stückchen Fleisch räuchern wollen, würde 1 Stunde schon reichen.

TROCKNEN

Mittlerweile ist Ihnen bestimmt aufgefallen, dass der wiederkehrende Aspekt bei der Konservierung von Nahrungsmitteln der Entzug von Flüssigkeit ist. Denn Flüssigkeit liefert den Nährboden für Bakterien. Das heißt, die natürlichste, arbeitssparendste und kostengünstigste Methode der Haltbarmachung ist mit Sicherheit das Trocknen. Und es gibt drei Arten von Nahrungsmitteln, bei denen Trocknen gut funktioniert: Solche, die man aus ihrem mumifizierten, verschrumpelten Zustand zurückholen und gewissermaßen wiederbeleben kann, indem man sie für ein paar Minuten in kochendes Wasser gibt, wie zum Beispiel Pilze; solche, die man ebenso gut trocken verwenden kann, wie zum Beispiel Kräuter; und solche, die man auch trocken essen kann, wie zum Beispiel Biltong (südafrikanisches Trockenfleisch).

AUSSTATTUNG

Lange karibische Tage mit strahlendem Sonnenschein, bei denen die Nahrungsmittel sonnengetrocknet werden, wären natürlich perfekt, aber wenn das bei uns nicht möglich ist, gibt es eine praktische (wenn auch unspektakuläre) Alternative: ein Wäschetrockenschrank oder die untere Schublade eines Kochherds oder von einem Range Cooker (große amerikanische Variante).

Pilze trocknen

Ziehen Sie die Pilze mit einer Stopfnadel auf einem festen Faden auf
und hängen Sie sie in einen warmen Raum, bis sie sich trocken anfühlen (normalerweise nach ein paar Wochen). Dann geben Sie sie
in eine Papiertüte und legen sie für bis zu zehn Tage in einen Wäschetrockenschrank. Anschließend geben Sie sie in einen luftdichten
Behälter, und darin halten sie sich jahrelang. Um sie zu rehydrieren,
brauchen Sie sie nur für ein paar Minuten in kochendes Wasser zu
geben, und dann sind sie wieder wie neu – perfekt für Suppen, Eintöpfe oder Pasta.

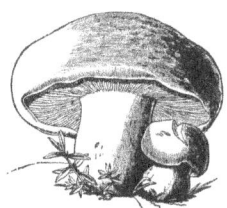

Kräuter trocknen

So gut wie alle Kräuter kann man trocknen. Schneiden Sie ein
Sträußchen frische Minze, Thymian oder Basilikum ab, binden Sie
es an den Stängeln zusammen und hängen Sie die Kräuter mit den
Stängeln nach oben für ein paar Wochen in die Küche oder an eine
andere Stelle, wo es warm ist und Luft durchzieht (also nicht in den
Wäschetrockenschrank). Wenn die Kräuter getrocknet sind, nehmen
Sie ein großes Blatt Papier, legen die Kräuter darauf aus und klopfen
leicht darauf, damit die Blätter von den Stängeln abfallen. Dann falten Sie das Blatt Papier einmal, sodass die Kräuter in die Furche in
der Mitte rutschen, und schütten sie vorsichtig in ein Behältnis, das
Sie sogleich verschließen. Und vergessen Sie nicht, die Behälter zu
beschriften, denn nichts ist nervtötender als einen nach dem anderen zu öffnen und daran zu schnuppern, weil Sie die Minze suchen,
auf die der fast fertige Lammbraten schon wartet.

Biltung (Südafrikanisches Trockenfleisch)

Dieser südafrikanische Snack wird aus zuvor gewürztem Rindfleisch gemacht, aber man könnte ihn auch aus anderem roten Fleisch machen, zum Beispiel aus Lamm oder Wild. In Südafrika hat man natürlich das Glück, dass das Wetter zum Lufttrocknen genau richtig ist. Wir hingegen müssen ein bisschen improvisieren und zum Beispiel die im Folgenden beschriebene Methode der »Kartontrocknung« anwenden, mit der man ebenfalls hervorragende Resultate erzielt. Damit können Sie in nur 4 Tagen Ihr eigenes Trockenfleisch produzieren. Biltong ist ein toller Snack zum Knabbern, und wenn Sie etwas Abenteuerlicheres damit veranstalten wollen, probieren Sie es einmal als Pizza-Belag.

Eine Trockenbox bauen

Nehmen Sie einen rechteckigen Karton und schneiden Sie unten an den Seiten 2,5 cm hohe Längsschlitze hinein, und zwar mit 5 cm Abstand über dem Boden und zu den Ecken. In den Deckel schneiden Sie drei Schlitze von 2,5 cm Breite, und zwar über zwei Drittel der Länge des Deckels. Als nächstes müssen Sie eine Glühbirne am Boden des Kartons befestigen, und zwar so, dass die Birne nach oben zeigt. Ideal dafür ist die Fassung einer Badezimmerlampe – eine von diesen runden, auf die man eine Kugel schraubt –, denn in dem großen, runden Gehäuse hat die Birne auf dem Boden des Kartons einen guten Halt. Aber vergessen Sie nicht, die Kugel abzunehmen, denn Sie brauchen nur die Glühbirne und die Fassung mit dem äußeren Gehäuse. Nehmen Sie eine Birne, die 50 bis 75 Watt erzeugt.

Damit Sie das Fleisch in dem Karton aufhängen können, brauchen Sie natürlich etwas, woran es sich befestigen lässt. Die meisten von uns kennen sicher diese Hängeakten, die in den Schubladen von Aktenschränken hängen, und haben vielleicht sogar welche. (Und wenn nicht, kann man sich ganz einfach welche besorgen.) Wickeln Sie um die Metallhalterungen an den Seiten der Akten ein Gummiband, um die beiden Metallstreifen zusammenzuhalten, und dann schneiden Sie die Aktenpappe einfach ab. Schieben Sie die Metallstreifen ziemlich weit oben durch die Seitenwände des Kartons, sodass die Halterungen an beiden Seiten herausstehen und die Streifen quer durch den Karton verlaufen.

Als Fleischhaken biegen Sie eine Büroklammer auseinander, wickeln das eine Ende um einen der Metallstreifen und biegen das andere zu einem Haken, an dem Sie die Fleischstreifen dann aufhängen können. Biegen Sie sich so viele »Fleischhaken« zurecht, wie Sie brauchen.

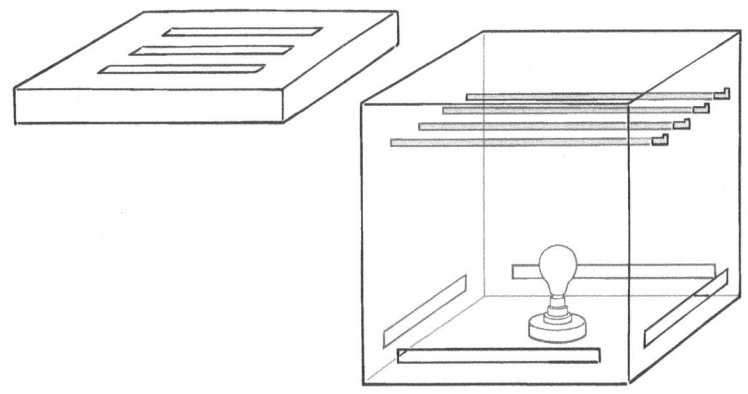

Eine selbst gemachte Biltung-Box

Selbst gemachtes Trockenfleisch

Trockenfleisch (auch als Dörrfleisch bezeichnet) ist eigentlich nur gepökeltes, getrocknetes Fleisch und einfach zu machen. Nehmen Sie ein Stück Fleisch, das gut geeignet ist, um es in dünne Scheiben zu schneiden, zum Beispiel Rumpsteak, Beefsteak oder Porterhousesteak (ähnlich wie T-Bone, aber mit mehr Filet), und schneiden Sie es in dünne Streifen, aber nicht hauchdünn. Anstatt es zu pökeln, können Sie das Fleisch auch räuchern.

350 g Rumpsteak, Beefsteak oder Porterhousesteak,
   dünn geschnitten
Meersalz und weißer Pfeffer
80 ml Malzessig
80 ml destillierter (also heller) Malzessig
115 g grober Rohrzucker
2 TL Sojasauce
2 TL Worcestershire Sauce
1 TL Knoblauchpulver
½ TL gemahlener schwarzer Pfeffer
1 TL Zwiebelpulver

Reiben Sie das Steak auf beiden Seiten großzügig mit Meersalz und weißem Pfeffer ein. Mischen Sie den dunklen und den hellen Malzessig in einer Schüssel. Geben Sie Zucker hinzu und rühren Sie die Mischung gut um, damit der Zucker sich auflöst und möglichst kein Bodensatz zurückbleibt. Geben Sie die Sojasauce, die Worcestershire Sauce, das Knoblauchpulver, den schwarzen Pfeffer und das Zwiebelpulver dazu und verrühren Sie alles gut. Legen Sie das Steak in die Tunke, sodass es von beiden Seiten davon überzogen wird, ziehen Sie Klarsichtfolie über die Schüssel und stellen Sie sie für einen Tag in den Kühlschrank. Dann das Fleisch am nächsten Tag abtropfen lassen und trockentupfen.

Jetzt können Sie entscheiden, ob Sie das Fleisch »natur« belassen wollen oder ob Sie es leicht panieren möchten, zum Beispiel mit grob gemahlenem schwarzen Pfeffer, Koriander, Cajun-Gewürz und Cayennepfeffer. Hängen Sie die Fleischstreifen für 4-5 Tage in die Biltong-Box (siehe Seite 320). Dann nehmen Sie sie heraus, geben sie in einen Behälter mit Deckel und stellen sie in den Kühlschrank. Innerhalb von 2 Tagen verzehren.

MARMELADE

Das Bestechende an Marmelade – und ihren engen Verwandten Gelee, Konfitüre und Kompott – ist, dass sie viele der Fragen, die Selbstversorger sich stellen, mit »Ja« beantwortet: Ist es kostengünstig oder sogar kostenfrei? Kann ich es verarbeiten, ohne teures Zubehör kaufen zu müssen? Geht es schnell und einfach? Wenn es fertig ist, hält es dann eine Weile? Und natürlich löst man damit auch ein weiteres Problem, vor dem man als Selbstversorger manchmal steht, nämlich: Was mache ich nur mit diesen Unmengen an Obst? Diese Art von Eingemachtem (denn das ist es ja im weitesten Sinne) können Sie aus so gut wie allem machen. Ob Sie nun Stachelbeeren oder Erdbeeren im Überfluss in Ihrem Garten haben, eine Kiste Äpfel geschenkt bekommen oder an einer Hecke mit einen Strauch voller Brombeeren vorbeikommen, die Antwort auf all diese Fragen lautet: Marmelade. Was den Unterschied zwischen Marmelade, Gelee, Konfitüre und Kompott betrifft, sind sie alle eigentlich nur Variationen der gleichen Sache:

- Marmelade ist ein dickflüssiger Brotaufstrich aus zerkleinerten Früchten und Zucker.

- Gelee ist typischerweise durchsichtig. Es wird aus dem Saft der Früchte gemacht und hat eine festere Konsistenz als Marmelade.

- Konfitüre enthält noch ganze oder geschnittene Früchte.

- Kompott ist so ähnlich wie Marmelade, aber sämiger. Und es kann aus gröberen Stücken, auch von mehreren Fruchtsorten, bestehen und Gewürze enthalten, manchmal auch Nüsse oder Rosinen (zum Beispiel Apfel-Rosinen-Kompott mit Nüssen und Zimt).

Der Ablauf bei der Herstellung ist bei all diesen Varianten so ziemlich der gleiche und funktioniert so: Man mischt frische Früchte mit Zucker und Wasser, und dann kocht man sie, bis sie andicken. Das geschieht dann, wenn das Pektin, das in den Fruchtfasern und in dem säurehaltigen Saft der Früchte enthalten ist, freigesetzt wird und mit dem Zucker reagiert, sodass die Mischung geliert (also eine gallertartige Konsistenz bekommt). Ohne Pektin und Säure wäre Marmelade ein dünnflüssiger Saft.

Alle Früchte enthalten Pektin, aber nicht immer in der gleichen Menge. Früchte mit hohem Pektingehalt, die sehr gut gelieren, sind zum Beispiel Äpfel, schwarze und rote Johannisbeeren, Stachelbeeren, Zwetschgen, Zitronen und Limonen. Früchte mit mittlerem Pektingehalt sind zum Beispiel Himbeeren, Aprikosen, Pflaumen und Edelpflaumen (Renekloden). Und es gibt auch Früchte mit niedrigem Pektingehalt, denen man ein wenig Pektin zugeben muss, damit sie besser gelieren (oftmals in Form von Zitronensaft, der auch den Geschmack hervorhebt, ohne ihn zu überdecken). Zu diesen Früchten zählen Rhabarber, Kirschen und Birnen.

ZUBEHÖR
Einkochtopf oder ein großer anderer Topf

Marmeladentrichter – nicht unbedingt nötig, aber wenn Sie einmal einen benutzt haben, wollen Sie die Marmelade nie wieder ohne Trichter in Gläser füllen

Marmeladengläser

Wachspapierscheiben

Cellophanblätter

Marmelade
Es gibt unzählige verschiedene Marmeladerezepte, aber die folgenden sind im Sinne der Selbstversorgung besonders gut, weil man dafür Früchte verwendet, die man üblicherweise aus dem Garten

erntet. Da diese Rezepte grundlegendes Wissen beinhalten, kann man gut damit lernen, wie man Marmelade macht. Wenn Sie das Prinzip erst einmal verstanden haben, können Sie die Rezepte mit anderen Früchten ausprobieren, die Sie verfügbar haben – die aber denselben Pektingehalt haben müssen, damit Ihnen die Marmelade auch gelingt.

Grundlegende Hinweise und Tipps zum Marmelade Einkochen

- Sterilisieren Sie die Marmeladengläser und wärmen Sie sie an wie bei Chutney, aber füllen Sie immer *warme* Marmelade in *warme* Gläser, niemals kalte.

- Wenn die Früchte laut Rezept nicht über Nacht in Zucker eingelegt werden müssen, wärmen Sie den Zucker im Backofen mit den Marmeladengläsern, bevor Sie ihn mit den Früchten mischen, dann wird die Marmelade besser und ist schneller fertig.

- Geben Sie kurz vor dem Siedepunkt einen Stich Butter hinzu, dann bildet sich weniger Schaum und Sie können sich das Abschöpfen weitgehend sparen – wodurch auch weniger verschwendet wird.

- Testen Sie, ob die Marmelade den Stockpunkt erreicht hat, also genug angedickt ist, indem Sie ein wenig davon auf einen eiskalten Teller geben (wobei Sie den Topf vorsichtshalber so lange vom Herd nehmen). Wenn der Marmeladenklecks etwas abgekühlt ist, tippen Sie mit dem Finger darauf. Wenn die Oberfläche Falten wirft, ist der Stockpunkt erreicht und die Marmelade genug angedickt und Sie können sie in die Gläser abfüllen. Wirft die Oberfläche keine Falten, müssen Sie sie ein paar Minuten länger kochen lassen und den Test noch einmal machen.

- Wenn Sie ein Marmeladenthermometer benutzen, müssen Sie es von Anfang an in den Topf hängen, damit es, wenn es heiß wird, nicht zersplittert – also niemals ein Thermometer in kochende Marmelade halten!

- Sobald Sie die heiße Marmelade in die Gläser gefüllt haben, versiegeln Sie diese sofort luftdicht mit Wachspapierscheiben und verschließen Sie sie mit Cellophanblättern, um die Sie ein Gummiband legen.

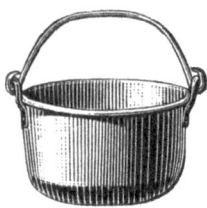

Rhabarber-Ingwer-Marmelade

Rhabarber, geschält und in Stücke geschnitten, sodass er 1 kg
    ergibt
1 kg Einmach- oder Streuzucker
Saft von 2 unbehandelten Zitronen
25 g frischer Ingwer

Geben Sie den Rhabarber, den Zucker und den Zitronensaft in eine große Schüssel und mischen Sie alles von Hand, wobei Sie den Rhabarber ruhig etwas zerdrücken können. Decken Sie die Mischung ab und lassen Sie sie über Nacht stehen. Am nächsten Tag zerstoßen oder zerquetschen Sie das Stück Ingwer mit einer Teigrolle oder etwas Ähnlichem und legen es in ein Musselinsäckchen, das Sie dann oben zuschnüren. Geben Sie die Rhabarbermischung in einen Einmachtopf aus Edelstahl oder in einen anderen großen Topf und das Ingwersäckchen dazu. Bringen Sie die Mischung zum Kochen und lassen Sie sie etwa 15 Minuten lang weiterkochen. Dann nehmen Sie das Ingwersäckchen heraus. Lassen Sie die Rhabarbermischung 5 weitere Minuten lang kochen oder so lange, bis sie angedickt ist (Test siehe oben). Dann schöpfen Sie den Schaum, der sich möglicherweise gebildet hat, mit einem Schöpflöffel von der Oberfläche ab. Schütten Sie die heiße Marmelade in die vorgewärmten, sterilisierten Gläser (siehe Seite 310), versiegeln Sie sie mit Wachsscheiben und bedecken Sie sie wie oben beschrieben.

Stachelbeer-Orangen-Marmelade

Diese Marmelade ist eine gute Alternative im Sinne von Selbstversorgung und Nachhaltigkeit zu der berühmten englischen Orangenmarmelade. Denn Stachelbeeren wachsen in unseren Breiten und man hat sie entweder im eigenen Garten oder man tauscht sie gegen andere Früchte, und wenn beides nicht möglich ist, kauft man sie eben. Jedenfalls braucht man so weniger Orangen zu kaufen, die den weiten Weg aus Spanien hinter sich haben. Von daher ist diese Alternative auch kostengünstiger als reine Orangenmarmelade.

2 Orangen
1,3 kg Stachelbeeren, oben und unten gekappt
1,6 kg Streuzucker

Pressen Sie die Orangen aus und schneiden Sie die Schale entweder in dünne Scheiben oder zerkleinern Sie sie in der Küchenmaschine. Geben Sie den Orangensaft und die Schalen zusammen mit den Stachelbeeren in einen großen Topf mit 450 ml Wasser. Lassen Sie die Mischung aufkochen, dann reduzieren Sie die Temperatur und lassen Sie köcheln, bis die Früchte weich sind. Währenddessen wärmen Sie den Zucker und die Einmachgläser bei niedriger Hitze im Backofen. Geben Sie den vorgewärmten Zucker in den Topf zu der Obstmischung und verrühren Sie ihn, bis er sich aufgelöst hat – dabei dürfen Sie das Obst nicht kochen lassen, bevor der Zucker sich richtig aufgelöst hat. Erst wenn das geschehen ist, lassen Sie die Obstmischung 10 Minuten lang richtig kochen, bis der Stockpunkt erreicht und die Marmelade angedickt ist. Füllen Sie sie bis zum Rand in die angewärmten Gläser und versiegeln Sie sie sofort mit Wachsscheiben.

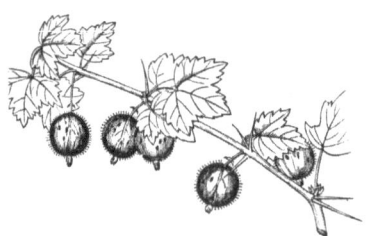

EINFRIEREN

Die Erfahrung beim Konservieren von Nahrungsmitteln hat uns gelehrt: Wenn es nicht anders geht oder Ihnen die Zeit knapp wird, frieren Sie es ein!

So gut wie jeder, der einen selbstversorgerischen Lebensstil pflegt, hat ein Gefrierfach oder eine Gefriertruhe zur Verfügung und ist gewohnt, sowohl gekochtes als auch rohes Essen einzufrieren. Von allen Möglichkeiten der Konservierung ist Einfrieren wohl die einfachste, wobei allerdings die Gefahr besteht, dass es manchmal sogar ein wenig zu praktisch ist und man die Kühlschranktür nur noch mit allen möglichen Tricks zubekommt, die man sonst bei einem zu vollen Reisekoffer anwendet.

Gefrierbeutel sind eine großartige Erfindung und sehr platzsparend. Aber das am meisten unterschätzte Zubehör eines Kühlfachs sind Eiswürfelformen. Sie sind nämlich ideal, um kleine Portionen Brühe oder gehackte Kräuter und Ähnliches einzufrieren. Füllen Sie die Vertiefungen der Eisformen zur Hälfte mit frisch gehackten Kräutern, gießen Sie Wasser darauf und frieren Sie sie ein. Sobald sie gefroren sind, können Sie die Würfel in einen Gefrierbeutel geben

(Beschriftung nicht vergessen!), und wenn Sie das nächste Mal frische Kräuter brauchen, etwa für Pasta oder ein Currygericht, nehmen Sie einfach einen Kräuterwürfel heraus.

Sogar Eier kann man portionsweise einfrieren. Viele Leute, die Hühner haben, wissen ja manchmal gar nicht mehr wohin mit all den Eiern, wenn die Hennen in Legelaune sind, und wenn sie es nicht sind, haben sie keine Eier zur Verfügung. Eier kann man allerdings nicht als Ganzes einfrieren, denn dann würde die Schale Risse bekommen und das Ei könnte verderben, aber mit geschlagenen Eiern funktioniert es.

Wenn Sie ein Dutzend Eier zur Verfügung haben, legen Sie eine Muffinform mit 12 Vertiefungen mit Klarsichtfolie aus. Schlagen Sie jedes Ei einzeln in einer Tasse oder einem kleinen Auflaufförmchen. Geben Sie bei denen, die Sie für Süßspeisen (Kuchen, Kekse, Pfannkuchen, Scones, etc.) verwenden wollen, eine Prise Zucker hinzu, und eine Prise Salz bei denen, die Sie für Herzhaftes brauchen (Aufläufe, Rühreier, Omelettes, Saucen, etc.). Gießen Sie sie einzeln in die Vertiefungen der Muffinform, dann wissen Sie, dass jede Vertiefung ein Ei enthält. Und sobald die Eier gefroren sind, füllen Sie sie um in einen Gefrierbeutel (nicht vergessen, mit »süß« oder »herzhaft« zu beschriften!). Je nachdem, wie viele Eier Sie zu einem späteren Zeitpunkt brauchen, tauen Sie dann auf. Und wenn Sie keine zwölf Eier zusammenbekommen, bleiben eben ein paar Vertiefungen der Muffinform leer.

•

KAPITEL ZEHN

Sammeln

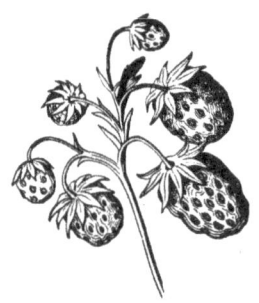

Bei selbstversorgung geht es nicht nur darum, einen anderen Lebensstil zu pflegen, sondern auch darum, eine andere Sicht auf die Welt um uns herum zu entwickeln und sich der natürlichen Rhythmen des Lebens bewusst zu werden. Wild wachsende Nahrung, die zu bestimmten Jahreszeiten wächst, zu sammeln und zu essen, ist eine der wohltuendsten und vergnüglichsten Möglichkeiten, sich mit der Natur und der Umgebung vertraut zu machen. So bekommen Sie frisches, saisonales Essen aus der Region, und das auch noch kostenlos, und darüber hinaus können Sie sicher sein, dass es frei ist von Giftstoffen und Chemikalien. Sammeln ist etwas, das jeder kann – und wenn Sie einen Apfel an einem Apfelbaum erkennen können oder Brombeeren in einem Gebüsch voller Dornen, dann können Sie es auch. Je nachdem, wie intensiv Sie es betreiben, bekommen Sie dann am Ende ein komplettes Drei-Gänge-Menü zusammen oder einfach ein Schälchen mit Beeren.

Ob Sie nun den Strand nach essbarem Seegras absuchen, sich durch Hecken schlagen, um Beeren zu pflücken, oder durch den

Wald laufen und Pilze suchen, das Allerwichtigste auf einer Sammeltour ist, dass Sie ihre Sinne benutzen: Sehen, Riechen, Tasten, Hören und natürlich Schmecken. Dabei empfiehlt es sich, irgendeine Art Nachschlagewerk bei sich zu haben, um Wildgewächse genau bestimmen zu können, und zudem ein Paar Handschuhe, eine Schere, Wasser, eine Kamera (um Pflanzen *in situ* zu fotografieren), und dann noch Ihr Handy und einen Behälter für die gesammelten Köstlichkeiten. Und es gibt ein paar Regeln dazu, was man beim Sammeln tun und was man lassen sollte:

Halten Sie sich an die Gesetze

- Ungebeten das Grundstück einer anderen Person zu betreten, ist laut Gesetz Hausfriedensbruch.

- Vielerorts ist es illegal, ohne die Erlaubnis des Grundbesitzers eine ganze Pflanze mitzunehmen.

- Gefährdete und geschützte Arten, die laut Gesetz unter Naturschutz stehen, zu zerstören oder mitzunehmen, kann empfindliche Strafen nach sich ziehen. Deshalb sollte man sie in Ruhe lassen.

Halten Sie sich an ethische Grundsätze

- Sammeln Sie nur kleine Mengen dessen, was verfügbar ist. Denken Sie daran: eins für Sie, eins für die Pflanze und eins für Wildtiere – mit anderen Worten: Achten Sie darauf, dass genug übrigbleibt, damit die Tiere auch etwas zu essen haben und die Pflanzenart erhalten bleibt.

- Respektieren Sie wild lebende Tiere und scheuchen Sie sie nicht in ihren Höhlen oder Nestern unter Hecken, auf Wiesen und Feldern und in Bäumen auf, vor allem nicht im Frühling.

Halten Sie sich an Sicherheitsvorgaben

- Machen Sie sich bewusst, in welcher Umgebung Sie sich befinden und sammeln Sie nichts in der Nähe von Industrieanlagen, stehenden Gewässern, Müllhalden, Hauptstraßen oder dort, wo Chemikalien versprüht worden sein könnten.

- Sammeln Sie nur etwas von gesunden, kräftig wirkenden Pflanzen.

- Waschen Sie alles, was Sie gesammelt haben, bevor Sie es essen.

Die Goldene Regel

- Sie müssen absolut sicher sein, dass Sie eine Pflanze richtig bestimmt haben, bevor Sie auch nur auf den Gedanken kommen, Sie zu essen.

WANN UND WO KANN MAN SAMMELN

Essbare Wildpflanzen wachsen überall: an der Küste, am Straßenrand, im Gebüsch, in Hecken, auf Wiesen, auf Bäumen und manchmal sogar in Ihrem eigenen Garten. Von daher ist es immer gut, sich darüber zu informieren, welche Pflanzen in Ihrer Umgebung wachsen können und häufiger vorkommen. Kenntnisse darüber, welche essbaren Pflanzen es in der Gegend gibt und wann sie Saison haben, kann sich jeder aneignen, der gern sammeln möchte, und daraus entsteht dann auch die Expertise, die man braucht, um sich in jeder Jahreszeit ein kostenloses Gourmet Menu zusammenzustellen.

Das Bouquet der Jahreszeiten

Frühling: Der Frühling ist eine fantastische Saison für Sammler – eine Zeit des Wachstums und der Fülle, wenn alles sprießt und in leuchtenden Farben blüht. Diese Jahreszeit ist genau richtig, um junge, zarte Triebe, Blätter und Blumen zu sammeln, denn dann schmecken sie ganz besonders frisch und rein.

Sommer: Das ist die wärmste und feuchteste Jahreszeit. Alles reift und steht in vollem Saft. Der Sommer bringt Beeren, Früchte und duftende Kräuter hervor. All das strotzt geradezu vor Aroma und hat einen vollmundigen Geschmack.

Herbst: Das ist die Jahreszeit, in der man in sich geht, aber auch Vorsorge trifft und Vorräte für die kommenden kalten Wintermonate anlegt. Der Herbsternte steckt voller harziger, moschusartiger, erdiger Aromen aus Früchten, Nüssen und Pilzen.

Winter: Die kurzen Tage und langen, kalten Nächte im Winter machen es Sammlern schwer, ein Menu zusammenzubekommen. Das ist die Zeit für Suppen, Aufläufe, langsam Geschmortes mit den kräftigen, reichhaltigen Aromen von wetterfesten Pilzen, getrocknetem Knoblauch und Kräutern.

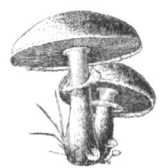

Des Sammlers bevorzugte Jagdgründe

Hecken: In Hecken wimmelt es oftmals von Köstlichkeiten, wie Brombeeren, Himbeeren, roten Johannisbeeren, schwarzen Johannisbeeren, Stachelbeeren, Schlehen, Wildkirschen, Holunderbeeren und Zwetschgen, und sogar von wildem Knoblauch, Holunderblüten oder -beeren und Hagebutten.

Wiesen und Felder: Diese Flächen bieten eine Fülle an Wildkräutern, etwa Thymian, Majoran, Sauerampfer, Endivien, Kümmel, in feuchten Gebieten auch Minze. Und dort wächst noch mehr, was bei Sammlern beliebt ist, zum Beispiel Wiesenchampignons, Georgsritterlinge und Riesenstäublinge.

Straßenränder: Obwohl man die Ränder stark befahrener Landstraßen im Allgemeinen meiden sollte, findet man am Straßenrand erstaunlich viel Essbares. Wilder Kohl, Fenchel Rettich, Spargel, Beeren und sogar ganz normale Zitronen können dort wachsen.

Die Küste: Hier kommen Sammler wirklich auf ihre Kosten. Salzwasser enthält nämlich fast dieselben Mineralien und Spurenelemente wie Blut. Das heißt: Seegras, Seetang und Algen sind für uns Menschen außerordentlich gesund. Manche Arten, vor allem Seetang, werden sogar in Pies, Brot und Würstchen verarbeitet. Weitere essbare Meeresgemüse sind Knorpeltang (Irisch Moos), Meersalat und Zuckertang. Und einige der Schalentiere an den Küsten der Nord- und Ostsee und des Nordatlantik können locker mit denen aus anderen Teilen der Welt mithalten. Venusmuscheln, Schwertmuscheln, Herzmuscheln, Miesmuscheln und Napfschnecken sind besonders gut.

Waldgebiete: Waldstücke sind ein Paradies für Sammler, um nach den Klassikern Ausschau zu halten, zum Beispiel nach Weißdorn, dessen Blätter man am besten im April essen sollte. (Weißdorn ist übrigens auch bekannt als »Käsebrot-Baum«, weil ein Teller der Blätter so viel Energie liefert wie ein Brot mit Käse.) Oder man sucht nach Kiefernadeln, aus denen man Tee machen kann, und wagemutige Sammler nehmen sogar Brennnesseln. Im Spätsommer und im Herbst bieten die Wälder auch ein reichhaltiges Angebot an Pilzen: etwa Pfifferlinge, Leberpilze, Steinpilze, Herbsttrompeten und Schwefelporlinge.

WILD FOOD

Es gibt sechs Kategorien von Wild Food: Früchte (dazu zählen auch Beeren), Kräuter, Blätter, Pilze, Nüsse und Essbares an der Meeresküste. Jede dieser Kategorien birgt wiederum eine ungeheure Vielfalt in sich, und so ist die freie Natur für viele innovative Köche weltweit nicht nur zu einer Inspirationsquelle, sondern gleichermaßen zu einer Bezugsquelle geworden. Die in diesem Kapitel aufgeführten essbaren Wildpflanzen und Meeresfrüchte (oder Schalentiere) sind also noch längst nicht alles, sondern lediglich ein paar Beispiele für beliebte und leicht zugängliche Arten von Wild Food, das man in der Küche verwenden kann, um Gerichten ein fantastisches Aroma, eine großartige Konsistenz und etwas ganz Eigenes zu verleihen. Pilze sind für Sammler eine besonders reichhaltige und vielfältige Nahrungsquelle, und die Tatsache, dass sie sich sehr leicht haltbar machen lassen, ist natürlich ein weiteres Plus für Selbstversorger. Einige der im Folgenden genannten Pflanzen werden als »besondere Empfehlungen« hervorgehoben. Dabei waren die Auswahlkriterien, wie ich gestehen muss, rein persönlicher Natur – hierbei handelt es sich nämlich um meine Favoriten, und die erfüllen folgende Kriterien: Entweder sie sind besonders vielseitig, oder sie sind leicht zu finden und zu bestimmen, oder sie passen hervorragend zu vielen Gerichten, oder sie erfüllen sogar all diese Kriterien!

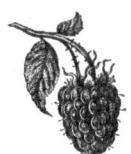

Früchte und Beeren

Was könnte es an einem Sonntagnachmittag mit strahlendem Sonnenschein Vergnüglicheres geben, als mit den Kindern »in die Brombeeren zu gehen« und sich, wenn man genug gesammelt hat, zu Hause hinzusetzen und einen leckeren Apfel-Brombeer-Crumble aus selbst gemachten Streuseln und selbst gesammelten Beeren und selbst gepflückten Äpfeln zu essen? Früchte und Beeren kann man von Hochsommer bis Herbst sammeln, und man findet sie überall: in Hecken, auf Bäumen, an Sträuchern und am Straßenrand. Pflücken Sie sie vorsichtig, da sie sonst leicht Druckstellen bekommen oder zerquetscht werden. Und sammeln Sie niemals welche, die da, wo Spaziergänger hergehen, nah am Boden wachsen – denn Sie werden wohl kaum die ersten sein, die dort vorbeikommen, und man weiß ja nie, ob nicht ein Hund sein Beinchen darüber gehoben hat. Und mit dem Gedanken will man sich den Spaß beim Sammeln doch nicht verderben!

Auch wild wachsende Kirschen, Pflaumen und, wenn Sie welche finden, Äpfel und Birnen, schmecken so gut, dass einem das Wasser im Mund zusammenläuft. Aber vorherrschend sind im Spätsommer und Herbst natürlich Beeren: Brombeeren, Himbeeren, Stachelbeeren, Blaubeeren, Wacholderbeeren, Ackerbeeren, Vogelbeeren (die entgegen anders lautender Vermutungen übrigens nicht giftig sind), rote Johannisbeeren, schwarze Johannisbeeren und wild wachsende Erdbeeren. In den Sträuchern, Hecken und Grünstreifen unserer Breiten gibt es eine wahre Fülle dieser köstlichen, kleinen Kugeln mit ihren kräftigen Farben. Viele Wildbeeren sind reich an Antioxidantien, Ballaststoffen, den Vitaminen C und B, Folsäure, Magnesium, Kupfer und Eisen. Von daher sind sie von Natur aus gesund und gelten als wirksames Mittel gegen eine Reihe von Beschwerden. Unter anderem sollen sie allgemein Schmerzen, Entzündungen und Allergien entgegenwirken (auch wenn es medizinisch noch nicht definitiv erwiesen ist). Die beste Belohnung für das Sammeln kommt eigentlich erst am nächsten Morgen: Wenn Sie eine Portion der selbst gesammelten Früchte, Beeren und Nüsse mit Haferflocken und kalter Milch mischen, um sich das perfekte Sammler-Frühstück zu machen, das Sie sofort auf die Beine bringt und den ganzen Tag lang in Gang hält.

Hagebutte, *Rosa canina*

Die Hagebutte, auch Heckenrose genannt, ist eine der am häufigsten vorkommenden Wildfrüchte. Sie sollte dann gesammelt werden, wenn es schon den ersten Frost gegeben hat. Sie ist eine extrem reichhaltige Vitamin-C-Quelle, und aus den reifen, orangeroten Früchten kann man wunderbar Sirup machen. Ein traditionelles Rezept (das heute noch Anwendung findet) geht zurück auf den Zweiten Weltkrieg, als das Gesundheitsministerium in Großbritannien Freiwillige anforderte, um Hagebutten zu sammeln. Dabei kamen unglaubliche 120 Tonnen zusammen, die dann gekocht und zu Hagebuttensirup verarbeitet wurden, um Skorbut vorzubeugen. Hagebutten kann man mit Holzäpfeln (auch gut zum Sammeln) kombinieren und leckeren Holzapfel-Hagebutten-Gelee daraus machen. Der Saft von Hagebutten sollte aber immer durch ein Sieb oder einen Filter gegeben werden – aus den winzigen Fasern wird nämlich, wenn sie zunächst getrocknet werden, »Juckpulver« gemacht!

Holunder, *Sambucus nigra*

Diese Pflanze ist eine der interessantesten und vielseitigsten und sollte auf der Sammlerliste ganz oben stehen. Der sommergrüne Strauch bekommt Ende Juni cremeweiße Blütenrispen und trägt von Ende August bis Oktober kleine, glänzende Beeren von tief dunkelblauer, fast schwarzer Farbe. (Spätere Beeren sollten Sie allerdings meiden, denn zum Ende der Saison werden sie stumpf und schrumpeln.) Sowohl die Blüten als auch die Beeren kann man verwenden. Holunder ist umwittert von Mythen und Sagen, ihm wurden magische Kräfte zugeschrieben. So heißt es beispielsweise, dass Hexen, wenn sie eine andere Gestalt annehmen mussten, sich in Holunderbüsche verwandelten – der Beweis für eine solche Verwandlung wurde erbracht, indem man eine Holunderbeere einschnitt, um zu prüfen, ob sie blutete.

Wegen ihres hohen Pektingehalts sind Holunderbeeren genau die richtige Ergänzung, wenn man aus Brombeeren und Äpfeln Marmelade kochen möchte, weil diese dadurch besser gelieren. Man kann auch den berühmten Holunderwein mit seiner wunderbar samtroten Farbe daraus machen. (Wie es heißt, wurden die begehrtesten französischen Weine, etwa Bordeaux, auf der Grundlage englischen Holunderweins hergestellt). Die nach Honig duftenden Blüten kann man frittieren oder zu einem erfrischenden Wein oder Likör verarbeiten. Holunderblüten haben auch eine erstaunlich heilende Wirkung: Wenn man Sie mit heißem Wasser zu einem Tee aufgießt, kann man damit allerlei Beschwerden behandeln, zum Beispiel Bronchitis, Husten, Erkältung und Halsschmerzen. Wenn Sie sie ernten wollen, schneiden Sie immer die ganzen Rispen mit den Blüten oder Beeren ab, und zwar an der Stelle, wo sie an den Zweigen ansetzen. Nehmen Sie die oberen Blüten – dann brauchen Sie sie nicht abzuwaschen, denn andernfalls würden sie ihr Aroma verlieren – und verarbeiteten Sie sie sofort.

Kräuter

Wildkräuter sind zarter und haben ein milderes Aroma als ihre gezüchteten Verwandten, weil sie auf natürliche Art wachsen und nicht intensiviert wurden (also selektiv herangezogen, um sie zu Hybriden zu kreuzen). Um sie zu ernten, sollte man sich möglichst am frühen Morgen zu den Wiesen und Weiden begeben, am besten an einem trockenen Frühlingstag, wenn sie Blüten bekommen (die sind nämlich eine Hilfe, um sie zu erkennen und zu bestimmen). Nehmen Sie eine Schere oder ein Messer mit, denn Sie sollten das, was verfügbar ist, grundsätzlich abschneiden, anstatt es abzurupfen. Und dann sollten Sie die Kräuter noch am selben Tag verwenden, sie einfrieren oder so bald als möglich trocknen.

Wilder Thymian, nicht zu verwechseln mit Gartenthymian, ist das ganze Jahr über zu haben. Mit seinem dezenten Aroma kann man ihn für viele Suppen und Eintöpfe verwenden. Viele Minze-Sorten findet man den ganzen Sommer lang, auch Hybriden aus kultivierten und wild wachsenden Pflanzen, die eine ganze Palette unterschiedlicher Geschmacksnoten haben. Meiden sollte man allerdings Wasserminze (auch als Bachminze bezeichnet), die häufig an Bachläufen, Flussufern oder in Gräben wächst – sie riecht modrig und schlammig und schmeckt einfach scheußlich! Goldmelisse, ihrer leuchtend roten Blüten wegen auch als Scharlach-Monarde bezeichnet, zählt zu den sommergrünen Kräutern. Die Blüten sind beliebt, um Tee daraus zu machen, aber sie schmecken auch wunderbar in Salaten oder in Kräuterbutter zu Geflügel- und Wildgerichten. Wilder Fenchel mit seinem unverkennbar anisartigen Duft und Geschmack ist immer häufiger zu finden. Er eignet sich bestens als Beilage zu Fisch in einer Sauce aus Sahne oder Crème fraîche und ist von daher eine schmackhafte Abwechslung zu Dill.

Echter Beinwell (auch Beinwurz oder Bienenkraut genannt) ist ebenfalls sommergrün. Es ist eine nicht allzu hohe, krautige Pflanze, die vom späten Frühling an den ganzen Sommer hindurch blüht. Aus den jungen Blättern kann man eine köstliche, leicht bekömmliche und sehr gesunde Suppe machen, oder auch eine Gemüsebeilage – die Blätter sind weicher und zarter als Spinat. Der Geschmack ist intensiv, aber genau richtig, um cremigen, hellen Saucen den besonderen Pfiff zu verleihen.

Mädesüß ist eine elegante Pflanze, die in feuchten Gebieten wächst und den ganzen Sommer lang zu finden ist. Ihres unverkennbaren Honigaromas wegen wurde früher Met, Bier oder Wein damit verfeinert. Die Blüten kann man gut mit Holzäpfeln kombinieren – wenn man sie zusammen kocht, schmecken die Äpfel, als wären sie mit Honig gesüßt. Mädesüßblüten kann man auch beim Kochen von Rhabarberkompott zugeben oder zu Sirup und Likör verarbeiten.

Sauerampfer, *Rumex acetosa*

Sauerampfer ist eine sommergrüne Pflanze, die nach dem Winter als eine der ersten wieder grünt. Sie blüht zwischen Mai und August, aber wenn der Winter zum Ende hin nicht allzu streng war, kann man die Blätter schon ab Anfang März ernten. Die Blätter sind schlank und pfeilförmig und die winzigen Blüten dunkelrot. Sauerampfer wurde früher vielfach ähnlich wie heutzutage Minze für Saucen verwendet, indem man ihn fein gehackt oder gerieben zu einer Paste verarbeitete, Zucker und Essig hinzugab und zu Fleisch reichte. Die meisten Leute werden ihn aber in Form von Suppe kennen, oder als gelegentliche Hinzugabe zu einem Sommersalat. Bei der Zubereitung von Sauerampfer müssen Sie darauf achten, dass Sie keine eisenhaltigen Schüsseln, Töpfe oder andere Utensilien verwenden, da die natürlichen chemischen Stoffe der Pflanze sonst damit reagieren. Sauerampfer enthält viel Vitamin C und ihm wird nachgesagt, dass er den Hämoglobingehalt im Blut erhöht. Aber Sie sollten ihn nur in geringen Mengen zu sich nehmen, denn er enthält auch einen kleinen Anteil an Oxalsäure.

Brennnesseln, *Urtica dioica*

Die Blätter dieser sommergrünen Pflanze schmecken hervorragend und sind ungeheuer gesund. Sie enthalten die Vitamine A, C, D und zudem Eisen, Kalium, Magnesium, Kalzium und sogar Proteine. Sie sind auch dafür bekannt, dass sie bei rheumatischen Beschwerden helfen, den Hämoglobinspiegel im Blut erhöhen und die Durchblutung fördern.

Schneiden Sie die oberen Blattstände mit einer Schere ab, wobei Sie Handschuhe tragen sollten, damit die Nesseln nicht auf der Haut brennen (wenn man sie kocht, brennen sie nicht mehr und man kann sie problemlos essen). Aber wenn der Juni vorbei ist, sollten Sie keine mehr ernten, denn dann werden die Blätter grob und schmecken bitter. Nachdem Sie sie abgewaschen haben, können Sie aus den Blättern auch eine Suppe kochen oder Pesto daraus machen, sie in Püree oder Pasteten verarbeiten oder sogar als Chips knusprig frittieren. Ich finde jedoch, die beste Art der Zubereitung ist als Gemüse: einfach in einem Topf mit ein bisschen Wasser, gehackten Zwiebeln, Gewürzen nach Wahl und ein wenig Muskat für etwa 10 Minuten köcheln lassen, dann unter kalten Kartoffelpüree heben und in der Pfanne braten.

Bannockbrot

Auch eine kleine Abhandlung über das Thema Sammeln und Kräuter wäre nicht vollständig, wenn man nicht zumindest kurz auch auf Bannockbrot eingehen würde. Das ist Stockbrot und wurde der Überlieferung zufolge etwa im 5. Jahrhundert v. Chr. in Schottland und Nordengland erfunden.

In seiner einfachsten Form besteht Bannockbrot aus 1 Tasse einfachem Mehl, 1 TL Backpulver, 4 TL Öl, ½ TL Salz und so viel Wasser, dass man die Zutaten zu einem festen Teig kneten kann (die Menge an Wasser hängt davon ab, welches Mehl man nimmt). Schmackhaft und ganz einfach zuzubereiten, ist es ein idealer Leckerbissen für die ganze Familie an einem Sommerabend, denn man kann es mit allem bestücken, was man gesammelt hat. Bereiten Sie den Teig vor, legen Sie ihn in ein luftdichtes Behältnis und nehmen Sie ihn mit, wenn Sie sich auf den Weg machen. Sammeln Sie Wildkräuter für ein herzhaftes Stockbrot oder Beeren für ein süßes – und nehmen Sie eine Flasche Wasser mit, damit Sie alles, was Sie gesammelt haben, direkt waschen können. Machen Sie ein kleines Lagerfeuer (aber vorher müssen Sie sich erkundigen, ob es erstens sicher und zweitens erlaubt ist).

Dann brechen Sie ein Stück Teig ab, drücken ein paar der gesammelten Schätze fest in den Teig und wickeln ihn um das Ende eines Stocks. Den halten Sie über das Feuer, lassen so das Brot backen und dann lassen Sie es sich schmecken!

Blätter

Blättrige Pflanzen findet man fast überall: auf Brachflächen, in Hecken, in Waldstücken und am Straßenrand. Generell sollte man sie sammeln und essen, wenn sie noch zart sind, also im späten Frühling oder Frühsommer, damit sie den Großteil ihrer Nährstoffe behalten. Schneiden Sie immer nur ein wenig ab, und zwar so weit unten an der Blattspreite (das ist der Teil des Blattes oberhalb des Stiels) oder dem Stängel wie möglich.

Aus getrockneten oder frischen Rosenblättern kann man einen sehr guten Tee machen, aus Himbeer- und Gundelkrautblättern ebenso. Auch aus Kiefernadeln wurde wegen ihres hohen Vitamin-C-Gehalts früher Tee zubereitet, um Skorbut vorzubeugen (dennoch kann ich mich für den Geschmack nicht begeistern!). Buchenblätter kann man verwenden, um Gin ein besonderes Aroma zu geben, und aus Eichenblättern kann man wunderbaren Wein machen. Die Blätter von wildem Knoblauch oder Bärlauch sind eine tolle Zugabe für einen Frühlingssalat, und fein gehackt kann man damit wunderbar Suppen und Eintöpfe garnieren. (Sie müssen aber immer absolut sicher sein, dass Sie die Pflanze korrekt als Knoblauch oder Bärlauch bestimmt haben, denn die Blätter sehen denen einiger giftiger Pflanzen sehr ähnlich. Deshalb sollten Sie auf jeden Fall ein Stück davon zwischen den Fingern zerreiben, um zu prüfen, ob sie auch den charakteristischen Knoblauchgeruch haben.) Die Blätter einiger Mitglieder der Korbblütler-Familie (Gänseblümchen, Endivien, Rainkohl und Mauerlattich zum Beispiel) sind auch eine willkommene Abwechslung in Wildblattsalaten (siehe Seite 343).

Fette Henne, *Chenopodium album*

Schneiden Sie die zarten, jungen Blätter dieser Pflanze zu Beginn des Frühlings ab, und dann können Sie sie waschen und kochen wie Spinat. So werden sie zu einem schmackhaften Grüngemüse. Archäologische Untersuchungen legen nahe, dass *Chenopodium album* bei der Ernährung prähistorischer Männer eine große Rolle spielte. Denn Spuren dieser Pflanze wurden im Magen des erstaunlich gut erhaltenen »Tollund-Mannes« gefunden, dessen Körper 1950 in einem Hochmoor in Dänemark gefunden wurde und später mit der Radiokarbonmethode auf das 4. Jahrhundert v. Chr. datiert wurde. Die Fette Henne mit ihren fleischigen Blättern gedeiht überall, sogar auf oft frequentierten Wanderwegen.

Löwenzahn, *Taraxacum officiale*

Mit seinen leuchtend gelben Blüten und den grünen, gezackten Blättern wächst Löwenzahn von Frühling bis in den Winter auf Wiesen und Weiden und verwelkt erst in den kältesten Wochen des Jahres. Wenn Sie genug Blätter gesammelt haben, waschen Sie sie, schneiden Sie sie klein und sautieren sie in einer heißen Pfanne 2 bis 3 Minuten lang. Geben Sie 30 Sekunden, bevor Sie sie vom Herd nehmen, einen Stich Butter dazu, lassen Sie sie abtropfen und geben Sie sie auf einen Teller. Würzen Sie die Blätter mit ein wenig Salz und Pfeffer, streuen Sie ein paar grob gehackte Nüsse darauf und servieren Sie sie zu Kleinwild oder Federwild, etwa zu Wildkaninchen, Fasan oder auch zu größerem Wild wie Reh oder Hirsch. Die Löwenzahnblüten kann man ebenfalls sammeln und Löwenzahnwein daraus machen, aus den Wurzeln kann man Bier oder Löwenzahnkaffee machen, und die jungen, zarten Blättchen kann man für gemischte Salate verwenden.

Wildblattsalat nach Sammlers Art

Wenn man auf eine Schüssel mit Salat schaut, sollte es einem so vorkommen, als betrachte man ein Schatzkästchen voller Juwelen. Wenn nicht viel Buntes dabei ist, dann ist es auch kein echter Salat nach Sammlers Art. Dafür nehmen Sie nämlich eine Auslese aus den Blättern von Sauerampfer, Löwenzahn, wildem Knoblauch, den Blütenblättern von Stiefmütterchen und Brunnenkresse, dazu noch

Minze, Schnittlauchblüten, Äpfel, Birnen, Erdbeeren und andere Beeren, Nüsse, Lattich, Gurken und Kirschtomaten. Geben Sie alles – wo nötig, klein geschnitten – in eine Schüssel und arrangieren Sie es so, dass es hübsch aussieht. Darüber geben Sie ein leichtes Dressing aus nativem Olivenöl, und zwar mild geräuchertem, wenn Sie einen Räucherofen zur Verfügung haben, andernfalls machen Sie ein Dressing aus Oliven- oder Walnussöl und Zitronensaft. Schwenken und servieren!

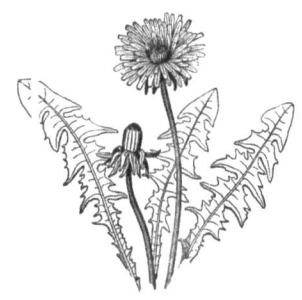

Pilze

Von Herbstbeginn bis zum ersten Frost im Winter stehen Pilze auf der Speisekarte eines jeden Sammlers. Wenn Sie die Stellen kennen, wo Sie suchen müssen, werden Sie manche Arten auch das ganze Jahr über finden – aber an einem kalten, nebligen Herbstmorgen wird der Ertrag am reichsten ausfallen. Pilze wachsen auf Wiesen und in Waldstücken, und es gibt Tausende bekannter Arten (und zweifellos noch Tausende mehr, die nur noch nicht entdeckt wurden). Von dieser riesigen Menge sind allerdings nur relativ wenige genießbar. Von den meisten anderen würde einem einfach nur übel werden, aber bei einigen kann es tödlich enden. Deshalb ist es absolut unerlässlich, dass man in der Lage ist, sie zu bestimmen, damit man keine giftigen sammelt. Nehmen Sie *immer* den *ganzen* Pilz mit! Denn einige der giftigen und hochgiftigen Pilze sehen den essbaren zum Verwechseln ähnlich, und Positiverkennung ist nur möglich, wenn Sie das vollständige Exemplar zur Verfügung haben. Absolute

Gewissheit, am besten in Person eines erfahrenen Sachkundigen an Ihrer Seite, sollte das oberste Gebot sein. Es gibt auch sehr gute und verlässliche Websites mit Fotos und detaillierten Beschreibungen von nahezu jedem Fungus, auf den Sie stoßen könnten. Aber wenn Sie noch keine Erfahrung im Sammeln haben und auf die Idee kommen, mal eine interessantere Route einzuschlagen als die, die Sie bei Ihrem Morgenspaziergang mit Ihrem Hund nehmen, melden Sie sich bei einer Pilz-Führung mit einem Experten an, anstatt es auf eigene Faust in Angriff zu nehmen (solche Touren werden oft in den Lokalzeitungen beworben).

Pilze schießen tatsächlich über Nacht aus dem Boden, deshalb ist es wichtig, sich im Morgengrauen auf den Weg zu machen und vor Ort zu sein, bevor die Insekten und Fliegen sie entdecken. Und der Lohn für diese frühmorgendliche Mühe kann erstaunlich reich ausfallen. Schließlich ist ein Korb frisch gesammelter Wildpilze für jeden, der sich für gutes Essen und Kochen begeistert, ein absolutes Highlight. Schon der Duft und dann der Gedanke an den Geschmack und die Konsistenz lassen einem das Wasser im Mund zusammenlaufen. Reich an Vitamin B$_2$ (Riboflavin) und Kupfer und praktisch ohne Fett-, Zucker- oder Salzgehalt, sind Pilze gesund und darüber hinaus auch noch Schlankmacher.

Wenn Sie an einer Kastanie oder einer alten Eiche einen Leberpilz *(Fistulina hepatica)* entdecken, haben Sie echtes Glück, und wundern Sie sich nicht über den rötlichen Saft, der während des Kochens austritt (der gibt der Sauce nämlich die Farbe und den unverkennbaren Geschmack). Auch über einen Georgsritterling *(Tricholoma gambosum)* können Sie sich freuen. Der Legende zufolge erscheint er jedes Jahr am 23. April, dem Tag des Heiligen Georg, dem Schutzpatron der Ritter (und Geburtstag meines Pferdes, gleichen Namens – allerdings in der weiblichen Form Georgie Girl). Wenn Sie dann auch noch über einen Riesenstäubling *(Langermannia gigantea)* stolpern, wissen Sie wahrscheinlich gar nicht mehr, wohin vor lauter Glück – und wohin mit diesem riesigen Pilz. Manche Exemplare werden nämlich so groß wie Fußbälle.

Wiesenchampignon, auch Feldegerling, *Agaricus campestris*

Diese Pilze sind am weitesten verbreitet. Sie sind die wilden Verwandten der Zuchtchampignons, und man findet sie zwischen Juli und November an Feldrändern und auf Wiesen. Aber auch wenn sie die bekanntesten sind, heißt das nicht, dass sie auch leicht zu bestimmen sind. Einige der giftigen Pilze sehen fast genauso aus. Deshalb Vorsicht vor dem Kegel- oder Spitzhütigen Knollenblätterpilz *(Amanita virosa)* und dem Gift- oder Karbolegerling, auch Karbolchampignon *(Agaricus xanthodermus)*. Wenn Sie sich nicht sicher sind, schneiden Sie den Pilz längs in der Mitte durch, und wenn er innen gelblich-orangefarben ist oder weiße Lamellen hat, lassen Sie ihn liegen (und ziehen Sie außerdem immer ein anerkanntes Handbuch hinzu). Und wenn Sie dann die echten Wiesenchampignons beziehungsweise Feldegerlinge haben, schmecken sie auch roh sehr gut, wenn man sie in einen Salat schneidet. Oder man dünstet sie in ein wenig Butter und Öl oder mischt sie unter eine Sauce zu einem Fleischgericht, um etwas von festerer Konsistenz dazwischen zu haben und ihr mehr Geschmack zu geben.

Steinpilz, auch Edelpilz oder Herrenpilz, *Boletus edulis*

Mit seinem charakteristischen braunen Hut sieht dieser Pilz fast aus wie ein kleiner Gentleman (daher der Name Edel- oder Herrenpilz). In den Monaten September, Oktober und November findet man ihn im Wald oder auf einer Lichtung. Aber leider mögen nicht nur wir Menschen ihn sehr gern, sondern auch Insekten. Deshalb ein Tipp: Schneiden Sie die Pilze auf, bevor Sie sie zum Kochen verwenden, um festzustellen, ob sie in irgendeiner Weise befallen sind, und wenn ja, werfen Sie sie weg. Wenn die Hüte noch klein und frisch sind, kann man sie auch roh essen, dann schmecken sie cremig und nussig und haben das Aroma von frischem Laub. Ältere oder größere Hüte schmecken besser, wenn man sie sautiert – mit ein bisschen frischem Thymian, ein wenig Knoblauch und einem kleinen Spritzer Zitrone (die bringt den Geschmack so richtig zur Geltung, ohne selbst hervorzustechen) – und dann mit frischen, warmen Brioches serviert.

Echter Pfifferling, *Cantharellus cibarius*

Diese umwerfend schmackhaften goldgelben Pilze mit ihrer charakteristischen Trompetenform und dem leichten Zitrusgeruch kommen häufig vor und sind sehr beliebt. Sie wachsen oftmals nah an Birken oder Buchen, und man findet sie von Juli bis in den ersten Winterfrost hinein. Aber Sie müssen aufpassen, dass Sie sie nicht mit dem hoch halluzinogenen Falschen Pfifferling verwechseln! Anders als Steinpilze werden Pfifferlinge nicht von Insekten oder Würmern befallen.

Bei der Zubereitung haben sie jedoch so ihre Tücken. Roh kann man sie nicht so gut essen, und wenn man sie erhitzt, muss das ganz langsam und vorsichtig geschehen, indem man sie entweder in Milch gart oder in Butter dünstet. Sie passen sehr gut als Füllung zu einem Omelette oder als Beilage zu Rühreiern.

Schwefelporling, auch Eierporling, *Laetiporus sulphureus*

Das ist ein Waldpilz, der gern in Gruppen an alten Bäumen wächst. Man findet ihn ab dem Sommer, den Herbst hindurch, bis es zum Winter hin kälter wird. Je kräftiger seine gelbe Farbe, desto jünger ist er (ältere Exemplare neigen dazu, zäh zu werden und bitter zu schmecken). Schwefelporlinge haben einen charakteristischen Geruch und Geschmack und ihre Konsistenz ist ähnlich wie bei gebratenem Hähnchen, wodurch sie sich bestens für Schmorgerichte oder Eintöpfe eigenen (waschen, würfeln und leicht in Butter dünsten und dann eine halbe Stunde, bevor der Eintopf oder Schmortopf fertig ist, dazugeben). Oder zum Frühstück etwas vorkochen und dann mit Bacon in die Pfanne geben.

Wildpilz-Risotto

Wie mit jedem Risotto hat man auch mit diesem ein bisschen Aufwand, aber das köstliche, cremige Gericht ist die Mühe wert!

> 250 g gemischte Wildpilze, in Scheiben oder Spalten geschnitten
> 4 EL Olivenöl
> 1 kleine Handvoll gehackter Thymian
> 1 Spritzer Zitronensaft
> 2 Zwiebeln, fein gehackt
> 2 Knoblauchzehen, fein gehackt
> 400 g Risottoreis
> 125 ml trockener Weißwein
> 1,2 Liter heiße Hühner- oder Gemüsebrühe
> 75 g Butter
> 115 g Hartkäse, zum Beispiel Parmesan, fein gerieben
> Meersalz und frisch gemahlener schwarzer Pfeffer

Sautieren Sie die Pilze in einer Pfanne mit 3 EL Olivenöl, und sobald sie gar sind, geben Sie den Thymian und den Zitronensaft hinzu. Dann nehmen Sie sie vom Herd. Erhitzen Sie das verbliebene Öl in einem großen Topf und schwitzen die Zwiebeln und den Knoblauch darin an. Erhöhen Sie die Temperatur, geben Sie den Reis dazu und rühren Sie die Mischung 2 bis 3 Minuten um, bis die Zwiebeln und der Reis glasig werden. Dann gießen Sie den Wein dazu und rühren kontinuierlich weiter, damit der Alkohol sich verflüchtigen kann und keinen zu intensiven Geschmack hinterlässt. Wenn das geschehen ist, geben Sie eine Suppenkelle heißer Brühe und eine Prise Salz hinzu. Reduzieren Sie die Hitze und lassen Sie die Mischung köcheln. Währenddessen hacken Sie die Hälfte der sautierten Pilze klein und geben sie in den Topf zu den anderen Zutaten. Geben

Sie nach und nach immer wieder unter stetigem Rühren eine Kelle Brühe dazu, und warten Sie jedes Mal, bis sie eingezogen ist, bevor Sie die nächste hinzugeben. Dieser Vorgang sollte etwa 15 Minuten dauern. Anschließend probieren Sie den Reis, um zu prüfen, ob er auch wirklich gar ist. Wenn ja, nehmen Sie das Risotto vom Herd und rühren vorsichtig die Butter, den Parmesan und die restlichen Pilze unter. Und dann so schnell wie möglich servieren!

Variante

Nehmen Sie frische Zuchtpilze in Kombination mit 25 g getrockneten Pilzen, die Sie zuvor in etwas heißem Wasser aufquellen lassen (und geben Sie das Wasser mit in die Brühe). Geben Sie die getrockneten, aufgequollenen Pilze zusammen mit der ersten Hälfte der frischen, sautierten Pilze in den Risotto-Topf.

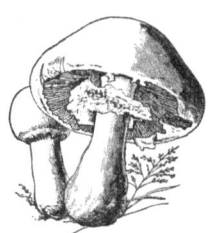

Pilze konservieren

Der Nachteil an Wildpilzen ist, dass wenn man gerade auf den Geschmack gekommen ist, sie beim ersten richtigen Frost auch schon wieder verschwinden – mit Beginn des Winters scheinen sie über Nacht wie vom Erdboden verschluckt. Die Lösung dieses Problems besteht darin, einen Teil dessen, was Sie im Herbst gesammelt haben, zu konservieren.

Pfifferlinge-Wodka: Das ist nichts für Zartbesaitete! Putzen Sie die Pfifferlinge und geben Sie sie in ein Einmachglas, dann gießen Sie sie mit Wodka auf (85 g Pilze in 350 ml Wodka). Wenn alle Pilze auf

dem Boden des Glases liegen, kann man den Wodka trinken. Eisge-
kühlt als Aperitif servieren!

Trocknen: Schneiden Sie die Pilze in dünne Scheiben, und dann
legen Sie sie entweder auf ein mit Pergamentpapier ausgekleidetes
Backblech oder ziehen sie mit einer Stopfnadeln auf eine Baumwollschnur. Lassen Sie sie etwa zwei Tage lang trocknen, bevor Sie sie in
ein Glas, eine Tüte oder eine Frischehaltedose geben.

Duxelle: Bei dieser klassischen französischen Methode zur Konservierung werden die Pilze fein gehackt und mit ebenfalls fein gehackten Schalotten leicht in Butter gedünstet, ohne dass eine der
beiden Zutaten anröstet. Geben Sie ein paar Kräuter hinzu (Thymian eignet sich dafür sehr gut) und gießen Sie die Mischung mit
ein wenig Weißwein auf. Dann lassen Sie sie bei niedriger Hitze
köcheln, bis die Flüssigkeit verdampft ist. Abkühlen lassen und in
den Kühlschrank stellen oder in gebrauchsfertigen Portionen einfrieren.

Einfrieren: Blanchieren Sie die Pilze in gesalzenem Wasser (also
kurz abkochen) und lassen Sie sie vollständig abkühlen. Dann frieren Sie sie einzeln in Eiswürfelformen ein, bevor Sie sie in Gefrierbeutel geben und wieder ins Eisfach legen.

Pulver: Trocknen Sie die Pilze wie oben beschrieben, und dann
mahlen Sie sie mit einer sauberen Kaffeemühle. Bewahren Sie das
Pilzpulver in einem luftdichten Schraubglas auf. Ideal um Curryge-
richten im Winter etwas Würze zu geben, aber sparsam verwenden!

Püree: Die Methode ist fast die gleiche wie bei Duxelle, aber anstatt die Pilze klein gehackt zu verarbeiten und in den Kühlschrank
zu stellen oder einzufrieren, pürieren Sie sie zu einer glatten Masse.
Dann füllen Sie sie in ein Schraubglas (oder frieren sie ein) und verwenden sie in Suppen oder Eintöpfen oder geben sie in Saucen zu
rotem Fleisch, etwa Rind oder Wild.

Einsalzen: Scheiden Sie die Pilze in dicke Scheiben und schichten Sie sie in einem luftdicht verschließbaren Glas auf: erst Salz, dann eine Schicht Pilze, wieder Salz, dann wieder Pilze und so weiter, bis Sie alle Pilze verarbeitet haben (oder das Glas voll ist). Nehmen Sie dafür immer qualitativ hochwertiges Meer- oder Steinsalz. Wenn die Pilze sich damit vollgesogen haben, können Sie sie verwenden.

Wildpilzbutter: Hacken Sie die Pilze sehr fein und rösten Sie sie kurz an, und geben Sie erst dann die Butter dazu (am besten ungesalzene Butter nehmen). Dünsten Sie sie ein paar Minuten, dann geben Sie sie in ein Gefäß mit Deckel. Schmeckt sehr gut mit Pasta oder einfach zum Schmelzen auf einem Stück Fleisch oder Fisch. Die Pilzbutter kann man übrigens auch einfrieren.

Anmerkung: Dieses Unterkapitel ist nicht als Leitfaden zum Thema Pilze gedacht und sollte nicht anstelle eines Handbuchs verwendet werden. Bevor Sie eins der Pilzgerichte oder eine der hier beschriebenen Konservierungsmethoden ausprobieren, müssen Sie grundsätzlich sicherstellen, dass die Pilze mithilfe einer zuverlässigen Quelle korrekt als essbar bestimmt wurden.

Nüsse

Gehen Sie einmal im Spätsommer oder zu Herbstanfang mit einem Korb in den Wald und nehmen Sie sich einen Stock, um unter Bäumen, Hecken und Büschen herumzustochern, und Sie werden staunen – nicht nur über die Menge der Nüsse, die Sie da finden, sondern auch darüber, wie leicht sie zu sammeln sind. Im September, Oktober und November halten Sie Ausschau nach Esskastanien, Haselnüssen und Bucheckern. Sie stecken voller Nährstoffe und sind reich an Eiweiß, ungesättigten Fetten, Vitaminen (unter anderem B_6 und E) und Kohlenhydraten. In einigen Mittelmeerländern und für viele Vegetarier sind Nüsse ein Hauptbestandteil der Ernährung. Sie gelten als vorbeugend gegen Herzkrankheiten.

Sie sollten sie aber erst dann sammeln, wenn sie richtig reif sind, andernfalls schmecken sie bitter. Und lassen Sie alle liegen, die einen modrigen Geruch verströmen. Ziehen Sie sich Handschuhe an und nehmen Sie einen hakenförmigen Stock, damit Sie auch an die schwerer zugänglichen herankommen. Aber vergessen Sie nicht, dass Sie sich diese Nahrungsquelle mit den Wildtieren teilen – die nicht die Möglichkeit haben, zum Supermarkt zu fahren, wenn ihre Vorräte zur Neige gehen. Deshalb sammeln Sie nur so wenig, dass für die Tiere noch genug übrigbleibt.

Bucheckern kann man auspressen, um Öl oder Buchenmast-Butter daraus zu machen. (Mast ist in der Forst- und Jägersprache die Bezeichnung für die Früchte in der Schale). Buchen produzieren je nach den Bedingungen, unter denen sie wachsen, nur alle 5 bis 8 Jahre Bucheckern. Die in der Schale enthaltenen Früchte sind sehr klein und müssen gesammelt werden, sobald sie von den Bäumen fallen, was manchen Leuten zu aufwändig scheint. Es kostet zwar Zeit, aber geröstete Bucheckern sind etwas Feines! Legen Sie die Bucheckern für etwa 12 bis 24 Stunden drinnen ins Warme, sodass die Schalen aufplatzen, und dann können Sie die kleinen Nüsschen herausschütteln. Entfernen Sie die ledrige äußere Haut der Früchte und legen Sie sie auf einem Backblech aus, aber so, dass sie nicht übereinander liegen. Dann rösten Sie sie 5 bis 10 Minuten lang im heißen Ofen, wobei Sie ab und zu nach ihnen sehen sollten, damit sie nicht verkohlen. Anschließend bestreuen Sie sie mit Salz, und dann können Sie sie warm essen.

Eine von jeher praktizierte Zubereitungsweise von Eicheln ist »Eichelkaffee«. Der schmeckt zwar recht bitter, aber wenn man die Eicheln etwa 20 Minuten lang kocht, bevor man sie aus der Schale nimmt, wird der Geschmack milder. Dann kann man sie verwenden wie Kaffeebohnen – also einfach mahlen und filtern.

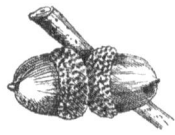

Esskastanie, auch Edelkastanie, *Castanea sativa*

Eine traditionelle und sehr schmackhafte Art der Zubereitung von Esskastanien (auch als Maronen bezeichnet) ist, sie einfach zu rösten. Nehmen Sie sie aus der Schale, denn diese könnte sonst explodieren. Aus frischen Esskastanien kann man sehr gut eine Füllung für Geflügel machen, und kandierte Maronen, eine Spezialität aus Frankreich, sollten zu Weihnachten auch nicht fehlen. Dazu schneiden Sie die Schale der frischen Kastanien ein (aber ohne die Kastanien selbst zu zerteilen) und kochen sie einige Minuten lang, damit sie sich besser aus der Schale lösen lassen. Dann entfernen Sie die Schale und die Haut und lassen die Kastanien weitere 20 Minuten kochen, damit sie weicher werden. Bereiten Sie einen Sirup vor, indem Sie Zucker und Wasser in gleicher Menge mischen und aufkochen lassen. Lassen Sie die Kastanien abtropfen, geben Sie sie in den Sirup und lassen Sie sie eine Stunde lang darin köcheln, wobei Sie aufpassen müssen, dass sie nicht überkochen oder anbrennen.

Anschließend nehmen Sie sie aus dem Sirup heraus, legen sie auf ein Backblech und bestreuen sie mit Zucker. Backen Sie sie für einige Minuten im Ofen, bis sich eine Zuckerglasur um die Kastanien herum gebildet hat. Dann nehmen Sie sie heraus, streuen ein wenig Puderzucker darauf und lassen sie abkühlen. Einfach himmlisch!

Haselnuss, *Corylus avellana*

Wenn die Vögel und Eichhörnchen Ihnen noch welche übriglassen, können Sie von September bis November Haselnüsse sammeln. Essen Sie sie roh oder nachdem Sie sie auf oberer Schiene bei mittlerer Temperatur 10 Minuten lang im Backofen geröstet haben. Streuen Sie Salz darüber und essen Sie sie, solange sie noch warm sind, am besten vor dem Kaminfeuer aus einer Filtertüte. Und wenn Sie einmal etwas Ausgefalleneres probieren wollen, können Sie sie auch mit Beeren zu Pralinen verarbeiten.

Pralinen mit Nüssen und gemischten Beeren

Dieses Rezept aus gesammelten Nüssen und Beeren geht schnell, wenn man Lust auf etwas Süßes hat. Und die Pralinen sind absolut köstlich!

Butter, zum Einfetten

280 g Streuzucker

2 EL Honig

2 Handvoll gemischte Nüsse, zum Beispiel Esskastanien, Walnüsse und Haselnüsse

2 Handvoll gemischte Beeren

Fetten Sie ein Backblech ein. Geben Sie den Zucker und 125 ml Wasser in einen Topf und erhitzen Sie die Mischung bei niedriger Temperatur, bis der Zucker sich aufgelöst hat. Dann erhöhen Sie die Temperatur auf mittlere Hitze, bis die Flüssigkeit eine satte goldene Farbe annimmt. Rühren Sie den Honig, die Nüsse und die Beeren unter, dann gießen Sie die Mischung auf das Backblech. Lassen Sie sie erkalten, und dann schneiden Sie sie in Stücke. Absolut himmlisch!

Pflanzen und Meeresfrüchte von der Küste

Am Meer stehen, die salzige Luft riechen und dem Rauschen der Wellen zuhören, wenn sie auf den Strand oder die Felsen zurollen und sich brechen – das hat etwas Magisches. Je nachdem, wie das Wetter ist, kann ein und derselbe Küstenstreifen romantisch und still oder wild und stürmisch sein. Aber wenn Sie diese Kulisse für einen Moment außer Acht lassen, werden Sie feststellen, dass es auch dort überall etwas Essbares gibt.

Seetang wird geradezu sträflich unterschätzt, und ich kann kaum glauben, dass es nicht mehr Leute gibt, die ihn essen. Er ist reich an Mineralien, Spurenelementen, Proteinen und Vitaminen (A, B, B_{12}, C und D), und abgesehen davon, dass er gesund und sogar in zahlreichen Medikamenten enthalten ist, kann man ihn gewaschen, hängend getrocknet und dann zerkleinert wunderbar als Ergänzung in das Winterfutter der Tiere mischen. Darüber hinaus ist er ein hervorragender organischer Dünger. Am besten sammelt man ihn gegen Ende des Frühlings zwischen den Kieseln und Felsen oder auch am Strand. Man sollte ihn aber nicht zu weit unten am Ansatz abschneiden, damit die Pflanze nicht abstirbt, sondern nachwachsen kann. Und waschen Sie ihn in sauberem, frischem Wasser, bevor Sie ihn kochen.

Muscheln kann man an der Küste in allen Monaten sammeln, in denen ein »r« vorkommt (also von September bis April). Sammeln Sie die Muscheln bei Ebbe, aber behalten Sie im Kopf, dass das Wasser innerhalb von Minuten steigen kann. Informieren Sie sich, bevor Sie sich auf den Weg machen, immer zunächst darüber, wann die Gezeiten wechseln. Eine Stunde bevor oder nachdem die Ebbe eingesetzt hat, ist es am sichersten. (Wenn Sie vorhaben, ins Watt zu gehen, passen Sie besonders gut auf, und wenn Sie sich dort nicht auskennen, nehmen Sie einen ortsansässigen Wattführer mit.) Ebenfalls unerlässlich ist, dass Sie prüfen, ob der Strand auch wirklich sauber ist – und wenn es eine Stunde dauert, das im Internet zu recherchieren!

Herzmuscheln, Venusmuscheln und Schwertmuscheln

Wenn Weichtiere gut sind, dann sind sie richtig gut. Aber auf jeden, der davon schwärmt, kommt einer mit einer Horrorstory über Lebensmittelvergiftung oder Ähnliches. Wenn man sich ein wenig damit auskennt und weiß, was man beachten muss, lässt sich die Gefahr, schlechte Muscheln zu erwischen, jedoch weitgehend ausschließen. Sammeln Sie grundsätzlich nur an »sauberen« Stränden, von denen bekannt ist, dass die Muscheln dort gut sind. (Nochmal: Recherchieren Sie im Internet!) Und vor dem Kochen: Vergewissern Sie sich, dass die Muscheln sauber sind, gesund aussehen und vor allen Dingen, dass sie noch leben.

Herzmuscheln sammeln ist ein Riesenspaß, aber man sollte richtig dafür ausgerüstet sein, denn sie verstecken sich gern unter der Sandoberfläche im niedrigen Wasser. Eine Gartenharke ist von daher das ideale Instrument, um den Sand zu durchkämmen, damit die Muscheln an die Oberfläche kommen. Und wenn Sie ein paar Herzmuscheln aufgestöbert haben, kann es gut sein, dass Sie an der Stelle Dutzende finden – aber die Kunst besteht darin, erst mal eine gute Stelle zu finden. Wenn Sie keine Zeit haben, sich lange darüber Gedanken zu machen, gehen Sie einfach an die Stellen, wo bekanntermaßen viele Herzmuscheln gefunden werden. Aber da müssen Sie natürlich mit gleichgesinnter Konkurrenz rechnen.

Auch Venusmuscheln kann man manchmal mit einer Harke aufstöbern. Eine andere Möglichkeit ist, an der Flut-Wassermarke entlangzugehen, also an der Linie, bis zu der die Wellen bei Flut den Strand überspülen, und dort nach zwei leichten Vertiefungen im Sand Ausschau zu halten, in einem Abstand von etwa zwei Fingern Breite. Und da müssen Sie dann graben.

Schwertmuscheln findet man meistens an der Niedrigwasser-Marke. Auch sie verstecken sich unter der Sandoberfläche und warten darauf, dass die Flut kommt und sie wieder ins Meer spült, denn dann öffnen sie sich und machen sich davon. Der Trick, der sich meiner Erfahrung nach am besten bewährt hat, ist, ihnen vorzugaukeln, dass die Flut schon wieder eingesetzt hätte, indem man ein wenig Meerwasser in die Löcher schüttet, wo sie sich eingegraben haben, und sie schnappt, sobald sie auftauchen. Eine andere Möglichkeit ist, Salz in die Löcher zu streuen, denn wie es heißt, soll sie das wohl verwirren. Schwertmuscheln sind manchmal ein bisschen sandig, aber wenn man sie gut abspült und für ein paar Stunden in sauberes, leicht gesalzenes Wasser legt, kann man sie gut zubereiten und essen.

Napfschnecken

Es gibt viele verschiedene Methoden, eine Napfschnecke von einem Fels zu klauben, aber ich finde es am effektivsten, ein Glasurmesser (das aussieht wie ein schmaler Spachtel) zwischen der Napfschnecke und dem Fels durchzuziehen. Wenn Sie sie von den Felsen gelöst haben, können Sie mit Napfschnecken verfahren wie mit Miesmuscheln (siehe unten).

Miesmuscheln

Das erste Mal, dass ich Miesmuscheln gegessen habe, war in Paris: Moules avec Pommes frites auf den Champs-Elysées – all diese Muscheln, die ganze Sauce, dieser viele Knoblauch! Sensationell! Ein Ambiente zu schaffen wie mitten in Paris, wird sicher schwierig, aber die Muscheln auf die gleiche Art zuzubereiten, ist gar nicht so schwer. Miesmuscheln gibt es an der ganzen Küste unglaublich viele, und meistens treten sie scharenweise auf und hängen in Klumpen zusammen, was einem das Leben natürlich leichter macht! Ebenso wie bei allen anderen Muscheln müssen Sie auch hierbei darauf achten, dass sie noch leben, bevor Sie sie kochen. Spülen Sie sie gut ab und zupfen Sie mit einer Pinzette die »Bärte« ab (der Aufwand lohnt sich).

Europäischer Queller, auch Meerfenchel oder Meeresbohne, *Salicornia europaea*

Der Queller ist kein Seegras, sondern eine Küstenpflanze, die Wattböden oder häufig überflutete Böden besiedelt. Auch bekannt unter der Bezeichnung »Glasschmelz« (er wurde einst bei der Glasbläserei verwendet, indem man seine Asche dem Glas beigab, um den

Schmelzpunkt herabzusetzen), wird er traditionell am 21. Juni geerntet, dem längsten Tag des Jahres. Aber man findet ihn auch noch im Juli und August. Wenn er jung und zart ist, kann man ihn roh essen. Wenn er schon etwas älter und größer ist, ist es besser, ihn in ein wenig Salzwasser zu kochen. Er passt besonders gut zu Fisch.

Meersalat, *Ulva lactuca*

Berühmt dafür, dass er mehr Vitamin A (das Wachstumsvitamin) enthält als Butter, ist Meersalat eins der häufigsten Meeresgemüse und wächst überall an der Küste in den Gezeitentümpeln zwischen den Felsen. Die beste Zeit, um ihn zu sammeln, ist nach dem Wechsel von Flut zu Ebbe. Wenn das Wasser sich zurückzieht, kann man ihn büschelweise abschneiden – frisch, noch nass und tiefgrün. Waschen Sie ihn und geben Sie ihn in einen Salat, oder wenn Sie gerade besonders experimentierfreudig sind, geben Sie ein wenig Meersalat in eine Gemüsepfanne.

•

KAPITEL ELF

Weniger konsumieren, Weiterbenutzen und Wiederverwenden

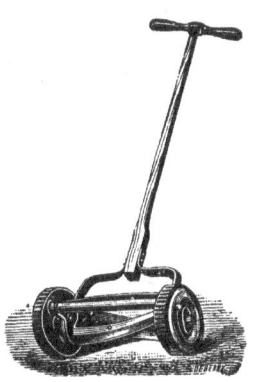

»Reduce, Reuse, Recycle« – so lautet der internationale Slogan von Anhängern der Umweltbewegung, und dieses Motto ist auch für Selbstversorger eine sinnvolle Regel. Weniger konsumieren (und wegwerfen), Dinge weiter benutzen, die noch funktionieren oder sich reparieren lassen, und alles andere wiederverwenden (und vielleicht umfunktionieren) oder weitergeben. Dabei ist es ganz heilsam, sich einmal vorzustellen, man dürfte sechs Monate lang nichts Neues kaufen (Lebensmittel natürlich ausgenommen). Man dürfte zwar Dinge anschaffen, aber nur, wenn man sie second-hand kauft, sie gegen etwas anderes eintauscht oder sie geschenkt bekommt. Eine solche Vorstellung mag zunächst grauenhaft erscheinen, aber wenn man sich einmal genauer damit befasst, was man sonst so alles kauft, kommt man nicht umhin, sich zu überlegen, was wirklich wichtig ist und was man eigentlich gar nicht braucht – die schicken neuen Schuhe zum Beispiel, oder das neueste Handy, das Tablet in einer tollen anderen Farbe. Bei so Vielem, von dem wir glauben, dass wir es unbedingt »brauchen«, wird das dringende Bedürfnis danach von der Werbung befeuert. Doch sobald wir aus dieser Endlosschleife aussteigen und unsere Bedürfnisse aus einem weiteren Blickwinkel betrachten, sieht all das schon ganz anders aus. Und wir erfahren Interessantes: Dass wir zu viel wegwerfen ist wohl unbestritten. In den EU-Ländern werden pro Kopf im Jahr durchschnittlich etwa 500 kg Müll produziert, in Großbritannien wirft ein Erwachsener durchschnittlich in sechs bis sieben Wochen so viel in den Müll, dass man sein eigenes Körpergewicht damit aufwiegen könnte. Das sind gigantische Mengen. Dazu muss man jedoch sagen, dass die Recyclingmethoden immer besser werden und mittlerweile etwa 50 Prozent des gesamten Mülls recycelt oder kompostiert werden können. Und auch 50 Prozent des Altpapiers werden recycelt. Aber man könnte noch viel mehr tun – wie viel mehr ist uns vielleicht noch gar nicht bewusst. Denn etwa 50 Prozent des gesamten Mülls, der in einem normalen Haushalt anfällt, ließe sich recyceln. Davon abgesehen, dass vieles davon wahrscheinlich gar nicht erst in den Müll wandern müsste.

Den eigenen Verbrauch zu reduzieren, ist bei Selbstversorgung eines der grundlegenden Prinzipien und führt automatisch dazu, dass man manches weiter- oder wiederverwendet. Wie so etwas geht, dafür gibt es in diesem Kapitel ein paar Tipps.

EINE ZWECKDIENLICHE BESTIMMUNG

Wiederverwenden kann man Dinge auf zweierlei Art: Man kann sich etwas einfallen lassen und die Sachen umfunktionieren, die man schon zur Verfügung hat, um sie für einen anderen Zweck einzusetzen. Oder man nimmt etwas, das jemand anders aussortiert hat und verwendet es dafür, wozu es bestimmt ist – mit anderen Worten: Gebrauchtes anstelle von Neuem kaufen.

Wiederverwendung in Haus und Garten

Unsere Großeltern und Urgroßeltern waren clever darin, alles wiederzuverwenden und nötigenfalls zu reparieren. Und damals hatte ja auch noch alles eine längere Lebensdauer. Heutige Produkte aus Massenfertigung hingegen werden nur allzu oft aus minderwertigem Material produziert, sodass sie häufig schon nach kurzer Zeit auseinanderfallen. Doch immer mehr Menschen wollen nicht mehr in einer totalen Wegwerfgesellschaft leben. So verlegen sich seit einigen Jahren immer mehr Hersteller darauf, wieder Qualität zu produzieren, weil die Konsumenten zunehmend Wert darauf legen, dass die Dinge, die sie kaufen, länger halten als nur ein paar Tage bis nach Ablauf der Garantie.

Und es kann wirklich Spaß machen, kreativ zu sein und Dinge ganz im Sinne der Selbstversorgung umzufunktionieren, die man sonst vielleicht ausrangieren würde. Eine alte Handtasche kann durchaus noch als Wäscheklammerbeutel dienen, leere Plastiktüten aus Müslipackungen lassen sich als Gefrierbeutel verwenden, und gespülte Konservendosen kann man gut zu stylischen Stifte- oder Besteckhaltern umfunktionieren. Wenn Sie noch ein paar Fliesen von der Renovierung der Küche oder des Badezimmers übrig haben, können Sie originelle Untersetzer daraus machen. Schön designte Marmeladengläser oder kleine Joghurtgläschen kann man abends im Sommer als Teelichthalter benutzen. Es gibt endlos viele solcher Möglichkeiten.

Wenn Sie einen Garten haben, können Sie die Papprollen von Toilettenpapier oder leere Joghurtbecher für die Anzucht von Samen verwenden (die Papprollen kann man direkt in den Boden eingraben, wo sie dann auf natürliche Weise kompostiert werden). Abgeschnittene Plastikflaschen können als Anzuchtglocken dienen, um die zarten, jungen Setzlinge vor der Witterung zu schützen. Alte Autoreifen kann man mit Erde füllen und bepflanzen, alte CDs an einer Schnur zwischen Stangenbohnen oder Tomaten hängen, um die Vögel davon fernzuhalten.

Wenn Sie einen Selbstversorgerhof haben und/oder Nutztiere halten, gibt es unzählige Dinge, denen Sie eine neue Zweckbestimmung geben können: Alte Kühlschränke geben hervorragende Futterspeicher ab, denen weder Nagetiere noch das Wetter etwas anhaben können. Alte Teppichstücke sind ideal, um vorbereitete Gemüsebeete damit abzudecken und das Unkraut in Schach zu halten, oder auch als Isolierung unter dem Dach des Hühnerhauses oder des Verschlags für die Schweine. Für alte Paletten gibt es Tausende und Abertausende an Verwendungsmöglichkeiten: als Gatter, als vorübergehende Abdichtung bei einem Loch im Zaun oder (zusammengenagelt zu einem an einer Seite offenen Rechteck) als Umrandung für den Komposthaufen. Leere Eimer kann man als Pflanzentöpfe benutzen, als Futterbehälter – oder eben als Eimer. Und alte Baugerüstplanken eignen sich bestens als Bretter für Schwerlastregale.

Wiederverwendung ist eine Geisteshaltung. Alles was Sie dafür brauchen, sind ein bisschen Erfindergeist und Geschick.

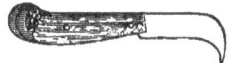

Ausrangiertes von anderen Leuten verwenden

Second-hand zu kaufen, ist sowohl ethisch richtig als auch ressourcenschonend. Wenn Sie in einem Wohltätigkeitsladen kaufen, kommt das Geld direkt wohltätigen Zwecken zugute. Wenn Sie jemand anderem etwas abkaufen, helfen Sie der betreffenden Person, einen Teil der ursprünglichen Kosten wieder hereinzubekommen. Wenn Sie das dann auch noch in Ihrer Region tun, tragen Sie dazu bei, dass das Geld den dortigen Wirtschaftskreislauf ankurbelt. Und nicht alle Leute verlangen überhaupt Geld, manche geben Dinge, die sie nicht mehr brauchen, sogar kostenlos ab.

Online kaufen und verkaufen

So gut wie alles, was man irgendwie einmal irgendwann braucht, findet man im Internet. Für viele, die etwas kaufen oder verkaufen wollen sind Online-Auktionshäuser (wie etwa eBay) die erste Anlaufstelle, wo man sowohl Neues als auch Gebrauchtes findet oder selbst anbieten kann. Sich durch all die Angebote zu klicken, ist so, als würde man durch das größte Kaufhaus der Welt gehen – dabei sitzt man bequem zu Hause am Computer. Und manchmal kann man bei solchen Auktionen echte Schnäppchen machen.

Nach einem etwas anderen Prinzip funktionieren lokale Online-Verschenkbörsen, wo Leute ihre ausrangierten Sachen kostenlos anbieten und man selbst dies auch tun kann. Das ist eine gute Möglichkeit, in der Nähe des eigenen Wohnorts Dinge zu bekommen oder loszuwerden. Die Betreiber solcher Plattformen sind in der Regel Non-Profit-Organisationen, die das Ziel verfolgen, Müll zu vermeiden. Bestimmt werden Sie eine Community finden, die in Ihrer Region angesiedelt ist – und wenn nicht, gründen Sie doch einfach eine!

Das sind nur zwei Beispiele dafür, wie man über das Internet Dinge erstehen oder verschenken kann. Aber es gibt noch andere, wie zum Bespiel Tauschbörsen, und es lohnt sich immer, eine Suche zu starten, um festzustellen, was in Ihrer Region angeboten wird.

Lokale Quellen finden

In Großbritannien gibt es viele Quellen für Second-Hand-Waren. Buch- oder Bekleidungsläden findet man zum Beispiel in so gut wie jedem kleinen Städtchen. Aber auch im Rest von Europa erfreut sich diese Art von Warenkreislauf zunehmender Beliebtheit. Natürlich fragt man zunächst sämtliche Freunde und Verwandte, wenn man etwas Bestimmtes braucht, aber halten Sie auch Ausschau nach entsprechenden Kleinanzeigen in den Lokalzeitungen und am Schwarzen Brett im Kiosk oder manchmal auch im Supermarkt, wo die Leute inserieren, was sie abzugeben haben, von alten Kühlschrank, über einen nicht mehr ganz modernen Laptop bis hin zu Katzenbabys oder auf dem Land auch schon mal zentnerweise Holzstapel. Es kann auch Spaß machen, sich an einem Sonntagnachmittag auf einem Flohmarkt umzusehen, oder an einem anderen Wochentag zu einem Recyclinghof oder Schrottplatz zu fahren.

Als Betreiber eines Selbstversorger-Hofes versucht man ohnehin, so viel Gebrauchtes wie möglich wiederzuwenden oder umzufunktionieren. Alles neu zu kaufen, würde einem das Leben auch um einiges erschweren. Hühnerstall, Futterkammer, Schweineverschlag, Holz, Draht, Werkzeug, Zaunpfähle … Die Liste ist endlos. Gebrauchtes zu verwenden ist da oft die einzige Möglichkeit, den Laden am Laufen zu halten.

Eine gute Bezugsquelle für kleine Höfe sind natürlich auch Auktionen nach Auflösungen von Bauernhöfen, wenn zum Beispiel ein Bauer gestorben ist, sich zur Ruhe setzt oder den Standort wechselt. Dort findet man oftmals alles von Gartengeräten bis zum fast neuen Traktor, und das geht dann an den Meistbietenden. Wenn Sie etwas Derartiges brauchen, halten Sie ebenfalls die Augen offen. Meistens findet man die Informationen in Lokalzeitungen, bei Maklern oder in Broschüren von entsprechenden Auktionatoren.

Die andere Seite der Medaille

Eigentlich versteht es sich von selbst, aber ein Second-Hand-System funktioniert natürlich nur, wenn die Menschen nicht nur etwas nehmen, sondern auch etwas geben. Deshalb: Ob online oder offline, beteiligen Sie sich an solchen Communitys! Dadurch bekommen Sie Ideen und auch die nötige Energie, sie umzusetzen. Da Selbstversorger und Betreiber kleiner Höfe ja nun einmal darauf ausgerichtet sind, Dinge aufzuheben, fällt es manchen mitunter schwer, das Bedürfnis, Dinge zu horten, zu überwinden. »Das kann man bestimmt noch mal irgendwann gebrauchen …« Kommt Ihnen der Satz bekannt vor? Wenn Sie also das nächste Mal ausmisten, betrachten Sie die Dinge objektiv und fragen Sie sich, ob Sie sie wirklich noch brauchen. Ein guter Maßstab dafür ist der folgende: Wenn es ein Jahr lang nicht benutzt wurde, geben Sie es an jemand anderen weiter.

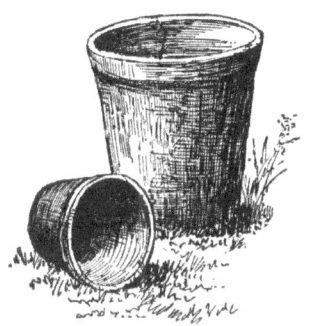

RECYCLING UND ABFALLVERMEIDUNG

Als erstes sollte man den Konsum reduzieren, dadurch auch den Müll, und dann alles Übrige recyceln.

Müll reduzieren, bevor er entsteht

Abfallvermeidung beginnt schon beim Einkaufen. Oft sind es nämlich übertrieben große Verpackungen oder Umverpackungen, die für den meisten Müll sorgen. Bis zu 16 Prozent des Preises für Haushaltsprodukte und Lebensmittel entfallen auf die Verpackung, die dann einfach in den Mülleimer wandert. Wo immer es möglich ist, kaufen Sie also lieber Konzentrat oder lose Ware. Hier ein Beispiel:

Ein normales Spülmittel besteht zu etwa 95 Prozent aus Wasser, das mit Unmengen von Salz angedickt wird. Bei einem Konzentrat wären die aktiven Substanzen im Verhältnis dazu doppelt so hoch und die Flasche würde weniger kosten, weil man für den gleichen Effekt weniger Verpackung braucht. Aber denken Sie daran, dass Sie von dem Konzentrat dann jedes Mal, wenn Sie es verwenden, weniger nehmen müssen. (Und wenn Sie dazu neigen, dies immer wieder zu vergessen, geben Sie die Hälfte des Konzentrats in eine andere Flasche und füllen Sie beide mit Wasser auf.)

Wenn Sie überlegen, welches Produkt in einem Geschäft Sie kaufen sollen, vermeiden Sie Dinge, die einzeln verpackt sind, und solche, deren Verpackung gemessen am Inhalt viel zu groß ist. Mittlerweile gibt es unabhängig von den Supermarktketten immer mehr »Unverpackt-Läden«. Das sind zumeist kleinere Geschäfte, die lose Ware nach Gewicht anbieten, sodass Sie genau die Menge kaufen können, die Sie brauchen, und die Ware in einer Papiertüte bekommen – Müsli, Nüsse oder Getreide sind nur einige Beispiele, bei denen das gut funktioniert. Manche Läden bieten auch ein Nachfüllsystem an, sodass Sie eine leere Flasche für Spülmittel, Shampoo, Haarspülung oder was auch immer beim nächsten Einkauf wieder mitbringen und auffüllen lassen können.

Kompost

Sämtlicher organischer Abfall kann kompostiert werden (alles, was Sie nicht an die Hühner, Katzen und Hunde verfüttern), wobei man Käse oder Fleisch aber lieber nicht auf den Komposthaufen werfen sollte, weil es sonst Ratten anziehen könnte. Wenn Sie keinen Garten haben, finden Sie heraus, ob seitens der Kommunalverwaltung ein System zur Verwertung von Biomüll angeboten wird, zum Beispiel eine Biotonne zusätzlich zu den normalen Mülltonnen. Und wenn Sie einen Garten haben, ist lockerer, gut verrotteter Kompost Gold wert. Wenn Sie selbst zu viel Kompost produziert haben, können Sie versuchen, den Überschuss zu verkaufen oder zu verschenken (und sobald Sie ihn im Internet oder anderweitig anbieten, werden Interessenten Ihnen die Tür einrennen). Wenn Sie Freunde haben, die ebenfalls gärtnern, ist eine große Tüte guter Kompost auch ein tolles Geburtstagsgeschenk (wenngleich auch nur denen vorbehalten, die Sie wirklich gut kennen).

Recyceln

Kann man aus dem Müll, den man produziert, noch etwas anderes machen? Den größten Effekt der Abfallvermeidung erzielt man wohl durch Recyceln. So gut wie jeder weiß, dass sich Aluminiumdosen, Papier, Glas und Plastik recyceln lassen. Kontaktieren Sie Ihre Kommunalverwaltung und erkundigen Sie sich, was die Recyclinghöfe sonst noch annehmen – Grünschnitt zum Beispiel, wenn Sie mehr davon haben, als Sie selbst kompostieren können. Batterien sollte man nicht in den Hausmüll werfen, denn sie enthalten giftige Metalle und Chemikalien, die sonst in die Umwelt gelangen. Das Gleiche gilt für Handys, Computer und andere technische Geräte – dafür stellen viele Kommunen jedoch mittlerweile Sammelcontainer auf, und sollte das bei Ihnen nicht der Fall sein, kann man Ihnen sicher sagen, wo Sie solche Dinge korrekt entsorgen können. Manche Geschäfte nehmen alte Elektrogeräte auch zurück. Und es gibt Läden, die sie ankaufen, dann würden Sie sogar noch Geld dafür bekommen.

Viele Menschen werden ja auch schon immer kreativer und machen aus alten Sachen interessante neue Dinge. Alte Pullover werden aufgeribbelt, um schicke Kleidung daraus zu stricken. Bierflaschen werden abgeschnitten und geschliffen, um ausgefallene Gläser daraus zu machen. Aus elektronischen Leiterplatten werden Mousepads und Buchumschläge. Plastikflaschen werden eingeschmolzen und zu Fäden gesponnen, die so fest verwoben werden, dass man Rucksäcke oder Fleecejacken daraus machen kann. Plastikbecher

werden zu Schreibstiften. Aus Elefantendung wird Papier hergestellt, und aus Gummireifen Sandalen, Schulmappen und Umhän-
getaschen. Aus alten Bodendielen wurden sogar schon Gitarren und
Geigen. Der Müll des einen kann sich als Goldmine des anderen erweisen. Und im Sinne der Selbstversorgung sollte uns das doch zu
noch mehr inspirieren.

•

KAPITEL ZWÖLF

Erneuerbare Energien nutzen

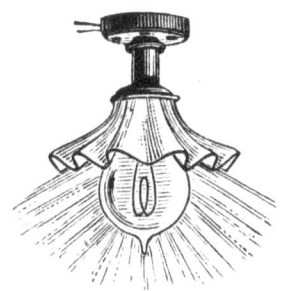

DER PLANET, AUF DEM wir leben, steckt voller Energie. Sonnenlicht, Wind, Gezeiten – all das könnten wir nutzen, um unseren Bedarf an Energie auf ewig aus sauberen Quellen zu speisen, wenn wir es doch nur hinbekämen, mit den Problemen der Nutzbarmachung und Speicherung fertigzuwerden. Fossile Brennstoffe versorgen uns zwar mit Energie, die leichter zu speichern ist, aber dabei werden CO_2 und andere Schadstoffe ausgestoßen, die unseren Planeten immer weiter aufheizen – was mittlerweile so gut wie jedem bewusst sein dürfte. Wissenschaftler und Regierungsvertreter sind sich darin einig, dass die CO_2-Werte in der Atmosphäre ein bedrohliches Maß erreicht haben und wir die Abhängigkeit von fossilen Energieträgern drastisch herunterfahren müssen. Erneuerbare Energiequellen (wenn sie denn nutzbar gemacht werden) haben nicht diesen zerstörerischen Effekt, und hinzukommt, dass sie nicht versiegen. Auf lange Sicht werden sie ohnehin Teil dessen sein, was die Menschheit voranbringt, doch auch auf kurze Sicht können sie schon eine wichtige Rolle spielen und entscheidend zu einem selbstversorgerischen Lebensstil beitragen.

Bei den Technologien, die uns heute zur Verfügung stehen, versteht man unter den »Erneuerbaren« in erster Linie Solarenergie sowie Wind- oder Wasserkraft. Das Hauptproblem dabei – auf lange *und* auf kurze Sicht – ist ihr unregelmäßiges Aufkommen. Nachts scheint die Sonne ja nicht, und der Wind bläst auch nicht immer stetig. Ganz gleich, ob wir uns diesbezüglich auf Länderebene bewegen oder von Kleinlandwirtschaft sprechen, wenn mittags der Strom ausfällt, weil der Wind nachlässt, ist das selbstverständlich ein Problem. Manche Energieformen kann man speichern, sodass sie auch dann zur Verfügung stehen, wenn die Quelle vorübergehend ausfällt. Viele dieser Speicherformen (mechanisch, chemisch, elektrisch, elektrochemisch, thermisch) sind enorm verbessert worden, aber manche sind für eine Nutzung im größeren Rahmen nach wie vor ineffizient. Deshalb lassen sich erneuerbare Energien am besten nutzen, wenn man sich nicht auf eine einzige Quelle verlässt, sondern verschiedene Energieträger miteinander kombiniert. Das heißt: Im Sommer wird mehr Sonnenenergie produziert (ist ja naheliegend), im Winter mehr Windkraft, und wenn in der Region Wasser als Energieträger verfügbar ist, sollte man auch Wasserkraft in den Energiemix integrieren. Ein Haushalt, der mit den entsprechenden Generatoren ausgestattet ist, könnte sich auf diese Weise unabhängig vom allgemeinen Stromnetz machen. Ein ganzes Land könnte so immerhin einen Großteil der benötigten Energie produzieren, was in manchen Ländern bereits geschieht und vorangetrieben wird. Dabei sollte man natürlich nicht sofort alle auf fossilen Brennstoffen basierenden Kraftwerke direkt abschalten, denn einige wird man als Reserve brauchen, wenn die erneuerbaren Energieträger einmal nicht genug produzieren.

In diesem Kapitel geht es nicht darum, Ihnen zu erklären, wie Sie unabhängig von Energieversorgern werden, denn das würde hier den Rahmen sprengen. Es soll Ihnen lediglich einen Eindruck davon vermitteln, wie man als Selbstversorger auch in Hinsicht auf Erneuerbare ein ganzes Stück vorankommt, wenn man aus dem Energiemix das auswählt, was dem eigenen Bedarf am besten entspricht – sei es für einen kleinen Stadtgarten, einen Schrebergarten oder Kleinlandwirtschaft.

Auch Erneuerbare werden in erster Linie für zwei Dinge genutzt: Elektrizität und Wärme. Mit Solarenergie kann man beides produzieren, aber mit zwei unterschiedlichen Methoden: Photovoltaik (also Solarzellen) für Strom und Sonnenkollektoren für heißes Wasser. Windräder produzieren ebenso wie Wasserkraft Elektrizität. Für Selbstversorger kann auch Holz (wenngleich nicht immer) eine nachhaltige Wärmequelle sein.

ELEKTRIZITÄT

Bevor wir zum eigentlichen Thema kommen, hier noch ein paar Hinweise: Erstens, überlegen Sie sich nicht nur, wie Sie selbst Energie *generieren* wollen, sondern denken Sie auch daran, dass Sie welche *einsparen* können: überflüssiges Licht ausmachen, energiesparende Glühbirnen verwenden, keine Geräte auf Standby lassen, den Wasserkessel nicht bis oben hin voll machen, energieeffiziente Geräte benutzen und die Waschmaschine nicht halb leer laufen lassen. Zweitens, wenn Sie sich durch eine der Ideen in diesem Kapitel dazu ermuntert fühlen, welche Anlage auch immer zur Erzeugung von Energie zu installieren, denken Sie daran, dass bei Elektrizität und elektrischer Ausrüstung grundsätzlich Sicherheit das oberste Gebot ist. Und wenn Sie planen, Sonnenkollektoren auf dem Dach anzubringen, sich ein Windrad auf die Wiese zu stellen oder sonst etwas Ähnliches vorhaben, erkundigen Sie sich zunächst bei den örtlichen Behörden, ob Sie eine Baugenehmigung dafür brauchen oder andere Regularien beachten müssen.

Solarenergie

Wenn Geld keine Rolle spielen würde oder die Regierungen Fördergelder zur Verfügung stellen würden, wie es in manchen europäischen Ländern der Fall ist, wäre die attraktivste Option, eine Reihe Photovoltaik-Module auf der Südseite des Daches zu installieren, um entweder unabhängig von Energieversorgern zu werden (und den Strom mit Generatoren zu speichern, damit auch nach Sonnenuntergang das Licht nicht ausgeht) oder mit dem allgemeinen Stromnetz verbunden zu bleiben und den überschüssigen Strom dort einzuspeisen. Leider scheitert diese Option aber oftmals daran, dass Geld sehr wohl eine Rolle spielt, und kommt von daher für die meisten nicht ernsthaft in Betracht, obwohl Photovoltaikanlagen schon um einiges günstiger geworden sind. Einige Fördergelder gibt es auch noch, von daher könnte es sich vielleicht doch lohnen, herauszufinden, wie hoch diese in Ihrem Falle liegen würden.

Im kleinen Stil kann man als Selbstversorger Solarenergie aber schon sehr gut nutzen, wenn man sie für einzelne Geräte einsetzt, die nicht viel Strom verbrauchen. Niedrigstrom produzierende PV-Module gibt es schon für relativ kleines Geld, und mit einem einzelnen kleinen Modul von 40 x 30 cm Größe kann man eine 12-Volt-Autobatterie antreiben, die den Elektrozaun mit Strom versorgt und durch das PV-Modul konstant aufgeladen wird – was einen von der täglichen Sorge befreit, die Batterie könnte den Geist aufgeben. Das heißt: Schluss mit der sonst stets vorhandenen Sorge, die Schweine könnten im Hühnerhaus wüten, der rauflustige Schafsbock ausbüxen und die anderen Schafe aufmischen oder die Ziegen das Gemüsebeet ruinieren!

Mit Photovoltaikzellen kann man auch Solarlicht produzieren. Solarbetriebene Gartenlampen gibt es in allen möglichen Formen und Größen. Ein kleines PV-Modul speichert bei Tag die Sonnenenergie in aufladbaren Batterien (meist AA = Alkaline Akkus), die dann bei Dunkelheit Licht abgeben – wobei ein Sensor erkennt, wann es dunkel wird, und sich das Licht automatisch einschaltet. Mit solchen Gartenlampen kann man prima Gehwege beleuchten, aber als generelle Lichtquelle reichen sie natürlich nicht. Dafür wiederum ist ein stärkeres »Schuppenlicht« besser geeignet, bei dem ein kleines Solarmodul an der Wand oder auf dem Dach eines Schuppens installiert wird – oder auch an einer Scheune, einem Stall oder einem Gewächshaus – und der damit generierte Strom zu einer Glühbirne im Schuppen oder wo auch immer fließt. Diese Technik ist allein schon hilfreich, um Licht zu produzieren, und im Sinne der Selbstversorgung kann sie sich möglicherweise noch als viel nützlicher erweisen, nämlich als Wärmequelle. Denn man kann so eine Glühbirne auch nutzen, um Wärme zum Ausbrüten von Eiern und für die frisch geschlüpften Küken zu produzieren, oder um den Gärungsprozess bei selbst gemachtem Wein in Gang zu setzen und die Temperatur konstant zu halten, oder damit die frisch ausgesäten Samen im Gewächshaus besser keimen und die Setzlinge schneller wachsen, und auch, damit verwaiste Lämmer, Katzenbabys oder Welpen es nachts behaglich warm haben.

Windenergie

Ebenso wie Sie bei Solarenergie das halbe Dach mit Modulen pflastern müssten, würden Sie, um das ganze Haus mit Energie zu versorgen, eine komplette Windkraftanlage brauchen, in dem Fall also ein Windrad mit hohem Mast, möglichst auf Ihrem eigenen Grund und Boden. Das ist jedoch für die meisten Leute nicht praktikabel – für diejenigen, die in der Stadt wohnen, schon mal gar nicht. Der vor Jahren kurzzeitig aufkommende Trend zu ein-

374 • DIE SELBSTVERSORGER-BIBEL

zelnen kleineren Windrädern in Wohngebieten war zwar gut gemeint, aber dort, wo die Windturbinen standen, waren sie vollkommen fehl am Platz. Denn auf Höhe der Häuser weht der Wind in unsteten Böen, sodass es schwierig ist, Windräder damit anzutreiben und eine solche Anlage zur Erzeugung von Elektrizität so gut wie gar nichts bringt.

Kleine Windturbinen, um damit eine 12-V-Batterie anzutreiben, kann man zwar kaufen, aber sie sind teurer als PV-Module und weniger effizient.

Mikro-Wasserkraft

Hierbei kommt es natürlich darauf an, ob es auf Ihrem Grund und Boden überhaupt ein fließendes Gewässer gibt, aber viele Kleinlandwirtschaftliche Höfe haben einen Bachlauf oder liegen an einem Fluss – und den kann man dann natürlich nicht nur nutzen, um die Tiere mit Wasser zu versorgen und das Land zu bewässern, sondern gleichermaßen als Energiequelle. Um damit Elektrizität in nennenswerter Menge zu erzeugen, brauchen Sie ein Gefälle von gut 10 Metern. Aber Landstücke mit eigenem Wasserfall sind natürlich deutlich seltener und viel begehrter als solche, die lediglich über einen eigenen Bachlauf verfügen. Für unsere Zwecke können wir uns also nur mit Letzterem begnügen, um Energie für den Antrieb unserer ganz normalen, aber stets fleißigen 12-V-Batterie zu gewinnen.

Mit Wasserkraft kann man zwei Arten von Energie erzeugen: elektrische und mechanische. Traditionelle Wassermühlen wurden mit mechanischer Energie angetrieben, indem man das stetig strömende Wasser eines Baches oder Flusses nutzte, um ein Mühlrad (Wasserrad) anzutreiben, dessen kinetische Energie über ein System aus Zahnrädern in verschiedenen Größen auf den Mühlstein übertragen wurde. Heutzutage dient Wasserkraft generell eher der Erzeugung von elektrischer Energie.

Hydroelektrische Energie (Strom durch Wasserkraft) lässt sich im Prinzip ganz einfach erzeugen: Durch das fließende Wasser oder einen Wasserfall wird ein Schaufelrad angetrieben. (Das können Sie sich etwa so vorstellen, als würde man ein Windrad auf den Kopf stellen und mit den Rotorblättern ins Wasser tauchen.) Das Schaufelrad wiederum treibt eine Stange an, und diese ist mit einem Generator verbunden, der die kinetische Energie (Energie durch Bewegung) mithilfe von Magneten und einer Kupferdrahtspule in elektrische Energie umwandelt. Wenn ein solches Wasserkraftwerk erst einmal steht, ist diese Art der Energieerzeugung sauber und effizient (wobei man aber bedenken muss, dass dafür oftmals Täler geflutet oder Wasserläufe umgeleitet beziehungsweise übermäßig angezapft werden müssen).

Als Selbstversorger ist es jedoch nicht allzu kompliziert, für den Eigenbedarf eine einfache Turbine zu konstruieren, um aus der Wasserkraft eines Bachlaufes elektrische Energie zu generieren. Alles, was man dafür braucht, ist ein länglicher Propeller (den man ganz einfach aus Holz bauen kann), eine Stange, eine Lichtmaschine aus einem alten Auto (danach kann man sich auf Schrottplätzen umsehen, oder bei Ersatzteilhändlern, die man im Internet oder auf den Rückseiten von Lokalzeitungen findet), einen Schalter (dafür kann man den Zündschalter des kaputten Autos mit der Lichtmaschine gleich mitnehmen) und eine kleine Leuchte oder Leuchtanzeige. Der Propeller wird an einem Gehäuse befestigt, das sich in dem Bachlauf befindet, und zwar so, dass er mit den Rotoren die Wasseroberfläche berührt und sich dreht. Die Stange wird mit dem einen Ende in den Propeller gesteckt und mit dem anderen Ende in die Lichtmaschine, die am Ufer steht. Der Schalter ist zum Ein- und Ausschalten, und die Leuchte oder Leuchtanzeige hat die Funktion, dass man sieht, ob die Lichtmaschine auch Strom produziert. Bei einem Auto ist die Lichtmaschine dafür da, dass sie die Batterie lädt, und dafür werden wir sie auch hier benutzen, indem wir sie mit unserer fleißigen 12-Volt-Batterie verbinden. So haben Sie dann gratis Strom für einen Elektrozaun! (Im Internet gibt es übrigens zahlreiche Anleitungen für all diejenigen, die tatsächlich eine Turbine selbst bauen wollen.)

WÄRME

Erneuerbare Energien kann man auf zweierlei Arten zur Erzeugung von Wärme nutzen: um Wasser zu erhitzen (mit Sonnenkollektoren) oder die Luft in einem Raum zu erwärmen (Holz). Die beiden Möglichkeiten kann man auch sinnvoll und praktisch miteinander kombinieren.

Sonnenkollektoren

Sonnenkollektoren sind eigentlich das, woran die meisten Leute direkt denken, wenn von Solarenergie die Rede ist. Diese Technologie funktioniert ganz anders als Photovoltaik, nämlich viel einfacher, und sie ist auch kostengünstiger. Wenn Sie schon einmal einen Wasserschlauch benutzt haben, der den ganzen Tag lang in der Sonne lag, ist Ihnen sicher aufgefallen, wie warm das Wasser war, das herauskam. Ziemlich heiß, oder? Und genau das passiert bei Sonnenkollektoren: Durch die isolierten Paneele laufen Röhren voller Wasser (in geschlossenen Kreisläufen auch plus Frostschutz), die die Sonnenwärme aufnehmen. Man braucht sie also nur auf der Südseite des Daches oder auf dem Boden nach Süden ausgerichtet zu installieren und die Sonne den Rest der Arbeit machen zu lassen. In unseren mitteleuropäischen Breiten kann so ein System aus Sonnenkollektoren im Sommer 80 bis 90 Prozent des Warmwasserbedarfs eines Haushalts liefern, im Frühling und im Herbst 40 bis 50 Prozent und im Winter 10 bis 15 Prozent. Hochgerechnet auf ein Jahr kann man damit also die Hälfte des Warmwasserbedarfs decken.

Im Wesentlichen gibt es zwei Arten der Warmwasserbereitung durch Sonnenkollektoren: passive (indirekte) und aktive (direkte) Systeme. Bei einem passiven System wird nichts aktiv bewegt (sodass auch weniger schiefgehen kann): Auf dem Dach werden ein Wassertank und ein Modul mit Sonnenkollektoren installiert, und das erhitzte Wasser fließt auf natürliche Weise durch das System, weil Wärme nach oben steigt und das Wasser durch die Schwerkraft dann nach unten ins Haus geleitet wird. Bei einem aktiven System ist das Ganze ein bisschen komplizierter, denn hierbei wird Wasser mithilfe einer Pumpe innerhalb eines geschlossenen Systems durch das Modul mit den Sonnenkollektoren geleitet (also getrennt vom Wasser aus der Leitung). Der Tank mit Nutzwasser muss dabei nicht auf dem Dach stehen, sondern kann sich auch im Inneren des Hauses befinden, was natürlich einige Vorteile bietet. Bei einem solchen System wird meist ein Wärmetauscher verwendet (eine Kupferspule innerhalb des Heißwasserzylinders), um die Wärme des Wassers, das durch das Modul mit den Sonnenkollektoren fließt, auf das Leitungswasser in dem Tank zu übertragen. Das Wasser innerhalb des geschlossenen Systems kann man mit Frostschutz versetzen, sodass das Modul mit den Kollektoren auch bei Minustemperaturen funktioniert. Wenn dem Wasser kein Frostschutz beigegeben wird, muss man in sehr kalten Regionen sonst die Leitungen der Module leeren. Und es erübrigt sich schon fast, noch zu erwähnen, dass es zahlreiche Varianten eines solchen Systems gibt, bei denen die jeweiligen klimatischen Bedingungen, die Form des Dachs oder auch optische Gesichtspunkte berücksichtigt werden.

Auch was die Sonnenkollektoren selbst angeht, gibt es im Wesentlichen zwei Varianten: die herkömmlichen flachen Paneele mit den in schwarze Metallbleche eingelassenen Röhren und die moderneren (und teureren) offen liegenden Röhrenkollektoren mit glasummantelten, vakuumisolierten Wasserröhren, bei denen weniger Wärmeverlust entsteht, was sie natürlich noch um einiges effizienter macht.

Für einen Selbstversorger-Haushalt sind Sonnenkollektoren wirklich sinnvoll. Für die zahlreichen Systeme, die auf dem Markt sind, gibt es oftmals auch Zuschüsse oder Förderkredite. Bei letzteren sind die Rückzahlungszeiträume über eine so lange Dauer gestreckt, dass sich die Investition bis dahin amortisiert hat. Von daher sind Sonnenkollektoren finanziell eher machbar als Photovoltaik-Anlagen. Und wenn man über ein bisschen Do-it-yourself-Erfahrung verfügt, kann man die Kosten natürlich noch ein wenig senken. Einen Sonnenkollektor zu bauen und zu installieren, ist nicht allzu schwer. Deshalb könnte es zu einem interessanten Projekt werden. Im Internet gibt es eine Fülle ausführlicher Anleitungen sowie Berichte über persönliche Erfahrrungen, und auch Foren, in denen man sich darüber austauschen kann, welche Materialen man am besten verwendet und so weiter. Ein ganz einfaches selbst gemachtes Modul besteht beispielweise aus einem alten, schwarz gestrichenen Heizkörper, der in einer Isolierung aus Glasscheiben steckt.

Da man mit Sonnenkollektoren aber außerhalb des Sommers nicht den ganzen Warmwasserbedarf decken kann, braucht man dazu noch eine herkömmliche Anlage zur Warmwasserbereitung – eine Gastherme oder einen Ölheizkessel, einen Holzofen oder sogar einen elektrischen Durchlauferhitzer. Das Wasser, das durch das Modul mit den Sonnenkollektoren vorgeheizt wurde, wird dem Gerät zugeführt, sodass dieses selbst weniger Energie verbraucht, um das Wasser auf die gewünschte Temperatur zu erwärmen – wodurch sich die Warmwasserkosten dann verringern. Solche Paneele lassen sich meist leicht mit den existierenden Anlagen zur Warmwasserbereitung verbinden, wobei sie mit einer modernen Brennwertanlage besser funktionieren als mit einer altmodischeren Kombitherme und Sie möglicherweise einen zusätzlichen Wasserzylinder zur Speicherung brauchen.

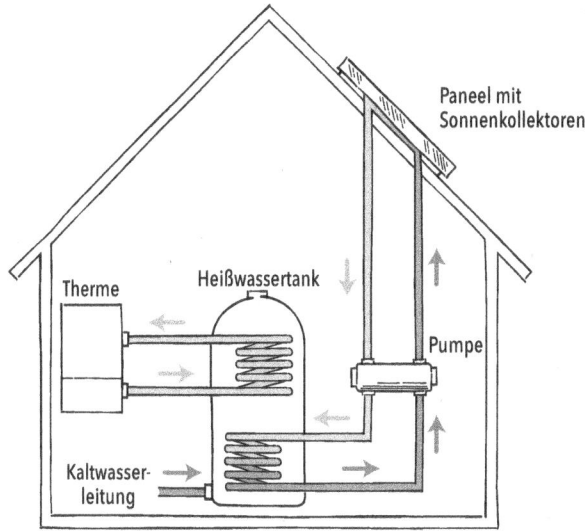

Mit Energie aus Sonnenkollektoren betriebenes Warmwassersystem für einen Haushalt

Wenn Sie den ganzen Aufwand mit der Installation einer solchen Anlage nicht auf sich nehmen wollen, können Sie bei warmem Wetter Sonnenenergie aber auch auf eine Art nutzen, die Spaß macht und schon einmal einen Schritt in Richtung Selbstversorgung geht: indem Sie draußen eine Solardusche aufbauen. Bei Anbietern von Camping- und Outdoor-Zubehör bekommt man solche Campingduschen. Sie bestehen eigentlich nur aus einem dicken schwarzen Plastikbeutel mit einem Schlauch und Duschkopf daran. Den Beutel hängt man in die Sonne, und nach ein paar Stunden hat man dann warmes Wasser, das für einmal Duschen locker reicht. Dieses System können Sie natürlich noch so weit optimieren, wie Sie mögen, indem Sie einen langen schwarzen Schlauch am Dach Ihres Hauses entlang verlegen (oder ihn an der Hauswand hinauf und hinunter führen), das eine Ende an einen Wasserhahn anschließen und am anderen Ende einen Duschkopf befestigen. Und auch das kann man noch endlos variieren. Je nachdem, wie es um Ihre installatorischen Fähigkeiten bestellt ist, könnten Sie sich überlegen, ob Sie eine Mischbatterie an den Wasserhahn anschließen wollen, damit Sie an heißen Tagen auch kaltes Wasser zur Verfügung haben. Vielleicht wollen Sie dazu noch eine Duschkabine aufstellen, damit Sie auch draußen Ihre Privatsphäre haben – oder Sie gehen das Risiko ein, dass die Nachbarn sich etwas zu erzählen haben!

Holz

Ein offenes Feuer mit flackernden Flammen im Kamin Ihres Wohnzimmers mag ja anheimelnd und schön anzusehen sein, aber um Ihr Zuhause zu heizen, können Sie es vergessen. Stattdessen sollten Sie lieber einen Brennholzofen in Erwägung ziehen, denn der ist wesentlich effizienter, um Wärme zu produzieren. Viele Brennholzöfen haben auch eine Klappe aus feuerfestem Glas, sodass Sie sich dennoch in den Anblick der flackernden Flammen versenken können.

Holz setzt beim Verbrennen die gleiche Menge an CO_2 frei, die es aufnimmt, während es wächst. Deshalb gilt Holz als CO_2-neutral und somit als erneuerbarer Energieträger, und wenn es aus nachhaltiger Forstwirtschaft kommt, umso besser – wenn Sie es sogar auf Ihrem eigenen Stück Land selbst geschlagen haben, ist das im Sinne der Selbstversorgung natürlich der Idealfall. Damit es sauber brennt, nehmen Sie immer trockene Scheite, die gut abgelagert und vorzugsweise gespalten sind.

Ein Brennholzofen mit Boiler kann auch Wasser für Heizkörper in anderen Räumen erhitzen. Das heißt, mit einem einzigen Brennholzofen können Sie ein ganzes Haus heizen. Mittlerweile sind hocheffiziente Geräte auf dem Markt, zum Beispiel Einbauöfen mit Glasfront und Thermostatreglern. Auf Öfen mit flacher Oberfläche kann man natürlich auch Kessel und Töpfe erhitzen – und die leckere Bohnensuppe drei Stunden lang vor sich hin köcheln lassen, ohne sich Gedanken darüber zu machen, wie energieintensiv das jetzt ist, weil man sie ja auf den Ofen stellt, wenn ohnehin Holz darin brennt. Ein Kombi-System aus Sonnenkollektoren und einem

Brennholzofen, der mit Holz befeuert wird, das Sie auf Ihrem eigenen Stück Land nachhaltig mit Ihren eigenen Händen geschlagen haben, ist doch wohl das Non-plus-Ultra im Sinne der Selbstversorgung. Diese Vorstellung ist auch absolut realistisch. Und wovon sonst kann man all das schon behaupten!

Weiterführende Literatur und Links

Im Folgenden finden Sie eine Liste nützlicher Websites und Bücher, die auf einige der im Buch behandelten Themen näher eingehen.

Allgemein

Fearnley-Whittingstall, Hugh, *The River Cottage Cookbook*, Collins, 2003

Sympathisches Selbstversorger-Forum

www.downsizer.net

Der Küchengarten

Buckingham, Alan, *Der Nutzgarten: Monat für Monat richtig planen.* Dorling Kindersley 2010

Diacono, Mark, *Veg Patch: River Cottage Handbook 4*, Bloomsbury, 2009

Flowerdew, Bob, *The No-work Garden: Getting the Most Out of Your Garden for the Least Amount of Work*, Kyle Cathie, 2004

Gear, Alan and Jackie, *Organic Gardening: The Whole Story*, Watkins, 2009

Guerra, Michael, *The Edible Container Garden: Fresh Food from Tiny Spaces*, Gaia, 2005

Liebreich, Karen, Jutta Wagner, Annette Wendland, *The Family Kitchen Garden*, Frances Lincoln, 2009

Die ideale Website für biologisch angebaute Lebensmittel
www.organicvatalogue.com

Lebhaftes Kleingärtner-Forum
www.allotments4all.co.uk

Website für Samen, Pflanzen und Garten-Equipment
www.dobies.co.uk

Die Heimische Backstube

Miles, Hannah, *The Big Book of Cakes and Cookies*, Duncan Baird, 2009

Die Heimische Meierei

Carroll, Ricki, *Home Cheese Making*, Storey, 2003

Die Heimische Brauerei

Berry, CJJ, *First Steps in Winemaking*, Special Interest Model Books, 2002

Nachel, Marty, *Homebrewing for Dummies*, John Wiley & Sons, 2008

Natürliche Lösungen: Gesundheit, Kosmetik und Haushalt

Marrone, Margo, *The Organic Pharmacy*, Duncan Baird, 2009

Wong, James, *Grow your own drugs: Easy Recipes for Natural Remedies and Beauty Treats*, Collins, 2009

Kunsthandwerk und Handwerkskunst

Edwards, Lynne, *The Sampler Quilt Book*, David & Charles, 2002

Vaughan, Susie, *Einfach Korbflechten: mit Zweigen aus dem Garten und vom Wegesrand*, Ökobuch, 2005

Pyrography
www.patrickfaleur.com/pyrography

Alles rund ums Stricken, Nähen und Häkeln; Inspiration und
Schnittmuster
www.burdastyle.de

Tierhaltung, Fleischverarbeitung und Grundkenntnisse der Zerlegung

Ball, Ian, *Sea Fishing Properly Explained*, Right Way, 2008

Beattie, Rob, *101 Golden Rules of Fishing*, Ebury, 2007

Case, Andy, *Starting with Pigs*, Broad Leys, 2001

Fearnley-Whittingstall, Hugh, *The River Cottage Meat Book*,
Hodder and Stoughton, 2008

Thear, Katie, *Starting with Chickens*, Broad Leys, 1999

The River Cottage Website
www.rivercottage.net

Erlebnistage und Kurse für Kleinbauern und Selbstversorger mit
Debbie und Simon Dawson
www.hiddenvalleypigs.co.uk/courses.html

Alles rund ums Huhn
www.CotswoldChickens.com

Konservieren und Lagern

Davies, Maynard, *Maynard: Adventures of a Bacon Curer*, Merlin
Unwin, 2003

Erlandson, Keith, *Home Smoking and Curing*, Vermilion, 1994

Warren, Piers, *Einmachen - einfach und originell: Für Selbstversorger
und kreative Feinschmecker*, Urania Verlag, 2016

Eine komplette Wurstwarenfabrik finden Sie unter
www.sausagemaking.org

Wurstherstellung und Küchenausstattung
www.kenwood.co.uk

Räucheröfen heiß und kalt
www.bradleysmoker.co.uk

Schweineverarbeitung, Metzgerei und Konservierungskurse mit
    Debbie und Simon Dawson
www.hiddenvalleypigs.co.uk/courses.html

Sammeln

Fearnley-Whittingstall, Hugh, *A Cook on the Wild Side*, Boxtree,
    1997
Mabey, Richard, *Food for Free*, Collins, 2007
Pegler, David, *The Easy Edible Mushroom Guide*, Aurum, 1999

Weniger konsumieren, Weiterbenutzen und Wiederverwenden

Scott, Nicky, *Reduce, Reuse, Recycle! An Easy Household Guide*,
    Green Books, 2004

Erneuerbare Energien nutzen

Daniek, Michel, *Solarstrom in 12-Volt-Anlagen: Mit Anleitung zu
    Selbstbau, Elektrik-Grundkurs. Selbstbau von 12-Volt-Geräten und
    vielen Tips und Tricks!*, Einfälle statt Abfälle, 2007
Rosen, Nick, *How to Live Off-Grid*, Bantam, 2008
Strawbridge, Dick, *It's Not Easy Being Green: One Family's Journey
    Towards Eco-Friendly Living*, Cheek, 2009
Yarrow, Joanna, *Eco-Logical: All the Facts and Figures, Pros and
    Cons you Need to Make up your Mind*, Duncan Baird, 2009

Register

Die *kursiven* Seitenzahlen verweisen auf die Abbildungen.

Rezeptverzeichnis